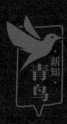

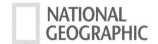

大脑全书

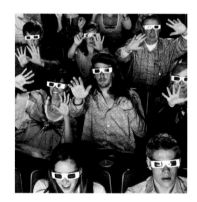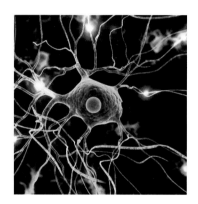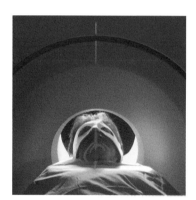

[美] 迈克尔 · S. 斯威尼（Michael S. Sweeney）◎ 著

谢海伦 ◎ 译

江苏凤凰科学技术出版社 · 南京

江苏省版权局著作权合同登记 图字：10-2021-163

图书在版编目（CIP）数据

大脑全书 /（美）迈克尔·S. 斯威尼著；谢海伦译
. — 南京：江苏凤凰科学技术出版社，2021.10（2023.3重印）
ISBN 978-7-5713-2084-3

Ⅰ.①大… Ⅱ.①迈… ②谢… Ⅲ.①脑科学－普及
读物 Ⅳ.① R338.2-49

中国版本图书馆 CIP 数据核字 (2021) 第 141568 号

大脑全书

著　　　者	[美]迈克尔·S. 斯威尼（Michael S. Sweeney）	
译　　　者	谢海伦	
责 任 编 辑	沙玲玲	
助 理 编 辑	陈　英	
责 任 校 对	仲　敏	
责 任 监 制	刘文洋	

出 版 发 行	江苏凤凰科学技术出版社
出版社地址	南京市湖南路 1 号 A 楼，邮编：210009
出版社网址	http://www.pspress.cn
印　　　刷	上海当纳利印刷有限公司

开　　　本	880 mm×1 230 mm　1/16
印　　　张	20.5
插　　　页	4
字　　　数	320 000
版　　　次	2021 年 10 月第 1 版
印　　　次	2023 年 3 月第 3 次印刷

标 准 书 号	ISBN 978-7-5713-2084-3
定　　　价	198.00 元（精）

图书如有印装质量问题，可随时向我社印务部调换。

BRAIN

THE COMPLETE MIND

HOW IT DEVELOPS, HOW IT WORKS,
AND HOW TO KEEP IT SHARP

目录

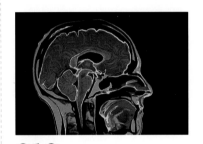

010

第一章 神奇的大脑

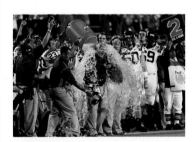

042

第二章 神经系统

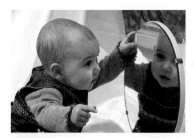

074

第三章 大脑的发展

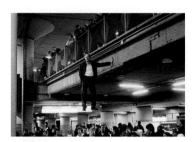

108

第四章 感觉

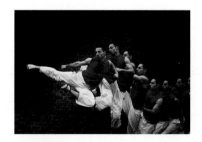

144

第五章 运动

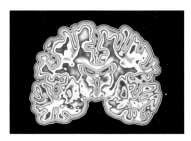

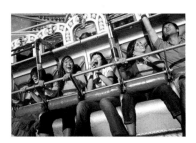

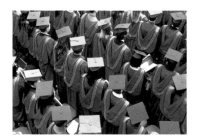

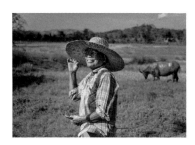

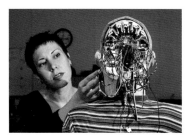

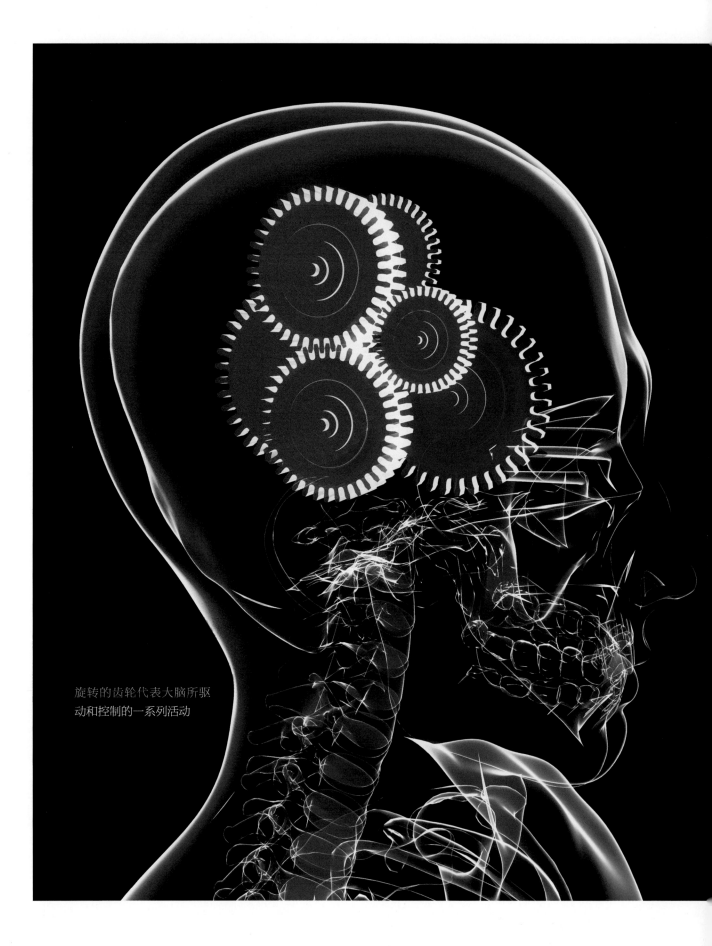

旋转的齿轮代表大脑所驱
动和控制的一系列活动

序言

我们的大脑像是掌权者，管理着我们的内部与外部世界。它是我们学习一切事物的重要通道。尽管大脑如此重要，我们对它的探索却刚刚开始。因为此前的技术用于研究正常运作的大脑时存在一定的风险，可能会带来不良反应，所以和健康的大脑相比，我们对于患病和受伤大脑的了解更多。

如今，有了更新、更安全的技术，我们可以利用彩色编码的三维图像将健康的大脑可视化。这些图像激发了人们极大的兴趣和研究欲望，因此，在过去的 20 年间，我们对大脑的了解比之前 500 年的了解还要多。然而，我们的知识依旧是有限的。

神经学家们正在狂热地追求一个目前看来还无法实现的目标，即对大脑的运作原理进行全面的解释。有时，这种探索会让人想到童年的游戏：幼小的我们尝试着跳到自己的影子上。而我们也是通过大脑提供的视角来了解大脑的。

尽管在神经科学中，这种自我参照并没有带来不可逾越的障碍，但它要求我们使用一种双重"管理"系统。一方面，我们必须像做其他领域的研究一样，客观地研究大脑；另一方面，我们必须保持警惕，因为我们大脑感知、思考、行动的方式也许会导致我们得出错误的结论。

例如，在睡觉时，我们对于世界的感知暂时停止。基于这种夜间的体验，我们很容易假设我们的大脑进入了一种相应的活动暂停状态。但是大脑的活动并没有停止，它在继续巩固我们在清醒状态下学习到的知识。20 世纪 20 年代，脑电图（EEG）技术的发展让我们了解到这一点。10 年之后，通过不断地研究，我们可以看到在一夜的睡眠过程中，脑电波模式发生了巨大的变化。

在我们的一生中，大脑都在通过无数个神经细胞建立通路。随着我们发育成熟，这些通路的复杂性也随之提高——就像树木枝干的生长过程一样。随着大脑的结构和功能的复杂性的提升，我们的认知能力也随之提高。

关于我们的大脑，最振奋人心的观点是：我们可以通过自己的努力，提升大脑的工作能力。所以，了解大脑的过程，是一个学习知识、满足好奇心以及自我提升的过程。当你获得了知识，你就能更好地运用大脑的功能，从而提升你的生活质量。

所以我要提到《大脑全书》这本书，它是一个稀有的珍宝。虽然它涉及一个复杂而难懂的主题，但这本书却简单易懂，内容丰富有趣，会让你拥有愉快的阅读体验。（在写下 20 本关于大脑的书之后，我想我可以毫不谦虚地说，通过阅读，我是能够"认出"这是不是一本好书的。）

迈克尔·S. 斯威尼在这方面做了一件令人敬佩的工作，他将大量的信息整合在一本书中。对于刚刚接触这门学科的读者，本书起到了珍贵的引领作用，值得一读。而对那些已经对大脑着迷的读者而言，这本书会提供当今脑科学发展的精彩综述，也会给你一些有关大脑未来研究方向的、令人激动的建议。

本书监制：理查德·雷斯塔克[1] 医学博士

---

[1] 理查德·雷斯塔克：美国知名神经学家、精神病学家，乔治·华盛顿大学医学与健康科学学院神经病学临床教授，曾担任美国神经精神病学协会主席。他也是一位畅销书作家，出版过多本关于大脑的畅销书。

如何使用这本书

本书包含了许多吸引人的知识。一些作为补充的、引人入胜的叙述——包括大脑的解剖学知识，它无数的功能，还有它与世界的交互作用，是一些辛劳工作所得出的结果，为每一页内容增色。本书还包含了图表、一些突破性进展所带来的令人称奇的故事，还有这些故事背后的思想先驱。另外，本书还包括了对一些疾病或障碍的相关描述，以及一些有用的策略，有助于大脑保持最佳的状态。

1. **分段标题**：将一章的主题分成几个部分。

2. **图片**：显示了大脑的内部工作和解剖结构，还有它的工作过程以及功能。

3. **知识速递**：呈现了令人着迷的信息和数据碎片。

4. **表格**：用一种易于理解的形式呈现关键信息。

5. **知识补丁**：讲述你不知道的、关于大脑的有趣解释。

6. **交叉参考**：对整本书中有关的知识进行有价值的连接。

7. **"出了什么问题？"边栏**：讨论当人们受伤或生病的时候，他们的大脑中发生了什么。还有疾病的各种治疗手段，

以及目前对它们的研究。

8. **流程图**：用易于理解的形式说明流程或功能。

9. **术语表**：解释在每个章节中的关键术语。

10. **"重大突破"边栏**：讲述那些能够加深我们对大脑的理解的惊人发现。

11. **"保持敏锐"边栏**：记录那些能够让我们保持大脑健康的方法和策略。

12. **历史知识**：解释神经科学历史中的信念和实践背后的故事，以及书写了这些故事的男性与女性。

① 分段标题　　　图片 ②　　③ 知识速递　　　表格 ④　　⑤ 知识补丁

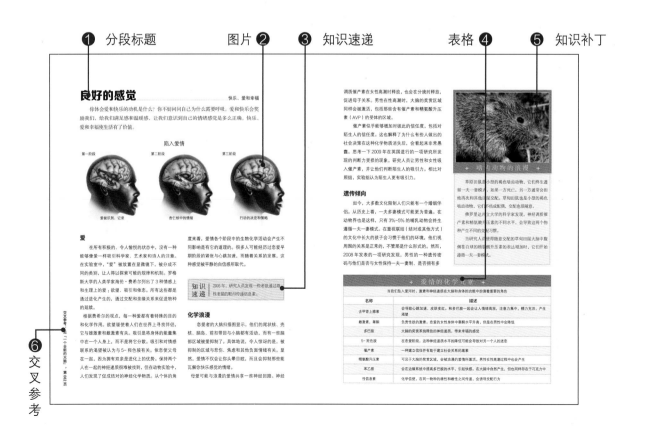

⑥ 交叉参考

⑧ 流程图 **⑨ 术语表**

如，我的名字是什么）需要保持不变，另一些记忆（我的衣服现在大了一码）必须得到修改，才能给生活引路。

编码需要大脑给予注意。记忆的强度可能取决于对刺激的注意类型或者程度。物理特征比语言的编码程度更浅，而大脑反应处理过的信息意义的编码程度会更深。另外，情境内容会加强编码，可能会产生所谓的"闪光灯"记忆，这种记忆含有极端情绪化时刻中微小的细节。

一种叫作精细加工的过程将新的信息与其他信息联系起来，提升编码的强度。这就是为什么在一种常见的记忆技巧中，把词语和图像联系起来会增加它们被回忆的可能性。大脑的执行系统会同时用两种方式来掌控记忆：视觉方法和语言方法。最大化编码的策略包括尽量衡量口干化、将量干化。对材料进行分析而不仅仅是记住它们，并且使用相关联。

其他信息包括声音、图像和想法。

如何记忆

长时记忆包括许多类型的储存信息，从事实到小段的自传体记忆，再到通过重复发展出的运动技能。由有意识的思想唤起的记忆被称为外显记忆或陈述性记忆，那些在身体活动中被自动唤起的记忆是内隐记忆或非陈述性记忆。长时记忆的存储能力被认为是几乎是无限的。目前还不清楚遗忘是由于长时记忆消失了，还是长时记忆存在但无法唤起。

提取看起来可能是随机的，但是它却遵循着一种有序的过程。所谓的提取线索会从长期存储...

知识速递：视觉空间记忆是对空间中物体所在位置的记忆。

记忆的形成

复述

刺激 输入 → 短时记忆 20秒到30秒 / 长时记忆 1分钟到一生 / 感觉记忆 <1s

遗忘

出了什么问题？

1984年，英国医生 W. 普林格尔·摩根给出了第一个阅读障碍病例的诊断。摩根是这样形容一名患者的："珀西·F.一直是一个聪明的男孩……无论过去还是现在，他最大的困难是无法学习阅读。"

从古希腊对"语言受损"的治疗开始，早期对阅读障碍的治疗注重于视觉处理方面。医生认为视觉损伤可以解释为什么阅读障碍患者通常在书写的时候颠倒字母顺序。事实上，阅读障碍者的视力通常没什么问题——有些人的视力甚至比普通人还好。但他们通常难以从音素中解码出有意义的词语。一些阅读障碍者还会难以在短时记忆中短信声音以组合成词语，一些患者可以解码音素，但是速度很慢。尽管如此，阅读障碍者在智力测试中的得分和其他测的得分一样高。

术语表

异己手综合征：一种罕见的神经疾病，表现为个体中一只手独立于其意识控制。

α 波：在不思考问题的警觉状态时常见的脑电波。

上行网状结构：脑干中互相连接的核的一部分。负责调制状态。

注意瞬脱：大脑在第一个目标物体出现后的几毫秒内，无法探测到一个新的目标。通常在涉及视觉信息快速呈现的测试中被观察到。

β 波：与活跃的精神状态——比如问题解决和批判性思考相关的脑电波。

脑死亡：大脑缺乏电学活动，功能丧失。一个脑死亡的人是大意夏死的。

昼夜节律：生物的身体在大约24个小时内遵循的任何一种模式，比如人类的睡眠–觉醒周期。

昏迷：一种深层的无意识状态。在这种状态中，一个人从火焰中拿开，对刺激也没有反应。

复杂性局部疼痛综合征：引起四肢肿胀和烧痛，以及伴来皮肤颜色与温度变化的慢性疾病，被认为是由中枢或周围神经功能障碍引起的。

胼胝体：巨大的一束联合纤维，连接大脑左右半球，开允许它们进行交流。

皮质醇：在压力状态下由肾上腺皮质分泌的激素。有消炎的特性。

δ 波：在睡眠和无意识状态下最常出现的脑电波。常见于新生儿。

环境依赖综合征：一种神经疾病，患病个体被过模仿他人的行为以及使用周身的工具。

γ 波：除了无梦的睡眠状态，在其他状态中都呈连续出现的。被认为能促进大脑的各种功能，尤其是记忆功能。

海马：大脑中帮助将新信息转化为长时记忆的区域。

下视丘分泌素：促进觉醒的神经递质。

糖粒内核：位于丘脑的细胞群，一种负责产生大脑 γ 波的核。

时差反应：由跨越飞行引起的昼夜节律紊乱。人体会产生易怒、疲劳和消化方面的问题。

氯胺酮：一种相斯中枢神经系统中 N–甲基–D–冬氨酸受体（NMDA 受体）的物质。用作麻醉剂依有时会难以致效。医学上可用作麻醉剂，在某些情况下用于治疗慢性抑郁疾病。

脑桥外侧被盖：脑桥中负责快速动眼睡眠的区域。

单胺类：包括多巴胺、5–羟色胺和肾上腺素的一类神经递质。

发作性睡病：无法消节睡眠–觉醒周期的睡眠障碍，与睡眠中下视丘分泌素的减少缺陷乏有关。

伏隔核：大脑中与物体感和奖赏感相关区域。

持续性植物状态：大脑维持身体生存所必要的功能让上维持认知功能的状态。

快速眼动睡眠（REM）：睡眠的第五阶段。其特征是大脑发生快速活动，是梦发生的阶段。

5–羟色胺：抑制神经递质，在睡眠、情绪调节、记忆和学习中发挥作用。

睡眠呼吸暂停综合征：一种睡眠障碍，使病个体经常在短时间内停止呼吸。

睡眠调节物质：睡眠状态于在脑脊液中积累的蛋白质，到达阈值水平时诱发睡眠。

θ 波：与白日梦以及产生直觉有关的脑电波，被认为是学习以及创造力的源头。被认为会促进学习习与记忆。

色氨酸：一种必须氨基酸，帮助身体合成5–羟色胺和褪黑素。普遍存在于火鸡和乳制品中。

⑦ "出了什么问题？"边栏

---

⑪ "保持敏锐"边栏 **⑫ 历史知识**

我思故我在

一个多世纪后，数学家、哲学家笛卡尔致力于更清晰、更准确地理解大脑。他认为，清楚地理解事物的方法是将事物分解成最小的组成部分，然后理解这些组成部分。

笛卡尔从1620年开始研究人类如何认识世界。他怀疑自己是否能够相信他所感知到的现实。在哥白尼和伽利略改变了天体运动规律的年代，这些非常盛行。笛卡尔知道太阳的升起和落下是地球自转的结果，而不是因为太阳环境地球进行物理运动。只是他的眼睛欺骗了他，让他认为太阳是从东边升起，从西边落下的。笛卡尔坐在荷兰的一家旅馆里，思考着如何认识本质，思考着骑兵是如何能确定自己知道某些事物。他看着餐具，问自己"你能否确定它是否存在呢"，答案是：他不能。他所能确定的是，他对象存在的只有感知，即思考。他对世界的认识，不容置疑的，他认为，我思故我在，所以世界的终极存在源于头脑对于思的感知。对笛卡尔来说，如果一棵树在森林中倒下，没有人听到这个声音导致无人感知到"树倒下"，就会引发这个疑问：是否真的有一棵树倒下并发出声音呢？

笛卡尔进行的解剖

笛卡尔不满足于仅仅去思考大脑的功能是什...

动物把握把从火上抽回来，或者将目光从一个物体移向另一个物体。他认为，大多数的动作都是纯粹的反射，不意志支配。不难看出这个想法从何而来：当你的尖放入蜡烛的火焰中，然后看着"把想法从火焰中拿开"的想法，和你把手指缩回安全地带的动作，哪一个更先发生。）根据笛卡尔的说法...

保持敏锐

伊利诺伊大学的研究人员在2008年证明，老年人玩电子游戏的时候会提升认知能力，并且会在数天之内保持该种能力的提升。更妙的是，这种能力会转移到真实世界的任务中。

在这项研究中，有20名超过60岁的成年人玩一种游戏，而另外20名60岁以上的成年人是对照组。游戏玩家在警觉性、工作记忆以及切换任务的能力上的得分都超过了非游戏玩家。要点是什么？

√ 这项研究的设计者阿特·克莱默说，策略游戏可以作为老年人保持较好智力一部分认知能力的方式式，而这种认知能力会随着年老下降。

√ 电子游戏可以帮助老年人提得快乐，并且会创造成巩固社交网络。需要身体动作的电子游戏可以促进体育锻炼来有助于平稳协调。

大脑与灵魂

笛卡尔在对尸体的检查中，没有看见任何有形的灵魂。他认为灵魂是非生物的，因此高于所有肉体的机械化运作。灵魂在机体中存在，但不是机体的一部分。灵魂监督着人类的动作、意志、还有所...

"让我们设想一下，灵魂（心灵）在大脑中央有一个专属的位置"他这样写道，"在那里，它通过'动物精神'：神经，甚至血液，辐射到身体的各位置。血液参与了精神的活动，它可以将精神由动脉传递到身体各处。"笛卡尔设想了...

机器中的幽灵

时钟中齿轮的转动，曾是关于大脑的一个简单的机械比喻。

我们对于大脑功能的理解常常是通过语言的比喻实现的。大脑有时是一台计算机，一个电话银行，一个黑箱。比喻的选择常常取决于当时的主流技术。17世纪的哲学家笛卡尔把大脑比作巨型计算喷泉：在安娜贵人脚下，当笛卡尔踩到，游客的脚踩在特定的花园地砖上时，会打开连关闭隐藏的阀门，并让管道网络中的水流向不同的方向。水在喷像的内部流过，并且让这些瞳像（也被称为自动装置）随之移动。笛卡尔的心灵给绘出一个个程序，他选择打开或关闭某些阀门，使得瞳像中的生命液流向不同的方向。

随着工业革命的到来，科学家们把机械钟表作为比喻。哲学家戈尔特·赖尔在指称一种运行的心灵观时，创造了"机器中的幽灵"这个知经。机器中的脑成是无形的物质，它以某种方式操纵开关、移动钟楼的指针。

电话系统出现于20世纪。但电话的复杂程度还不足以描述大脑庞大的有机回路。大脑回路的功能和神经网络的重要性随着理解生了新的认识解，如计算机和网络的综合复杂性。但即使是最复杂的计算机也不能重复自己的存在，或者是进行到自己的存在。迄今为止，还没有关于大脑的完美比喻。

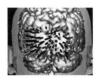

图：研究人员希望能发现大脑疾病的早期特征，这些疾病包括威康综合征（其特征是发有迟缓以及过友好的人格）、自闭症和精神分裂症等。许多疾病的根源在基因突变，还有某些属期的表达键在子大脑的固住发育时候——例如果成得太早还是太迟。比较健康和罪恶大脑的基因表达可能会提供治疗或预防疾病的新方法。随着人类图谱的完成，世界各地的研究人员在增进对人类大脑的认识的，可以在同一个图谱上开展工作。

重大突破

2003年，微软联合创始人保罗·艾伦拿出1亿美元，对一只过世的大脑进行了完整的绘制。3年之后，"艾伦人脑图谱"数据库与一个三维数据库相联网，显示出一个普通大脑中，21万多个基因是从大脑哪个位置表达的。

西雅图艾伦科学研究所的研究小组捕获了8 500万幅染色脑样本的图像。研究人员以这些老鼠，是因为超过90%的老鼠基因跟和人类基因库存有着良好的对应关系。从同一个基因库中获取人类的老鼠基因也就简化了图谱的绘制过程。

为了开始绘制人类大脑基因表达和相互作用的图谱，研究小组绘制出大脑内各区从婴儿到成人过程中精密...

⑩ "重大突破"边栏

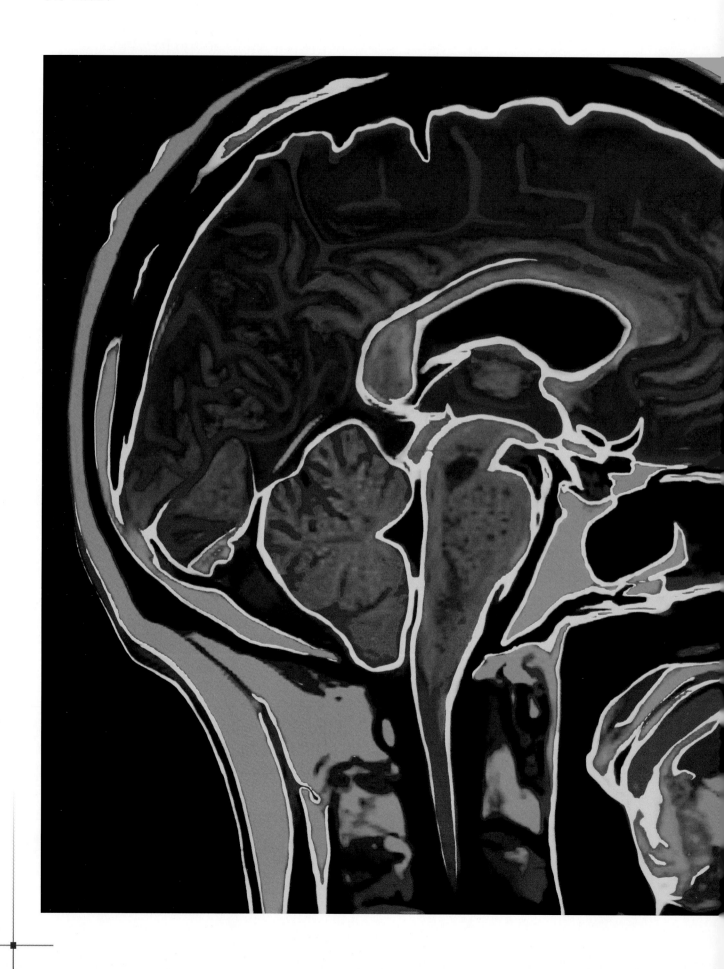

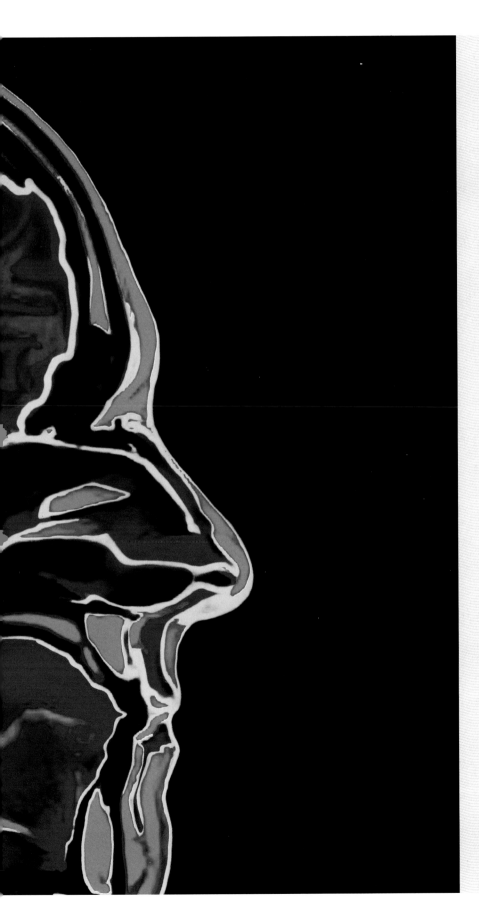

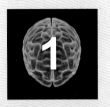

第一章
神奇的大脑

　　大脑不需要介绍，你应该已经很熟悉了。毕竟，是大脑让你成为"你"。但矛盾的是，这个让你能够了解、联结世界的器官，对自己却知之甚少。多亏了数十年间——不，数百年间的研究，以及这些研究产生的惊人成果，科学正揭开大脑的神秘面纱，揭示出这个重约1 400克的器官是如何在你的头颅中创造了整个"宇宙"的。

左图：
人类大脑的磁共振图像显示出其复杂的内部结构

了解自己

其实没什么好看的。在 2 000 多年前医学诞生的时候，古希腊医生希波克拉底（公元前 460—前 377）认为大脑是由黏液构成的。英国哲学家亨利·摩尔在 17 世纪的著作中，将大脑比作骨髓、一碗凝乳和一块板油。现代神经学家理查德·雷斯塔克则认为，它最像一个皱巴巴、黏糊糊的大核桃。外表是具有欺骗性的。

大脑是一块重约 1 400 克的有机物，它不仅是人体中最神奇的器官，也是已知最复杂的物体。"（它）比天空还广阔，"诗人艾米丽·狄金森是这样描写大脑的，"因为，将它们放在一起 / 一个就能包含另一个 / 它也能轻易地包含你。"

每当想到大脑在我们生活的每分每秒中所做的一切，我都会感到惭愧。在这块布满褶皱的血肉中，每一天、每一秒都在上演着极其复杂的电化学反应交响乐。许多时候，它不需要意识就能奏响这持续的旋律。

大脑让肺部扩张来吸入空气，让心脏泵血，让免疫系统抵抗感染。它监控着疼痛与喜悦，发出吃饭和睡觉的信号，储存记忆与思绪，产生梦境和想法。它处理声音与光线、气味和味道，以及从最微妙到最强烈的情感。

人类器官

大脑除了自动完成某些工作之外，还会产生其他和单纯的机械运作完全不同的东西。从人类的大脑中产生了意识——这是智人（*Homo sapiens*）的独特能力。智人是"能思考的人"，可以意识到自己的意识。意识，有时候也被称为思想或灵魂，是很难被定义的。处于深度睡眠和昏迷状态中的人，缺乏清醒的人所具有的感知和警觉。这种认识世界和"认识"本身的被加强的状态，是意识的一部分定义。

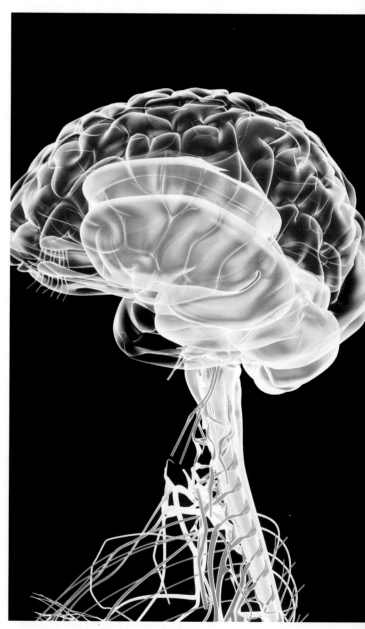

这幅风格化的配图描绘了颈部和头部，我们可以看到神经和脊髓从大脑那里发散出来

有意识的大脑做出选择并行动。它组织词汇，交流思想。它命令肌肉运动，指挥反手截击网球的动作或是驾驶赛车。它让父母认出自己的孩子，让孩子和父母产生联结。它让莎士比亚创作出戏剧，让莫扎特谱写出乐曲，让爱因斯坦思考出数学公式。

工作中的大脑

的确，在人类大脑中产生的思想、感觉和记忆，定义了我们这个物种，也使得每一个人都成为人类大家庭中独一无二的存在。

所有这些奇迹都无法被肉眼察觉。大脑工作的时候，它不会像肺一样扩张，也不会像肌肉一样收缩。它通过分子水平上的电化学反应来工作。我们若要观察大脑的内部，大部分时候都要依赖复杂的计算机图像生成技术，需要使用 X 射线、放射性同位素或是磁体。因此，直到最近我们才能够细致地观察大脑并且解释其工作原理，这也就不足为奇了。仅仅依靠对大脑进行肉眼观察而推进的研究，进展是非常缓慢的。

> **知识速递** 外部刺激可以从生理上改变大脑。例如，压力削弱了大脑编码记忆的能力。

古代人是如何看待大脑的

在 4 000 多年以前，古埃及祭司认为大脑毫无用处。在一个人死后，最重要的器官会被摘除、保存下来。在他们看来，最宝贵的是人的心脏，祭司们相信心脏包含着人的灵魂与思想。在制作木乃伊的过程中，他们使用钩形工具穿进鼻子，取出大脑并将其丢弃，再用布把空的颅骨包裹起来。

古希腊哲学家亚里士多德（公元前384—前322）和古埃及人有着相同的观点。他认为大脑只是一系列精巧的管道，血液循环时会在这里冷却。

和古埃及人一样，他认为心脏是产生心灵与思想的最高级器官。

尽管科学已经抛弃了心脏是人类本质的来源这一观点，我们的语言中还是充满了古老的、依附于这种想象的例子，在爱情方面尤其如此。我们会说，在心爱的人面前丢失了自己的心、遭受着心碎的痛苦以及感到心痛。实际上，恋爱或失恋都是"丢失了我们的大脑"，正如任何一个为爱"疯狂"的人可能告诉你的那样——"失去了我们的理智"。

保持敏锐

你的大脑不会一成不变，有多种方法可以提升它的表现。就像你身体上的肌肉一样，你的大脑也会在锻炼后变得更强壮。在你的大脑对新的感知做出反应时，你的创造力、想象力以及其他认知方式都会得到改善，尤其是在你积极地使用新鲜的方式来体验世界的时候。你可以选择阅读和思考，在博物馆里欣赏艺术，也可以听复杂的音乐，并且让你的大脑探索它的表现形式。欣赏音乐能刺激大脑的许多部位，并且有可能创造出新的大脑回路。物理学家戈登·L.肖在一本书中总结了一些科学研究，这些研究表明，听一些令人愉快的音乐，比如莫扎特的奏鸣曲，可以在短时间内提升解决空间问题的能力。神经学家理查德·雷斯塔克同意这一观点。他认为，每天听几分钟莫扎特的音乐可以在许多层面上提高你的认知水平，比如提升简单的感知能力和复杂的思考能力。有人听过《第13号小夜曲》吗？

古希腊人与大脑

古希腊人最早认识到大脑的首要地位。大约2 500年前，毕达哥拉斯学派的哲学家、来自克罗顿的阿尔克迈翁认为，和心脏相比，人的大脑更像是感觉意识的来源。他说，意识是在大脑中产生的。据说阿尔克迈翁曾在摘除死亡动物的眼睛后，仔细观察了它的颅骨。他推测赋予生命的灵魂在身体中的开放通路中移动，比如他在眼窝里看到的向后开放的通路。然而，因为古希腊禁止解剖，他应该没有做过直接检查人脑的研究。

半个世纪之后，希波克拉底对大脑的重要性也持有相似的观点。"眼睛、耳朵、舌头、双手和双脚所做的一切，都源于大脑的指令。"他这样写道，"大脑传达我们对世界的理解，也会分析对世界的理解。"而且，他还认为大脑产生了喜悦、痛苦、悲伤以及其他所有情绪。

希波克拉底相信大脑是导致疯狂、抑郁以及其他疾病的潜在因素。他认为有 4 种"体液"，即黑胆汁、黄胆汁、血液和黏液掌控着人体的健康，"体液"不平衡会导致疾病。他还认为大脑会产生黏液，如果它变得太湿，可能就会产生癫痫等疾病。

> **知识速递**　身体死亡后心灵依旧存在的观点似乎很古老。10 万年前的墓葬区中陪葬的食物和工具，也许是为了在后世给死者提供帮助。洞穴艺术可能描绘了精神世界。

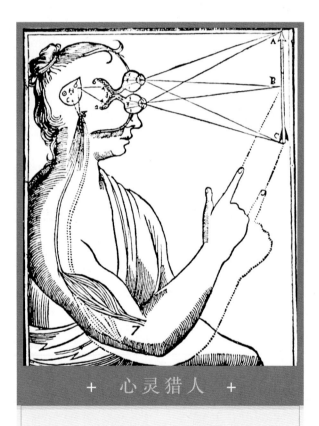

+ 心灵猎人 +

历史上，伟大的思想家曾经把心灵（有时也被称作灵魂或精神）放置于人体的许多部位。以下是不同时期的观点：

+ 亚里士多德：心灵存在于心脏中。心脏位于身体的中心，也是胚胎中第一个被发现的器官。

+ 笛卡尔：心灵存在于松果体中。

柏拉图的观点

亚里士多德的老师柏拉图认为，从几何学和逻辑学的角度来看，心灵必然存在于大脑中。他认为，大脑是圆的，而且接近于球体的完美弧度，它也是人体中离天堂最近的部位。

柏拉图和其他古希腊哲学家推断出一种"力"的存在，这种力让人活着，也让人死亡。他们称这种力为"心灵"或"灵魂"。有些人认为这种力存在于大脑中，有些人认为灵魂有 3 种精神。人类和其他所有活着的生物都从"气"（pneuma）中获取生命之源。随着气在身体中流通，它发生了变化，可以让宿主更具活力，更加强壮。消化的食物为肝脏提供能量，在那里，气变为"自然精神"。然后气运行到心脏，并且转化为"生命精神"。然后它到达大脑，变为"动物精神"，创造了有意识的思维。柏拉图认为，灵魂在大脑中是不朽的，在肉体死亡后依然存在。

盖伦对大脑内部的探索

几百年后，在公元2世纪，住在地中海地区的古罗马医生盖伦不再是想象大脑，而是在大脑上进行实验。他采取了更实际的方法，切断了猪脑的感觉神经纤维和运动神经纤维来观察结果。

盖伦是第一个推测特定大脑区域执行特定功能的人。另外，作为给角斗士治疗的医生，他能够看到角斗场的暴力战斗留下的穿刺洞。因此，他对人体的主要器官进行了基本的描述，并且充实了他对人类"精神"的描述。他认为，肝脏创造了欲望与快乐，心脏唤起了勇气与热情，而大脑包含了理性

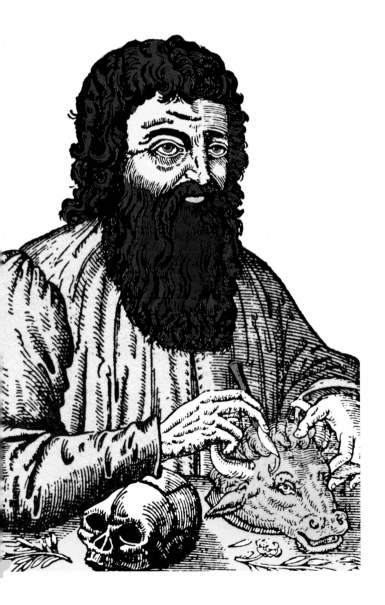

的灵魂。

活跃的精神在大脑空间中盘旋，产生了人类智慧的火花。他认为这些精神通过中空的神经纤维网络在人体中穿梭。这样，大脑的指令穿过这些通道，就像是一阵阵风穿行在通风管道中。

在大脑的物理结构中产生了感觉、理解和意识？看不见的精神让肉体移动？这些问题引发了严肃的思考。将人类和动物区分开来的思想特质——无论是自我意识、心灵还是灵魂，如果存在于一个人体器官中，那么人们究竟在哪里可以找到这种思想呢？如果思想和感觉并没有实体，那么它们又是怎样作用于人体的物质层面的呢？

心灵 – 大脑问题

由此诞生的难题引发了几个世纪的争论，这被称为心灵 – 大脑问题。要解决这个问题得等到文艺复兴时期。基于假设的直接观察和系统检验，是解决这个问题的关键。

人们对大脑第一次直接、系统的观察发生在14世纪，那时意大利的医学院开始接受人体解剖。一开始，授权的流程很缓慢，每所大学每年只有一具男性尸体、一具女性尸体可以解剖。然而，随着时间的推移，人体尸检变得越来越普遍。

列奥纳多·达·芬奇（1452—1519）从解剖尸体中获取了丰富的解剖学知识。他制作了一个牛脑的蜡质模型，给不同的部位赋予不同的功能，比如想象、推理、记忆等。然而，由于没有办法去验证他的假设，他的理论存在争议。批评家们认为，列奥纳多标定为负责想象的区域，更应该是负责感知的。因为它离感知器官更近，他们认为那一定是"共通感"的来源。

| 知识速递 | 你在早上还是晚上状态更好？你的大脑倾向于选择其中之一。 |

我思故我在

　　一个多世纪后，数学家、哲学家笛卡尔致力于更清晰、更准确地理解大脑。他认为，清楚地理解事物的方法是将事物分解成最小的组成部分，然后理解这些组成部分。

　　笛卡尔从 1620 年开始研究人类如何认识世界。他怀疑自己是否能够相信他所感知到的现实。在哥白尼和伽利略改写天体运动规律的年代，这种思考非常盛行。笛卡尔知道太阳的升起和落下是地球自转的结果，而不是因为太阳环绕地球进行物理运动。只是他的眼睛欺骗了他，让他认为太阳是从东边升起，从西边落下的。笛卡尔坐在荷兰的一家旅馆里，思考着知识的本质，想要弄清楚他如何能确定自己知道某些事物。他看着家具，问自己"你能否确定它是存在的"。答案是：他不能。他所能确定的是，他对家具的感知是存在的。他的意识，他对世界的认识，是不容置疑的。他认为，我思故我在，所以世界的终极存在源于头脑对它的感知。对笛卡尔来说，如果一棵树在森林中倒下，没有人听到这个声音导致无人感知到"树倒下"，就会引来这个疑问：是否真的有一棵树倒下并发出声音呢？

笛卡尔进行的解剖

　　笛卡尔不满足于仅仅去思考大脑的功能是什么，他开始对大脑和神经标本进行生理检查，以获得更多的数据。他在阿姆斯特丹的肉铺买了几具被屠宰的动物的尸体，对它们进行解剖和观察，来获取更多关于大脑、神经以及身体的知识。"这就是我的书。"当有客人请求参观他的书房的时候，他这样回答。

　　尽管笛卡尔的首要原则是秉持怀疑论的态度，但他在检查大脑和身体时，还是做出了许多大胆的猜想。他认为，神经是管道，跟随"生命精神"膨胀和搏动，推拉着肌肉组织。神经受"动物精神"

指挥，使得动物把脚从火上抽回来，或者将目光从一个物体移向另一个物体。他认为，大多数的动作都是纯粹的反射，不受意志支配。（不难看出这个想法从何而来：将你的指尖放入蜡烛的火焰中，然后看看"把手指从火焰中拿开"的想法，和你把手指缩回安全地带的动作，哪一个更早发生。）根据笛卡尔的说法，身体和大脑的机械运行就像是精准时钟的运行，（我们）通过眼睛记录图像，在心灵中印刻记忆，通过神经的协调移动身体。

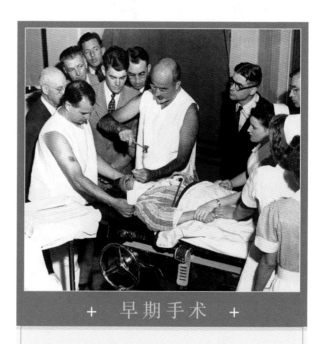

+　早期手术　+

+ 17 世纪詹姆斯敦殖民地的一个颅骨显示出其主人曾做过脑部手术的迹象。

+ 1879 年，威廉·麦克尤恩从一名年轻女子的大脑中摘除了一个肿瘤，她挺过了这次手术。

+ 美国内科医生哈维·库欣（1869—1939）实施了超过 2 000 例脑肿瘤切除手术。

+ 20 世纪 30 年代，葡萄牙医生安东尼奥·埃加斯·莫尼兹首次实行了人类前额叶切除术。在手术中，他切断了额叶的关键纤维，达到了镇定焦虑患者的效果，但是也让他们失去了情绪。如今，脑叶切除术被认为是过于激进的手术。

交叉参考…见「意识」，第 188 页

大脑与灵魂

笛卡尔在对尸体的检查中，没有看见任何有形的灵魂。他认为灵魂是非物质的，因此高于所有肉体的机械化运作。灵魂在机体中存在，但不是机体的一部分。灵魂监督着人类的意识、意志，还有所有将人与动物区别开来的属性。另外，他还说道："我们只有一个灵魂，而且灵魂没有不同的部分。"

那么，灵魂或者心灵，究竟存在于人的哪一个特定位置呢？笛卡尔通过阅读他的"书"来回答这个问题。他解剖了牛犊的大脑——尽管大家认为牛是没有灵魂的，并在大脑深处找到了一个小腺体。这个小腺体就是松果体，松果体似乎位于神经和脑室在大脑中汇聚的中心位置。因此，他认为这就是让感知与行为产生的最佳候选者。

"让我们设想一下，灵魂（心灵）在大脑中央的小腺体中有一个专属的位置，"他这样写道，"在那里，它通过'动物精神'、神经，甚至血液，辐射到身体的其余位置。血液参与了精神的活动，它可以将精神由动脉传递到身体各处。"笛卡尔设想了心灵在松果体这个非常小的位置上，协调着身体的动作。

这种身体与心灵的二元论已经受到现代科学的彻底挑战。没有大脑，心灵就无法存在，大脑的损伤会导致心灵的损伤。然而，笛卡尔的观点至今仍在影响我们对自己的看法。神经科医生治疗大脑疾病，精神科医生和心理医生治疗心理疾病。直到现在，神经科学开始梳理情感和行为疾病根源上的生理过程时，才将心理和头脑合并在一起。

机 器 中 的 幽 灵

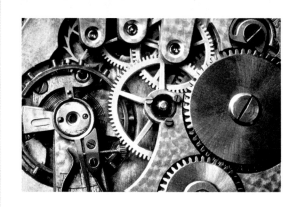

时钟中齿轮的转动，曾是关于大脑的一个简单而机械的比喻。

我们对于大脑功能的理解常常是通过语言中的比喻实现的。大脑有时是一台计算机，一个电话银行，一个黑箱。比喻的选择常常取决于当时的主流技术。17世纪的哲学家笛卡尔把大脑比作巴黎圣日耳曼皇家花园中可以活动的雕像。笛卡尔提到，游客的脚踩在特定的花园地砖上时，会打开或关闭隐藏的阀门，并且让管道网络中的水流向不同的方向。水在雕像的内部流过，并且让这些雕像（也被称为自动装置）随之移动。笛卡尔将心灵描绘为一个工程师，他选择打开或关闭某些阀门，使得脑室中的生命体液流向不同的方向。

随着工业革命的到来，科学家们将机械钟表作为比喻。哲学家吉尔伯特·赖尔在指称一种流行的心灵理论时，创造了"机器中的幽灵"这个短语。机器中的幽灵是无形的物质，它以某种方式操纵开关，移动转轴和齿轮。

电话的比喻出现于20世纪，但电话的复杂程度不足以描述大脑庞大的有机回路。大脑回路的功能和神经网络的重要性催生了新的比喻，如计算机和网络的综合复杂性。但即使是最复杂的计算机也不能重写自己的程序，或者意识到自己的存在。迄今为止，还没有关于大脑的完美比喻。

神经科学的诞生

如今研究人类大脑与心理的学者们，都欠托马斯·威利斯一个很大的人情。17 世纪中叶，他在英国工作，通过解剖对人类大脑的解剖学结构进行了仔细的观察和记录。威利斯在牛津的一幢中世纪房屋里工作，他是一个矮个男人，留着蓬乱的头发，曾被别人描述为"一头深红色的小猪"。他切开尸体的颅骨，观察和检查里面的大脑和神经组织。他剪断了紧紧连着鼻子和眼睛的神经，然后他翻转大脑，轻轻地移除聚集在神经、静脉和底部动脉的膜。然后他把大脑举起来，将其描述给周围的观众。观众中有自然哲学家、医生和仅仅因为好奇而聚集在一起观看这奇景的人。

威利斯的助手会仔细地观察暴露出的大脑，并为其画图。这位名叫克里斯托弗·雷恩的艺术家也是为威利斯 1664 年的著作《脑解剖学》绘制插图的人，后来他又设计了伦敦的圣保罗大教堂。雷恩对于大脑的细致描绘，以摄影般的清晰度再现了现代医学生很容易分辨出的轮廓和分区信息。

雷恩发明了一种革命性的方法——将化学物质注入动物血管，这样就可以突出其中的网络。和威利斯工作后，他将混合了硬化剂的印度墨水注射进流入大脑的血管。墨水使血管像地图上的河流网一样清楚。

一种更好的评估方法

威利斯检查了大脑的复杂结构，并且抛弃了认为大脑的主要功能存在于脑室空间中的观点。人们曾认为，灵魂在脑室中流动，并使肉体充满活力。相反，他正确地将大脑本身认定为所有动作的源头。

威利斯喜欢使用想象力丰富的语言。他将大脑的两个半球比作一对军事塔，因为依赖彼此所以更加强大。他也将共用一条动脉的两个区域比喻为毗邻一条河流的两个省份。但作为英国皇家学会的成员之一，威利斯在他的观察中始终忠于科学。他认为，大脑错综复杂的褶皱，是所有记忆、想法和激情的来源。他说，这些都在大脑中有着生理基础。他的研究是人类首次对于大脑和神经系统的研究，他将自己的工作称为"神经科学"（neurologie）。

以现代的标准衡量，威利斯的解剖工作是粗糙的。但是神经学家继续用威利斯和笛卡尔的方法：观察大脑和神经系统，检查每个部分，追踪细小部分的工作原理，然后试着将它们组合成一个更大的整体。

这样的工作能深入到什么程度呢？现在的神经学家们不仅可以在分子层面上进行观察，而且可以观察构成大脑化学"宇宙"的原子和亚原子粒子。就像剥洋葱一样，每剥开一层，研究者就可以更深入地接近问题的核心。

来自对一具人类尸体的解剖。这个死者活着时曾经抱怨过头痛，但是头痛的症状后来消失了，他又活了好几年。在他死后，威利斯的尸检显示，这个病人的一条颈动脉堵塞了，而另一条颈动脉则长得比正常情况下的动脉要大。威利斯猜测，是最初那条动脉的堵塞造成了头痛，而另一条动脉的扩张使得疼痛消失了。威利斯和他在狗身上进行的实验，让他走上了现代科学家都知道的研究道路：观察、假设、实验。

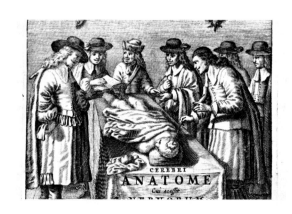

神经系统中的细胞

大脑的生产力

大脑的基本构成单位是两种细胞。（在威利斯生活的年代，细胞太小了，没有技术能让人看到细胞。）其中一种细胞是神经胶质细胞，另一种细胞是神经细胞。神经胶质细胞也被称为胶质细胞，承担了一种相对平凡的、支撑神经系统的功能。神经胶质细胞在引导神经元建立连接、促进神经元健康、隔离神经元活动以及影响神经元功能，进而影响大脑的信息处理方面，起到了重要作用。

神经胶质细胞在人的一生中不断分裂，填补大脑中的空隙。神经胶质细胞共有 6 种，其中一些细胞通过攻击入侵的微生物而在保护身体健康方面起到重要作用。

> **知识速递** 人类的神经系统约有 1 000 亿个神经元和 50 万亿个神经胶质细胞。

神经元

神经细胞也被称为神经元。在 19 世纪末期，西班牙神经学家圣地亚哥·拉蒙 – 卡哈尔（1852—1934）用一种含银的特殊溶液将神经细胞染色，并将其放置在显微镜下观察细节。拉蒙 – 卡哈尔的方法大约只对 1/100 的细胞有效。尽管如此，他已经可以观察足够多的、被染色的神经元，并对此进行细致描述。神经元是"身体结构中的贵族"，他这样说，"它的巨大手臂伸展开来，就像章鱼的触须一样，伸展到外部世界的边界，以密切注意着物理和化学力量的不断斗争。"

神经元胞体聚集的大脑表层部位在肉眼看来是灰色的。因此，研究大脑的科学家将这些区域称为"灰质"。当阿加莎·克里斯蒂笔下的侦探赫尔克里·波洛吹嘘自己小灰细胞的杰出工作时，他其实是在夸耀自己的神经元。

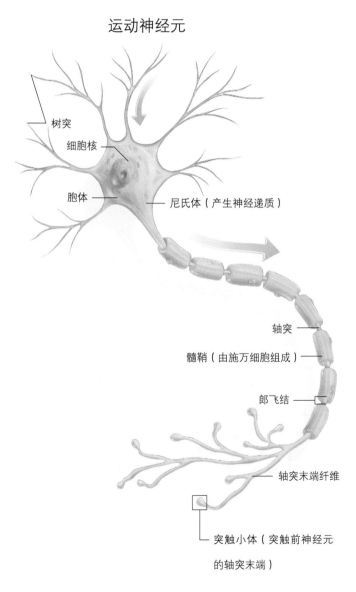

运动神经元

- 树突
- 细胞核
- 胞体
- 尼氏体（产生神经递质）
- 轴突
- 髓鞘（由施万细胞组成）
- 郎飞结
- 轴突末端纤维
- 突触小体（突触前神经元的轴突末端）

交叉参考：见『信使』，第 052 页

对神经元的解剖

每个神经元都有一个中心部分，即胞体。和所有的细胞一样，神经元包含一个细胞核和一层外膜，外膜有时接收来自其他神经元的电化学信号。神经元链将信息从身体传向大脑："这里痛了，在左手手腕这儿。""这是汤的味道。""脚下是石质地面。"大脑也通过神经元链将信息传递给身体："晃晃你的手。""喝吧。""迈出一步。"

每个神经元都有一系列被称为"树突"的分支纤维向外延伸到其他神经元。树突增大了神经元的表面积，也增加了其对附近神经元的敏感性。有的神经元只有很少的树突，有的却有上百个。它们接收其他神经元传递的信号，将信息传递给神经元的胞体。

每个神经元还有一条对电敏感的神经纤维。它被称为"轴突"，从胞体的一端延伸出来。轴突可能有几厘米长，也可能有 1 米多长，比如有的轴突从脊椎延伸到脚趾。在轴突的末端，有上万个分支向其他神经元的树突伸展。每一个分支的末端都有一个球状把手样的突起，就像是火柴用于点火的那一端。这些突起被称作突触小体或者突触扣结。

竞争中的发现

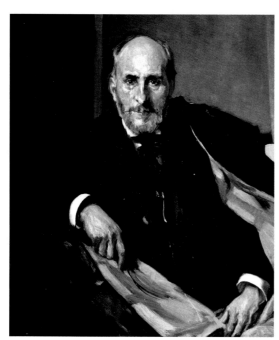

圣地亚哥·拉蒙－卡哈尔的一幅肖像（1906 年绘制）。他记录了神经突触的存在

两个伟大人物之间的竞争常常会产生惊人的发现。西班牙神经学家圣地亚哥·拉蒙－卡哈尔和同时代的意大利人卡米洛·高尔基（1843—1926）之间的情况就是如此。他们在 1906 年分享了诺贝尔生理学或医学奖。拉蒙－卡哈尔因其对神经元内部结构的推断而闻名于世，高尔基则通过发现染色法使得这种推断成为可能。和当时的大多数科学家一样，高尔基认为神经元在一个连续的、错综复杂的网络中工作。他认为细胞一定要通过融合来传递电信号。拉蒙－卡哈尔则设想出一个独立轴突和下一个神经元树突的突触间隙中的化学信号传导的情况。1887 年，拉蒙－卡哈尔了解到高尔基的染色技术，并意识到它的优越性。他对其进行了修改，发现在较厚的神经组织上效果很好。他推测，鸟类样本和年幼动物的组织是最好的，因为它们的轴突缺少蛋白质髓鞘，而蛋白质髓鞘会遮盖大部分神经纤维。当神经细胞被硝酸银溶液浸透之后，他通过显微镜观察到，这些神经细胞就像是在黄色背景中浮现的墨水笔迹。高尔基称它为"黑色的反应"，它照亮了微不足道的事物，也照亮了拉蒙－卡哈尔的真理之路。

类型	功能
	神经胶质细胞的类型
类型	**功能**
星形胶质细胞	中枢神经系统中数量最多的神经胶质细胞。支持神经元和毛细血管之间的连接，引导神经元迁移和突触的形成，控制神经元附近的化学环境
小胶质细胞	监测神经元的健康状况，保护受到攻击的神经元，"清理"死亡的神经元
室管膜细胞	排列于脑室和脊髓中央管壁表层的细胞，帮助脑脊液循环并填满脑室和脊髓空腔中的空间
少突胶质细胞	在中枢神经系统中，在神经元轴突周围形成髓鞘
施万细胞	在周围神经系统中，在神经元轴突周围形成髓鞘
卫星细胞	在周围神经系统中，环绕着神经元胞体，调节神经元周围的化学环境

在大多数轴突周围都有一层特殊的脂肪组织，叫作髓鞘。髓鞘是由两种神经胶质细胞构成的：在周围神经系统中，由施万细胞构成；在中枢神经系统中，由少突胶质细胞构成。髓鞘的包裹是不连续的，中间小的间隙叫作郎飞结，将环绕着轴突的脂肪柱分开。轴突周围的髓鞘起着绝缘作用，使信息以神经脉冲的形式以 2.7~121.9 米 / 秒的速度传导。

当电脉冲到达轴突末端时，它通过突触继续传递。突触的另一端可能是另一个神经元的树突。一些突触可以直接连接在骨骼肌和腺体的组织上，这样就可以进行直接传递。

神经元的形状和复杂性各不相同。大多数神经元，特别是大脑中的大多数神经元，都是多极的，它们有一个轴突和多个树突。其他的神经元是双极的或单极的。双极神经元存在于视网膜中，它只有一个轴突和一个树突。单极神经元存在于周围神经系统中，胞体有一个单一的延伸，像是字母"T"的帽子一样，分裂成轴突和树突的分支。

工作中的神经元

神经细胞有不同的功能。运动神经元携带冲动来激活腺体和肌肉。感觉神经元将皮肤和其他部位的冲动传递给中枢神经系统。位于大脑和脊髓中的中间神经元整合这些信号，对做出决定至关重要。因此，神经元使得来自身体的信息传递到大脑。这些信息被大脑分析，身体有时会产生反应。

有些人喜欢将神经元比作老式的固定电话。神经元的胞体就像是电话的主体，信号在那里得到加工。树突就像是电话的接收器，它们的能力是收集信息。轴突相当于电话线，将信息从电话的主体传递出去。神经元也许能够将信息传递给人体"星球"上的其他任何一部电话。

+ 一项粗略的研究 +

如果神经细胞因受到刺激而形成新的通路，那么在互联网和高科技设备中成长的青少年和老一辈人的大脑会有什么不同吗？答案很可能是肯定的。

加利福尼亚大学洛杉矶分校的精神病学家加里·斯莫尔认为，精通高科技产品的孩子们在利用电子设备交流时，相关突触连接会增强，而和面对面交流（比如阅读肢体语言）相关的突触连接则会退化。此外，较晚适应高科技产品的人，在掌握新的交流媒介的能力上也比较落后。

建立连接

人类大脑中有上百亿个神经元。大多数神经元都有一系列的树突和一个轴突末端伸向其他的神经元。每个神经元都可以与其他的神经元进行交流，在这个过程中，神经元通过树突和轴突末端错综复杂的连接形成了成千上万个突触连接。总的来说，大脑中有上百万亿个突触。就复杂性和创造性思维的潜力而言，没有计算机能与人类匹敌。

两个神经元相连时会产生信息传递。卡米洛·高尔基认为神经元之间有着物理连接，形成一个连续的神经纤维网络。拉蒙－卡哈尔并不同意这一观点。在他的草图中，他煞费苦心地画出了神经元，这些神经元的树突末端都有一个小的间隙，让神经元彼此不相连。他的草图没有说谎。

在突触间隙中，神经元通过发出电化学指令和相邻的神经元交流。这些电化学指令可能是严格定位于某个位置的，也可能是沿着最长的轴突链传递的。

可塑性

神经元不像管道一样建立物理连接，所以它们可以灵活地建立、打破、再建立与其他神经元的关系。在大脑中，重塑神经元之间联系的能力叫作"可塑性"。大脑自我调整的能力可以使它保持敏锐。

随着年龄的增长，大脑中的神经元数量会减少，但是它保留了建立新连接的能力，这种能力会增加大脑的复杂性。简而言之，如果新的学习经历使大脑能够建立新的突触连接，那么虽然神经元减少了，但是它们能完成的任务却变多了。

动物实验的证据表明，大脑中存在着"用进废退"的原则。与被放置在枯燥环境中的实验动物相比，当动物被放置在有丰富玩具的环境中时，它们的大脑会发展出更多的神经连接。被放置在刺激性更高的环境中的动物的大脑甚至会更重，因为在它们的大脑里增加了更多的突触。

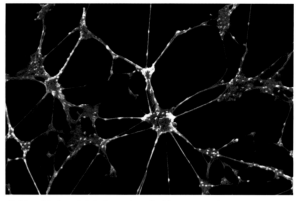

连接：轴突和树突像是幽灵般的网，从神经元胞体向外蔓延

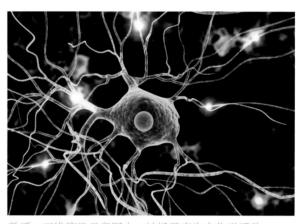

激活：三维渲染示意图中，神经元产生电化学活动

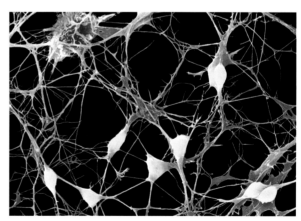

生长和支撑：皮质神经元和一个起支撑作用的神经胶质细胞（左上）在培养基中生长

知识
速递　突触的数量可能高达 1 000 万亿——数字 1 后面有 15 个 0。

通信

万维网的创始人蒂姆·伯纳斯－李把人脑的复杂性比作网站之间几乎无限的连接能力。"若要真正定义一条信息，就要看它所连接的东西。"他说，"结构就是一切。大脑中有数以亿计的神经元，但是神经元是什么呢？只是细胞。在神经元与神经元建立联系之前，大脑是一无所知的。我们所知道的一切、我们所成为的一切，都来自我们神经元的连接方式。"

神经元之间的信息传递分为两个阶段。第一个阶段是电传导。电流沿着轴突流动，当它到达突触间隙旁的轴突末端时，就进入了传递的第二阶段。突触小体和神经元的其他部分一样，有着一层叫作膜的外壁。它包裹着一些传递信息的化学物质。这些带电的化学物质会移动，随时准备对神经冲动做出反应，然后通过膜上的小开口进入突触间隙。当一个电脉冲到达，如果它的强度足够大，它就会促使突触小体释放一种叫作"神经递质"的化学物质。

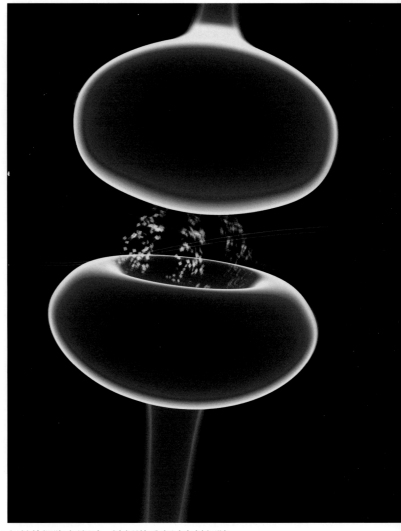

与其他细胞交流时，神经递质穿过突触间隙

重大突破

1921年的复活节前夕，出生于德国的药理学家奥托·洛伊（1873—1961）在半夜醒来，他回忆起一个有启发性的梦，这个梦给了他一个实验的思路，而这个实验将挑战科学家对于神经通信的观点。20世纪初，大多数脑科学家都认为，神经通过电波发送脉冲信号，神经元与神经元沟通的方式是在突触通过电信号交流。他们认为，通过这种方式，大脑皮质产生的动作意向会传递到全身各处的受体肌肉和器官。只有少数科学家（其中最著名的是洛伊和同时代的英国人亨利·戴尔）认为化学神经递质被释放到突触中来传递信号。戴尔认为，去甲肾上腺素是一种促进剂，可以使心脏跳动得更快，而乙酰胆碱是一种抑制剂，可以诱发相反的反应。然而，戴尔无法从有机溶剂中提取这两种物质，而且由于缺乏证据，他的观点曾一直处于沉寂状态。

神经递质		
神经递质	位置	功能
乙酰胆碱	神经系统中与运动相关的部分，包括大脑的运动皮质	使肌肉收缩。在集中注意力、记忆以及睡眠方面也起到重要作用
多巴胺	大脑和周围神经系统	对身体运动以及奖赏体验（包括愉悦）很重要。帕金森病患者缺乏正常水平的多巴胺
内啡肽	大脑、垂体和脊髓	作为强大的天然麻醉剂，内啡肽能阻断疼痛
γ-氨基丁酸（GABA）	视网膜、脊髓、下丘脑和小脑	最常见的抑制性神经递质，它抑制而不是激活神经元。存在于 1/3 的突触中

神经递质

　　神经递质接着就进入突触间隙。神经递质就像是穿过小河的渡船，穿过突触间隙，试图与受体细胞的树突膜连接。穿越突触间隙只需要 1/1 000 秒。受体细胞表面有特殊形状的对接点，所以特定的神经递质只能在适当的位置对接，就像只有形状完全正确的钥匙才能进入一把锁一样。神经递质要么激发受体细胞的活动，要么抑制受体细胞的活动。一旦受体细胞受到神经递质的刺激，这种传递

就会转为电信号。电信号沿着新的细胞移动，直到它到达和另一个受体细胞发生联系的突触，整个过程就会重新开始。神经递质在神经细胞间的突触中完成工作之后，化学物质会被传递信号的神经元再次吸收，为下一次释放做好准备（这个过程叫作再摄取），或者被突触间隙中的酶分解和代谢。这听起来是很大的工作量，但是神经元可以每秒进行 1 000 次这样的电化学活动。

　　人们已经发现了数十种神经递质，预期还会发

　　洛伊回忆说，就在那时，他梦到了一个决定命运的青蛙实验。他冲进了自己的实验室。实验从两个青蛙心脏开始。他刺激一只青蛙的迷走神经，使得它的心跳放缓，然后将这个供体心脏中剩余的液体注射给另一个被切断了迷走神经的心脏。第二个心脏的跳动立刻变慢，仿佛被一种看不见的力量阻止了一样。洛伊的假设是正确的，一种神经递质（乙酰胆碱）使得第一个心脏的跳动放缓，剩余的微量液体足够使得第二个不与迷走神经连接的心脏跳动得更慢。

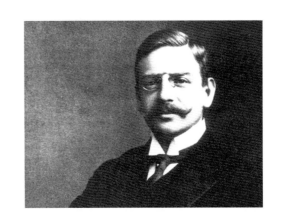

现更多。某些神经递质可以使肌肉收缩，帮助调节睡眠，以及阻断疼痛。关于神经递质在精神和生理健康中所起作用的研究不断增多，神经递质紊乱已经与帕金森病、抑郁、阿尔茨海默病以及许多其他疾病联系在一起。

神经元的一生

令人惊讶的是，执行像芭蕾舞剧一样复杂的电化学信号传输的细胞，其寿命可达 100 年。它们并不像大多数的体细胞一样被取代。除了海马和嗅球中的神经元（在这两个区域，新的神经元是从干细胞分化出来的），一个人出生时所拥有的神经元可能是其所拥有的全部神经元。发育中的胎儿大脑在神经元生成最活跃的时候，每分钟大约产生 25 万个神经元。它们从前体细胞发育而来，进行迁移和分化。当中枢神经系统中的神经元死亡，或者它的长纤维被切断之后，它就无法再生了。医学界目前还没有治愈毁灭性脊髓神经损伤的方法，一旦大脑用来传递和接收信息的主要通信线路被切断，就无法复原了。但是关于神经干细胞的研究表明，神经元可能会被诱导再生。

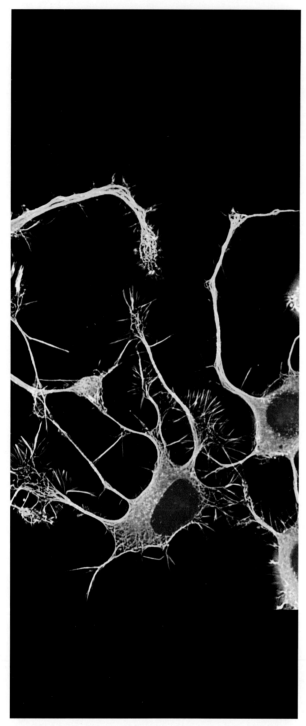

蓝色和黄色的轴突前体与树突前体，对神经生长刺激产生反应

交叉参考：见『活得更久』，第 300 页

知识速递 | 大脑中有大量关于手部、嘴唇和舌头的神经回路。

＋ 对克里斯托弗·里夫的研究 ＋

关于如何在发生横断损伤后（如脊髓完全断裂后）再生神经组织的研究，很大程度上要归功于已故的演员克里斯托弗·里夫。1995 年，他在一次骑马事故中摔碎了颈椎，导致颈部以下瘫痪，这种情况通常被称作四肢瘫痪。因为他受的伤并不完全是横断性的，所以他最终恢复了一些知觉，但伤势依然给他带来了毁灭性的打击。在 2004 年去世之前，他一直坐在轮椅上公开露面，这引起了大众对于脊髓损伤的关注，并最终筹集到数百万美元，用于帮助寻找神经损伤的治愈方法。

术 语 表

杏仁核：位于前脑，形状和杏仁类似。是边缘系统的组成部分，在应对恐惧方面起着核心作用。

蛛网膜：大脑和脊髓周围3层膜的网状中间层。

轴突：神经元中负责将信息传递出去的电敏感纤维。

突触小体：轴突末梢分支处的球状部分。

血脑屏障：大脑血管中具有有限通透性的膜，可以阻止血液中的多种物质进入脑组织。

中央沟：将大脑的顶叶和额叶分开的脑沟。

脑脊液：类似于血浆的液体，对大脑和脊髓进行缓冲和保护，为大脑组织提供营养。

颅骨：几乎融合在一起的骨骼，包裹并保护大脑，保护负责平衡和听力的器官。也被称为头骨。

树突：神经元的分支纤维，起到接收信息的作用，把从其他神经元接收到的信息传递给神经元的胞体。

硬脑膜：大脑和脊髓周围3层膜的最外层，相对坚硬，位于颅骨的正下方。

内啡肽：减少疼痛的一种化学物质。

脑裂：大脑表层凹陷得较深的褶皱或沟。

脑回：大脑皮质向外隆起的褶皱。

下丘脑：位于脑干正上方，情绪反应的中心，调节体温、饥饿感、渴觉和睡眠。

中间神经元：大脑和脊髓中负责整合运动神经元和感觉神经元信息的神经元。

大脑纵裂：分离两个大脑半球的深沟。

延髓：脑干的一部分，与脊髓相连，控制心跳和呼吸。

运动神经元：将冲动从中枢神经系统中传递出去，以激活肌肉和腺体。

髓鞘：围绕轴突的绝缘保护性脂肪组织，能够提高神经冲动的传递速度。

神经胶质细胞：这些细胞隔离、引导、保护神经元。

神经元：神经细胞，中枢神经系统中的一种细胞，能够产生和传递神经冲动。

郎飞结：被髓鞘包裹的轴突上规则的间隙。

软脑膜：大脑和脊髓周围3层膜的最内层，这层薄薄的结缔组织覆盖在大脑皮质的每一个凹陷和弯曲处。

可塑性：大脑重塑神经元连接的能力。

脑桥：脑干的一部分，在延髓和中脑之间起连接作用，帮助延髓进行呼吸调节。

中央前回：位于每个半球的额叶，是大脑皮质中包含初级运动区域的部分，因此负责身体的运动。

前额皮质：位于大脑额叶前部，负责推理、计划、判断、共情、抽象概念以及良知。

感觉神经元：将皮肤和身体其他部位的冲动传递给中枢神经系统的神经元。

脑沟：大脑皮质的凹陷部位，比裂要浅。

大脑外侧裂：把颞叶和其他脑叶分开的裂。

突触：两个神经元之间，轴突末端和受体神经元突起之间的连接结构。神经元通过它进行信息传递。

横断：完全断裂。

解剖学信息

不同的部位，不同的责任

　　了解大脑的第一步是了解大脑的各个部分。从外部的保护结构到内部努力工作的部分——各个结构都在哪里，以及它们是如何与世界进行交互的，这些知识能够让我们更深入地了解大脑的功能以及可能出现的问题。

保护结构

　　若要了解人类的大脑，就要从了解颅骨开始。颅骨是由 23 块骨头组成的，用来储存和保护我们的大脑，使其免受伤害。除了下颌骨和舌骨之外，所有的骨骼都连接在一起，不可移动。颅骨上部和后部的骨骼组成了脑颅，是大脑坚硬的保护壳。

　　在内部，3 层膜提供了更多的保护。紧挨着颅骨的是硬脑膜 (dura mater, 在拉丁语中是"坚强的母亲"的意思)。中间一层是蛛网膜，覆盖着大脑的裂隙网络。早期的观察者们将其比作蜘蛛丝，因此将其称作蛛网膜。3 层中的最底层是软脑膜 (pia mater, 在拉丁语中意为"温柔的母亲")，上面充满细小的血管，就像母亲环抱着她的孩子那样，包裹着大脑。软脑膜完美地覆盖在大脑的每一个起伏上，其中高出来的脊被称作"脑回"，而凹陷下去的沟叫作"脑沟"。

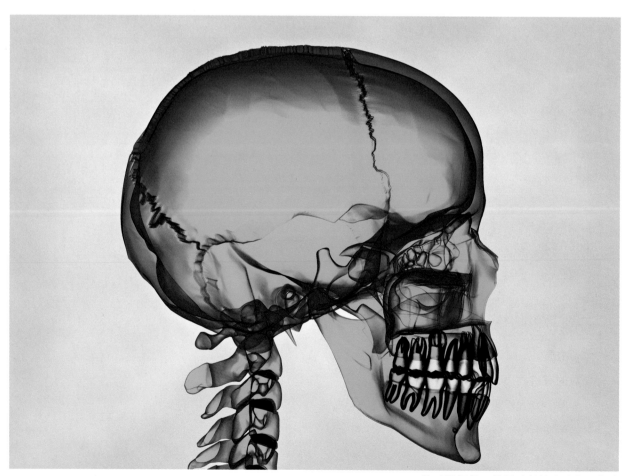

构成脑颅的 8 块骨头保护大脑免受伤害

大脑的"靠垫"

在蛛网膜和软脑膜之间流动的是脑脊液。这种液体浸透了大脑的沟回，包括较深的沟——裂。充满液体的脑室弯曲地延伸到大脑内部，连接到脊髓的中央管。某些哲学家曾认为脑室是心灵的来源。脑脊液对大脑起缓冲作用，为组织提供营养，并可能是化学物质流通的内部通道。

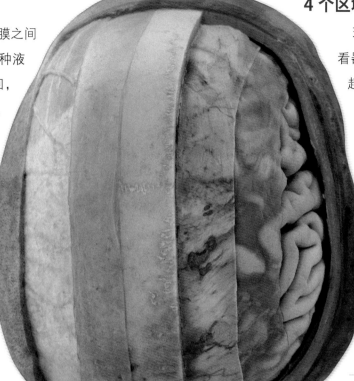

4 个区域

现在更进一步，我们来看器官本身。大脑可能看起来是一团均匀折叠的粉色物质，但是再仔细观看，我们就会看到不同的脑叶、区域和结构，它们可以帮助调节身体功能，解释身体传来的信息，以及对刺激做出反应。脑有 4 个主要区域：大脑（cerebrum）①、间脑、小脑和脑干。

一层层的覆盖物组合在一起，起到缓冲、保护和支撑大脑的作用

知识速递 ｜ 诗人拜伦的大脑有 2 200 克重，远超过人类大脑 1 400 克的平均质量。

防御

人体已经进化出强大的防御系统来保护它最重要的器官。在人体的其他部位，毛细血管允许细胞从血液中吸取有害物质，而在大脑中有所谓的"血脑屏障"，血脑屏障的通透性是有限的。大脑血管上厚而紧实的膜将血液中的许多物质屏蔽在外。关键的化学物质，比如氧气和葡萄糖，可以进入大脑，还有少数的有害物质，比如酒精和尼古丁，同样可以进入大脑。令人沮丧的是，许多有益的化学合成物，比如用来治疗肿瘤的药物，却无法进入大脑。

＋ 吟游诗人 ＋

莎士比亚在戏剧中对人类大脑进行了思考：

+ "告诉我，幻想是在哪里产生的，是在心中，还是在头脑中？"——《威尼斯商人》

+ "头脑可以为血液制定法律，但是暴躁的脾气会跳过冰冷的法令。"——《威尼斯商人》

+ "她的美貌和头脑并不相称。"——《辛白林》

+ "与其说他有头脑，不如说他有耳屎。"——《特洛伊罗斯与克瑞西达》

---

① 大脑（cerebrum）：在解剖学意义中，脑包含大脑、小脑、间脑和脑干，即大脑是脑的一部分。但在人们的用语习惯中，大脑一般代指整个脑部区域。因此，在涉及解剖学意义时，大脑（cerebrum）仅指大脑区域；如无英文标注，本书中的大脑代指整个脑部区域。——译者注

脑

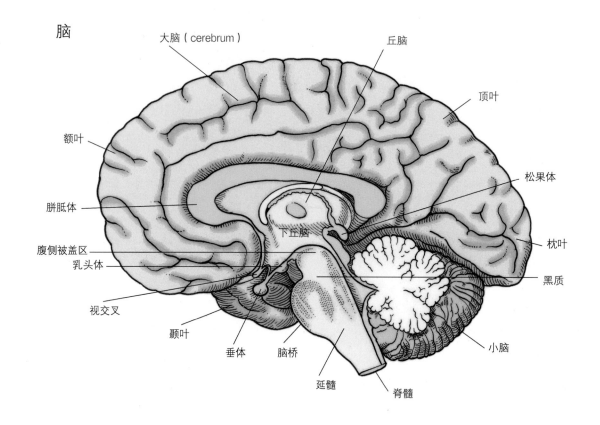

大脑（cerebrum）　　　　　　　　丘脑

额叶　　　　　　　　　　　　　　　顶叶

胼胝体　　　　　　　　　　　　　　松果体

腹侧被盖区　　　　　　　　　　　　枕叶

乳头体　　　　　　　　　　　　　　黑质

视交叉

颞叶　　　　　　　　　　　　　　　小脑

垂体　　脑桥

延髓　　　脊髓

大脑（cerebrum）

　　我们脑部最顶层、最大的部分叫作大脑（cerebrum）。这是大多数人使用大脑来想象大脑时所得到的答案。大脑（cerebrum）的外层叫作大脑皮质，它的外部是灰色的，因为存在着数百亿个神经细胞的胞体，而内部是白色的，因为髓鞘包裹着轴突。

　　大脑皮质是信息处理的核心部位，而信息处理的能力将人类和动物区分开来。这些能力包括推理、语言和创造性思维。智人的脑中大脑皮质所占的比例比其他动物都多，约为76%（黑猩猩以72%排在第二位，而海豚只有60%）。

| 知识速递 | 1999年，科学家们发现，阿尔伯特·爱因斯坦的下顶叶（与数学和空间推理相关的部位），比普通人的下顶叶宽15%。 |

脑裂与大脑半球

　　大脑（cerebrum）被脑裂分为几个区域。而最大的脑裂用肉眼就可以看到。大脑纵裂沿着大脑（cerebrum）的中线，将其分为左右两个半球，大脑（cerebrum）的左右两边看起来几乎是彼此的镜像。

　　虽然它们看起来很相似，但是左右两侧大脑（cerebrum）执行与控制的功能却大不相同。左半球一直以来都被认为是占主导地位的半球，因为它起着处理语言的作用。而因为右脑在情感和空间认知方面起到的作用，它现在也得到了更多的关注。左右半脑的整合功能也开始被关注，它们将信息的碎片整合在一起，组成了丰富的世界图景。

　　神经纤维束将左右两个半球连接起来，使得信息可以在两个半球之间来回传递，其中最大的神经束叫作胼胝体，包含约2亿个神经纤维。

交叉参考··见『和谐』，第044页

大脑半球的外侧边缘有两条被称为大脑外侧裂和中央沟的分界线。它们就像是地图上的边界线，将大脑半球进一步分为数个脑叶。额叶位于中央沟的前方。在外侧裂和中央沟之间的两个脑叶是顶叶和后面的枕叶。在外侧裂后面的脑叶是颞叶。

额叶

在每个半球上，额叶都有一部分叫作中央前回，控制着身体的运动。奇怪的是，每个半球控制着对侧的身体，好像是大脑的线路不知为何就交叉了。因此，右手和右脚的动作，还有两只眼睛向右侧注视的动作，都是由左侧的大脑控制的。这种现象已经被观察了很多个世纪。希波克拉底注意到，一侧大脑的剑伤会影响对侧身体的动作。德国医生古斯塔夫·特奥多尔·弗里奇在观察 1864 年普鲁士 – 丹麦战争中士兵的伤口时发现，如果他在包扎头部伤口时触摸到了大脑皮质，病人身体的另一侧就会

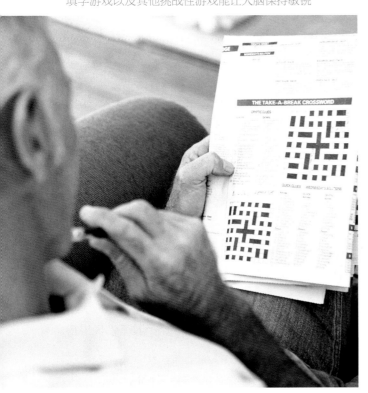

填字游戏以及其他挑战性游戏能让大脑保持敏锐

抽搐。如果一个半球的中央前回损坏了——比如卒中带来了损伤，那么，这就会导致身体另一侧的瘫痪。

中央前回的前方是运动前区皮质和前额叶纤维。运动前区皮质指挥复杂的躯体运动，而后者抑制行动。抑制作用在各种社交场合都很有用，比如可以防止我们在安静的电影院喊叫。

保持敏锐

如果你想要神经元保持敏锐，那么大脑就需要经常锻炼。重复新的学习任务可以帮助加强那些新生成的连接。在没有刺激的情况下，树突会退化，大脑也会习惯于更简单的运作模式。神经学家罗伯特·弗里德兰已经证明，给大脑提出新的挑战会帮助预防阿尔茨海默病。

也许并不奇怪的是，"用进废退"的原则不仅适用于心理锻炼，也同样适用于对大脑的物理刺激。大脑和其他器官一样，在身体健康的时候工作得更好。经常锻炼身体似乎有助于预防阿尔茨海默病，维持健康体重、保持血压正常以及健康饮食也是如此。定期运动可以增强心血管的耐受力，有助于血液流向大脑。一个健康的心脏和一个健康的大脑息息相关，尤其是在大脑的"执行功能"方面，对于许多心理任务而言，这都至关重要。

体育锻炼和脑力锻炼的结合可以帮助大脑不随年龄增长而退化。为了刺激大脑产生新的神经元连接，保护已经形成的连接，下面是你可以尝试的一些活动，比如：

- 学习一门新的语言。
- 听古典音乐。
- 解决脑力问题，比如填字游戏和数独。
- 健康饮食。
- 经常散步、慢跑或骑自行车，以促进心血管健康。
- 保持健康的体重。

顶叶和颞叶

在顶叶上有躯体感觉皮质，负责接收触觉刺激以及其他感觉刺激。当大脑的较低部位记录疼痛和压力时，躯体感觉皮质帮助定位这种感觉。躯体感觉皮质的损伤会导致大脑对身体疼痛的部位产生混淆。

颞叶负责听觉、欣赏音乐以及一些有关记忆的功能。自我体验也存在于这个脑叶中。对颞叶施加的电刺激可能会从记忆中唤起强烈的重温过去经历的感觉，或者恰恰相反，导致熟悉的人或事物变得陌生。

在其底部，颞叶与边缘系统相连。边缘系统是一系列的大脑结构，也被称为"古哺乳动物脑"。这个系统使人类能够体会到强烈的情绪，比如愤怒和恐惧，并对这些情绪做出反应。

枕叶

枕叶位于颞叶后面、靠近脑后部的位置，是大脑的视觉中枢。枕叶与眼球的距离很远，而眼球负责接收视觉信息。光线接触到视网膜之后会产生电刺激，枕叶负责处理这种电刺激。脑后部的伤口可能会影响视觉皮质，有时会导致失明。

间脑

间脑位于大脑中央，在两个大脑半球之间。它主要由3个重要的结构组成：丘脑、下丘脑和上丘脑。

丘脑是感觉信息传递到大脑的中转站，对记忆和情绪至关重要。

体积较小的下丘脑负责控制自主神经系统，并且执行其他功能，包括调节体温。

上丘脑包含松果体，它曾引起笛卡尔的注意。

间脑的成分连接左右脑

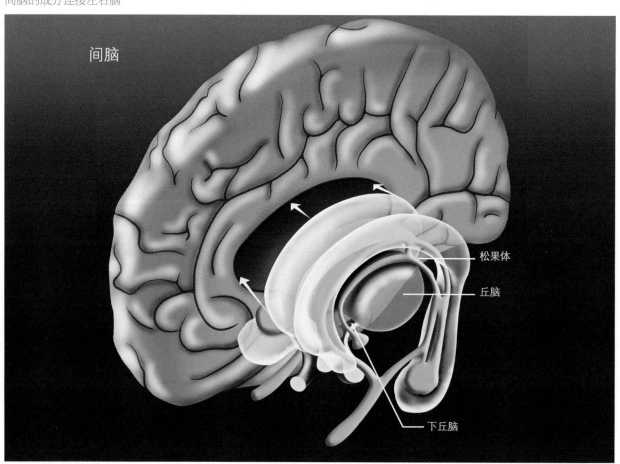

间脑

松果体

丘脑

下丘脑

科学家们现在知道，它协助调节身体的睡眠与清醒节律，而不是用来容纳灵魂。

小脑

小脑位于颅骨的后下方。就像大脑（cerebrum）一样，它也分为两个部分，而且上面有很深的脑裂。它的作用是协调运动、保持平衡。那些需要练习才能做好的身体活动，比如打高尔夫球、做体操、在吉他弦上按出一系列音符，都是在小脑中进行协调的。小脑也被认为在情绪和行为中起作用。

脑干

间脑和脊髓相接的部分是脑干。脊髓是连接大脑和身体的神经细胞的中心通路，它延伸到大脑底部，延伸的长度约为 3 厘米。延髓是运动神经和感觉神经的所在地，这里是身体左右两侧的神经相互交叉并通向大脑（cerebrum）的地方。基本的身体功能，比如心跳和呼吸，是由延髓控制的。

脑桥和中脑位于延髓之上。脑桥的字面意思是"脑的桥梁"，这也是它的功能，它就像是一座桥，将延髓和其他部分连接起来。中脑连接脑桥和间脑，控制耳朵和眼睛的反射。

大脑的加油站

从心脏泵出的血液通过两组主要血管向上被推入大脑，这两组血管是颈内动脉和椎动脉。而较小的血管组成的蛛网结构，就像是河口的分流河道，将血液输送到大脑的每个区域。

大脑消耗氧气的速度很快。尽管人脑的质量只有 1 400 克左右，仅仅是体重的一小部分，但是它消耗了人体中 20% 的氧气和葡萄糖。大部分的能量仅仅起到维持突触膜上的电场的作用，使得大脑能够保持行动的敏捷性。事实上，思考对能量的需求几乎没有增加——如果你曾努力解决复杂的数学问题或者进行外语翻译，那么这一事实可能会违反你的直觉。

为了给饥饿的脑细胞补充能量，身体需要持续的葡萄糖供应。葡萄糖是一种在血液中循环的糖。神经元无法像把钱存在银行里一样储存葡萄糖，所以它们需要这种化学能量的充足供应。神经元将葡萄糖作为燃料来制造和运输神经递质分子以及酶。它们还利用大量的能量（实际上是脑部消耗的能量总量的一半）在细胞间传递化学信号。身体从日常食物的淀粉和糖中获得葡萄糖。比较好的食物来源包括谷物、水果以及蔬菜。在注意力高度集中的时候，与记忆和学习相关的脑区的葡萄糖水平下降。这种下降会导致身体和大脑的疲劳。

✦ 上了年纪的大脑 ✦

一个老年人的大脑也可以非常健康并且富有创造力。比如：

+ 本·富兰克林在 82 岁时才离开公共服务领域。
+ 玛丽·贝克·埃迪在 86 岁时创办了《基督教科学箴言报》。
+ 罗伯特·弗罗斯特在 88 岁时出版了他的最后一本诗集。
+ 乔治·萧伯纳在 94 岁时还在写剧本。
+ 摩西奶奶在 99 岁的时候接受了一项绘画任务。

知识速递

人们对神经学家罗杰·斯佩里在 20 世纪 70 年代的工作的误解，助长了这样一种观念：每个人要么是"左脑思维型"，要么是"右脑思维型"。其实尽管大脑（cerebrum）的不同半球有着不同的功能，但是健康的大脑能够将这两部分联系在一起。人类的大脑是一个整体。

了解本质

大脑工作时是什么样的

一旦确定了大脑的真正用途，科学家们就开始寻找新的方法来观察它和它的功能。他们从非侵入性的方法开始，比如智力测验。他们想要了解活体大脑，并且对它的工作方式进行估测。这些智力测验描绘了大脑是如何收集信息、处理信息，进而得出结论的。

曾经，观察活体大脑内部几乎是不可能的——大部分科学家对于大脑解剖结构的了解都来源于尸检。但在 19 世纪晚期，X 射线的发现使得对颅骨内部的观察成为可能。在 20 世纪，新的扫描方法的出现使得人们对于活体大脑内部的工作方式有了更深的了解。

从外向内观察

长久以来，科学家们一直梦想着能够弄清大脑在活体中是如何工作的。然而问题是，如何能够进入大脑而不造成任何损伤或死亡。医生在治疗战争创伤和意外损伤的时候，能够瞥见活的脑组织，但除了能戳戳它们之外，他们所做的与实验观察几

计算机断层扫描（CT）打开了对大脑内部结构观察的窗口

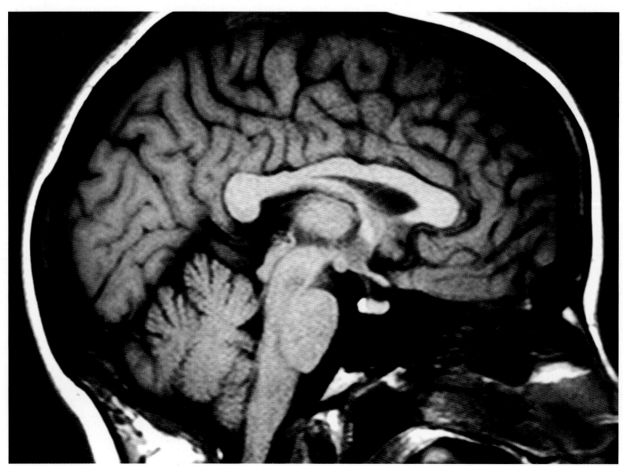

乎没有什么关系。

一些早期的非侵入性的尝试包括颅相学。这是一种于 19 世纪早期兴起的伪科学，它将测量颅骨外部的隆起作为分析精神力量与特征的手段。颅相学起源于德国医生弗朗茨·约瑟夫·加尔的理论，他在 18 世纪晚期提出，大脑的不同功能一定会通过覆盖在其上面的颅骨的形状表现出来。颅相学在 19 世纪 20 年代到 19 世纪 40 年代十分流行，但随着时间的发展很快就衰落了。

知识速递	总体来说，之前被视为老年痴呆患者的人中，至少有一半受阿尔茨海默病影响。

智力测验

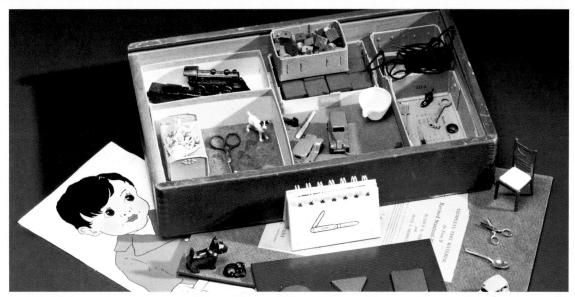

1937 年的斯坦福 - 比奈智力测验包括微缩模型和印刷品

阿尔弗雷德·比奈（1857—1911）是第一个认真研究智力的人。1905 年，法国委托他设计一项测验来识别那些智力低于平均水平的学生。比奈和他的博士生西奥多·西蒙为儿童设计了一系列的任务。他们接下来测验不同年龄的儿童执行任务的情况，这些任务的复杂性逐渐增加。他们的工作产生了一个评估正常心智能力的量表。比奈采用的智力分数是将一个孩子的心智能力与他的同龄人进行比较而得出的。该量表已经更新了很多次。

第二次世界大战期间，美国政府对新兵进行智力测验，来筛选他们适合从事的战争工作。从那时起，世界上的许多其他群体也开始接受智力测验。你如果看到这些分数，也许就会认为人类变得越来越聪明。新西兰政治学家詹姆斯·R.弗林观察到，20 个国家的标准智力测验分数，在过去每 10 年会提升大约 3 分。其原因尚不清楚，也许是因为营养上的改善，还有儿童成长环境中刺激的增多，它们都可能引起神经复杂性的提升。

现在，科学家们依然努力思考着智力是什么，并研究如何测量智力。哈佛大学的霍华德·加德纳认为，从数学方面到运动方面，至少有 7 种智力的存在。

什么是智力？

也许在过去的半个世纪中，没有任何一项科学工作曾像《钟形曲线：美国生活中的智力与阶级结构》这本书那样，引起如此多的争议。这本书出版于 1994 年，是理查德·J.赫恩斯坦和查尔斯·默里合著的。书的开头简单地写道："智力这个词语形容了一项真实事物，它因人而异，普遍又古老，就像是任何对于人类状态的理解一样。"作者因此深入探讨了智力的定义，以及智力如何成为成功人生的预测因素。

然后他们认为，不同的智力水平会带来不同的社会结果，而不是相反。例如，一个智力较低的人更可能会失业或成为罪犯，而且智力水平和生理机制有着明显的相关性。

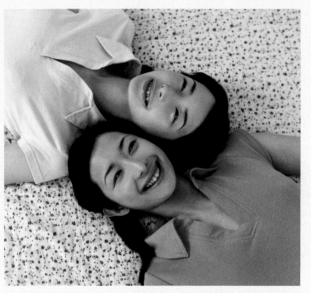

同卵双胞胎的研究证明，大脑的某些区域遗传性非常高，因此会影响整体智力

根据智力和遗传学之间的联系，作者提出了种族差异和智力之间的相关性，以及与现代生活中积极和消极的社会结果的相关性。如果一群人不能改变他们的生理机制，他们就无法改变自己的社会结果。

若大脑的生理机制决定了智力水平，那么人类通往成功或失败的道路就这样固定了吗？这是一个引人深思的问题。

定义智力

关于智力的定义一直存在争议。神经学家们对这个词的看法并不统一，他们对智力测验究竟测量的是什么也没有达成一致。量表无法测量动力、耐力、社交技能以及其他许多影响人生的特质。有人半开玩笑地说，智力测验测量的只是一个人在智力测验中表现良好的能力。

神经学家理查德·雷斯塔克喜欢在讲课时故意让这个问题变得更模糊，他会给学生看两组利用正电子发射断层成像（PET）技术得到的图像，每一组图像都表明了一个学生在做瑞文彩色推理测验时大脑的活动水平。瑞文彩色推理测验被用于测量"流体智力"，或者说，解决新问题的能力。一组图像呈红色和橙色，表示大脑活动水平的提高。在另一组中，蓝色和绿色的图像代表了大脑活动水平的降低。当雷斯塔克让学生们猜两个学生中的哪一个在瑞文测验中的得分更高，从而被认为其有着更高的智力时，学生们总是选择活动水平更高的大脑。而事实正相反，那个大脑活动水平更低的学生，瑞文测验成绩更高，解释就是，大脑发现这个问题很容易解决，那么就不用努力去解决它。

智力的种类

智力表现在许多方面。这些方面大多数是相关的，但是历史上并不是所有的测试都测试了它打算测试的东西。例如，一些早期的智力测验测量的是对于事实的了解，这实际上测量的是受教育水平和记忆功能，而不是推理的能力。然而一般来说，一个人在流体智力测验中的表现，往往能够很好地预测他在大部分智力测验中的表现。例如，流体智力的提升和高水平的"工作记忆"相关。工作记忆与一个人临时记住信息的能力相关，其范围很广，从记住你停车的位置到记住你在玩填字游戏或数独时应该尝试和放弃哪个词语或数字。拥有强大工作记忆的人能够更专注于解决问题。

科学家们在讨论智力的一般衡量标准时，使用"G因素"这个词语。它可以通过词汇量、机械推理能力以及数学计算能力来衡量。科学家们把它与有效神经功能的特性联系起来，而不是根据知识本身的价值来衡量。额头正后方的前额皮质，很可能是和"G因素"相关的大部分神经所在之处。当它被损坏之后，人的抽象推理能力会有不同程度的损失。科学家在扫描正在做各种智力测验的人的脑部时，会发现这一区域亮了起来。

"你的额叶发展得比我想象的要少。"这句话是在阿瑟·柯南·道尔所写的故事中，邪恶的教授詹姆斯·莫里亚蒂第一次看到夏洛克·福尔摩斯的时候说的。正如科学家们所发现的那样，在健康的大脑中，前额皮质的大小一般与流体智力水平相关。

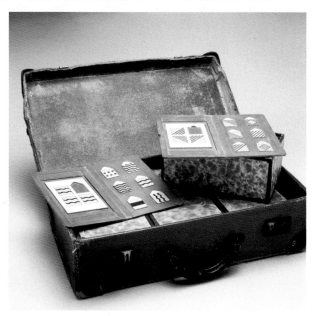

心理学家约翰·瑞文在 1938 年设计了瑞文彩色推理测验，这是一项测量儿童智力的非言语测验

（也许莫里亚蒂所提到的是颅相学的理论，他认为皮质的大小和前额的隆起程度有关。但并非如此。）

但是大脑皮质的大小并不意味着"生理机制导致智力的形成就像是重力导致苹果掉落一样，证明完毕"。同卵双胞胎在智力测验上的表现各不相同。在某些情况下，双胞胎中的一位会患有精神分裂症或其他病症，但是另一位却不会。另外，当同卵双胞胎在出生后被分开，然后在相似的环境中被抚养，他们智力的相关性只有 72%。

家庭影响

智力只有一部分受基因的影响。也许遗传为智力设置了一个上限，然后智力就会受到其他因素的影响。一个充满书和挑战性玩具的环境在提高儿童智力方面起着关键的作用，但是想要锻炼大脑的意愿也同样重要。政治学家詹姆斯·R.弗林指出，在过去几十年里，许多国家的智力测验分数都有大幅的增加。他将所谓的弗林效应归因于现代人类解决抽象问题的能力增强，可能是因为他们生活在一个智能刺激更多的世界。

无论神经细胞的年龄有多大，大脑重新连接神经网络的能力都让我们能够提高心智功能。人类可以着手学习新的技能和任务，而不是只关注家庭或祖先的遗传，并认为它决定了我们的智力表现。充分运用大脑可能不会提高特定智力测验的分数，但是会让我们的大脑有更好的表现。

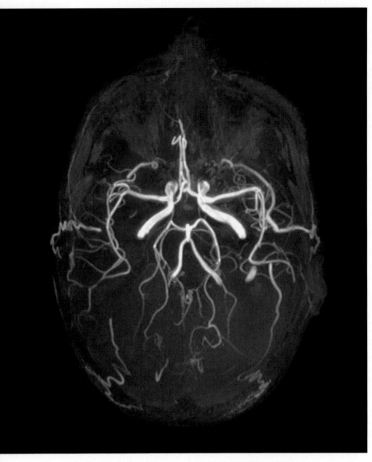

磁共振血管成像显示了为大脑供氧的动脉

19 世纪 50 年代之后，欧洲中部又出现了一种新的探索大脑隐藏的工作形式的方法。被称为实验心理学创始人的威廉·冯特于 19 世纪 70 年代晚期，在莱比锡建立了一所实验室，对心理进行研究。心理（psychology）一词来源于希腊语单词"psyche"，意思是"心灵"或"灵魂"。冯特认为，他的研究是为了了解心灵的工作方法。那时，许多人仍然认为这与大脑的组织是分离的。

特别是，冯特的目标在于观察构成意识的基本元素，并且解释它们是如何共同工作来创造意识的。冯特专注于刺激－反应实验，因为他认为感觉是外部物理世界和内部心理世界的连接点。他记录感觉是何时以及如何进入意识的，其中包括了一些简单的事实，比如一个音的音调和其他音的音调

相比是高还是低。

与冯特同时代的美国人威廉·詹姆斯也把心理学作为一种探究心灵的工具。在 1890 年出版的著名教科书《心理学原理》中，詹姆斯描绘了包括自我感知、记忆、动作以及感觉等方面的过程。

通过智力测验来评估大脑的表现是另一种科学了解大脑活动的方法。在 20 世纪，法国心理学家阿尔弗雷德·比奈创造了第一项衡量智力的测验。这项测验被设计用来了解哪些法国学生需要特殊教育帮助，后来它成为所有智力测验的基础。

同时，在奥地利，精神分析学派的创始人西格蒙德·弗洛伊德（1856—1939）将自己对精神病学的兴趣转向了对于大脑工作机制及其影响行为的方式的研究。他正确地预言，终有一天关于大脑物理工作机制的研究将与他对无意识驱动的观察相吻合。

| 知识速递 | 你的大脑消耗能量的功率约为 12 瓦特——只相当于一个家用电灯泡的功率。 |

第一次看到

第一项能够看到大脑内部的技术利用了 X 射线，它是由威廉·伦琴（1845—1923）在 1895 年发现的。这位德国科学家发现了一种可以穿透人体的辐射，射线被致密的骨头吸收，然后在胶片上形成阴影。

在应用于大脑时，X 射线对骨骼进行成像，让医生可以对头部进行基本检查。然而，X 射线只能给出二维的视图，而且对器官的软组织的显示相对较少。人类的大脑作为一个三维物体，呈现在二维图像中的影像通常都是模糊不清的。通常情况下，位于大脑不同平面的结构相互重叠，给后续分析造成了困难。

看得更清楚

1929 年，伴随着 EEG 的发明，科学家首次看到了大脑的实时功能。电极被固定在头皮上，记录神经元放电时大脑的活动。EEG 上的异常脑电波活动可能意味着脑部疾病的存在。这项技术能够实时地记录电信号。

最近，科学家们使用各种各样的技术，对大脑的结构和活动进行了更局部、更详细的观察。

计算机图像

CT 已经大大提高了 X 射线探测大脑秘密的能力。接受 CT 检查的病人躺在一个环形高灵敏度探测器阵列中，同时一个可移动的 X 射线发射器围绕大脑进行扫描。计算机将这些图像转化为三维的大脑图像。内部的切片可以从数据中被挑选出来并显示在屏幕上，让医生对大脑的特定部位进行局部的观察。比如，医生通过 CT 可以发现活体大脑组织深处的肿瘤，而这在常规探查手术中是无法实现的。

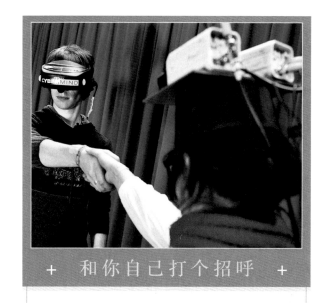

+ 和你自己打个招呼 +

2008 年，瑞典科学家制造了和自己握手的错觉。实验中的志愿者和一个假人模型都戴着虚拟现实眼镜。志愿者的眼镜上的图像来自假人的视角。大多数志愿者和假人握手时都产生了和自己握手的奇怪感觉。

+ 脑 成 像 技 术 +		
类别	全称	描述
EEG	脑电图 （electroencephalogram）	头皮上的电极记录脑电波。异常活动可能表示大脑疾病的存在
CT	计算机断层扫描 （computerized tomography）	一系列不同角度的 X 射线对大脑的扫描。用于快速评估大脑损伤
MRI	磁共振成像 （magnetic resonance imaging）	生成更详细的三维图像。可以精确绘制出大脑的物理形态
fMRI	功能磁共振成像 （functional magnetic resonance imaging）	利用血液流动的变化来生成大脑活动和表现的图像
MEG	脑磁图 （magnetoencephalography）	放置在颅骨上的磁传感器可显示神经活动，几乎不受其他结构干扰。用于定位肿瘤以及确定大脑部位的功能
PET	正电子发射断层成像 （positron emission tomography）	使用者将放射性同位素注入血液，然后使用计算机追踪。能够显示出血液流动、氧气水平以及葡萄糖代谢的情况

大脑图谱

MRI 比 CT 提供了更详细的三维图像。MRI 依赖环绕病人的柱体中的强磁场，可以精准地绘制出大脑的物理形态。柱体中的磁场是如此强大，以至于会导致大脑中的一些原子突然排列为一条线。然后，MRI 仪器发射的一系列无线电波会从受影响的原子上反弹回来，并将它们稍微推离直线。当仪器

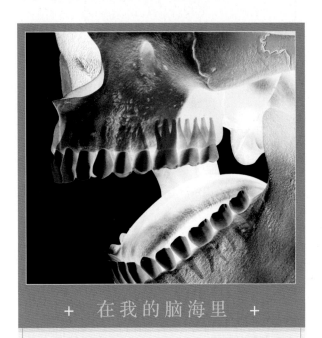

在我的脑海里

当牙医问英国哲学家伯特兰·罗素哪里感受到疼痛时，罗素幽默而诚实地回答说："当然在我的脑海中。"罗素知道，大脑使用所有的感官来收集世界的信息，并且构建出"现实"。对于牙痛患者来说，这个世界是否独立于思想而存在，其答案并没有什么区别。事实上，一些哲学家，比如乔治·伯克利（1685—1753），曾质疑"现实"是否存在。

知识速递

成瘾药物是通过模仿或改变神经递质的工作来起作用的。脑部扫描显示出吸毒者突触活动的生理变化。例如，被称为致幻剂的药物可以永久损伤产生 5- 羟色胺的神经元。

停止发射无线电信号时，原子会重新回到它们的磁力线上，沿途释放能量，这种能量模式可被机器识别。

计算机读取这些微小能量的数据并将大脑横截面的图像组合起来。切片像蛋糕层一样叠在一起，这样可以将整个大脑以三维的形式表现出来。医生也可以单独检查每个切片，这样可以更直接地观察局部现象。人们若对单个大脑随时间变化的 MRI 数据进行比较，就可以看出其生长和衰退状况。

除了单纯显示结构，MRI 还可以捕捉思维的瞬间信息。一种被称为 fMRI 的变体技术建立在这样一个事实上：血细胞的磁性根据其含氧量的不同产生变化。受体细胞在接收周围细胞的信号时需要氧气，消耗氧气导致细胞需要更多的富氧血液。当血液涌向神经元时，那里的突触产生了思想、情感以及其他的冲动。它们所携带的氧气会产生可被追踪的无线电信号。通过 fMRI，我们可以看到不同的想法会点亮不同区域的大脑。攀登顶峰、阅读书籍、欣赏喜剧和音乐、识别面孔会点亮不同的神经元群。因此，该技术有助于定位与某些脑功能相关的区域。

看见思想

MEG 也依靠磁场来检查大脑。在这种情况下，大脑成像的基础是人体周围的磁场，而不是外部仪器产生的磁场。这些磁场非常微弱，也许只有指南针指向南北极的能量的十亿分之一。然而，当放置在颅骨上的传感器读取信号时，MEG 可以显示神经元放电产生的电流。它的时间分辨率只有 1/1 000秒，空间分辨率只有 1 立方厘米。

MEG 和 EEG 是能够接近实时展示的观察技术。当病人产生一个特定的想法时，它可以在 MEG 中实时显示。

心理功能也可以通过 PET 进行定位。医生将放射性同位素注入人体，所有的放射性原子以已知的速率衰变为稳定的原子，同位素（通常标记在葡萄

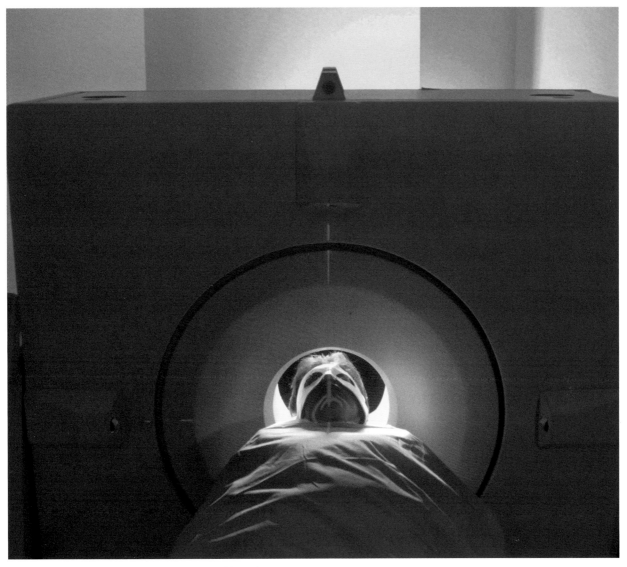

病人接受 PET 检查，以确定大脑中最活跃的区域

糖上）的衰变情况会被记录下来，然后用计算机程序转换成图像。同 MRI 和 CT 一样，PET 可以让观察者定位大脑中的局部活动。

一系列大脑成像技术就像是机械维修工工具箱里的锤子、锯子以及其他工具。观察大脑的科学家会根据所需的信息选择合适的工具。医生如果怀疑病人有肿瘤或是部分大脑有生理损伤，可以选择 CT 或 MRI。研究语言和推理功能的损失时，PET 可能是合适的选择。大脑部分缺氧的卒中患者则需要使用 fMRI。

与笛卡尔和威利斯用的理性观察方法一样，科学在描述脑部各区域（无论其大小）的功能上，也取得了巨大的进步。但是，要理解任何"比天空还广阔"的器官，并不像收集小块信息那么容易。大脑是一个完整的单元，它的复杂性来源于数百亿个神经元和数万亿个突触非线性的协同运作。科学家在运动、感觉、情感以及自我认知方面已经掌握了很多信息。然而，对于这个宇宙中最复杂的物体，科学家还需要收集很多的信息。关于大脑，我们总是有更多的东西需要学习。

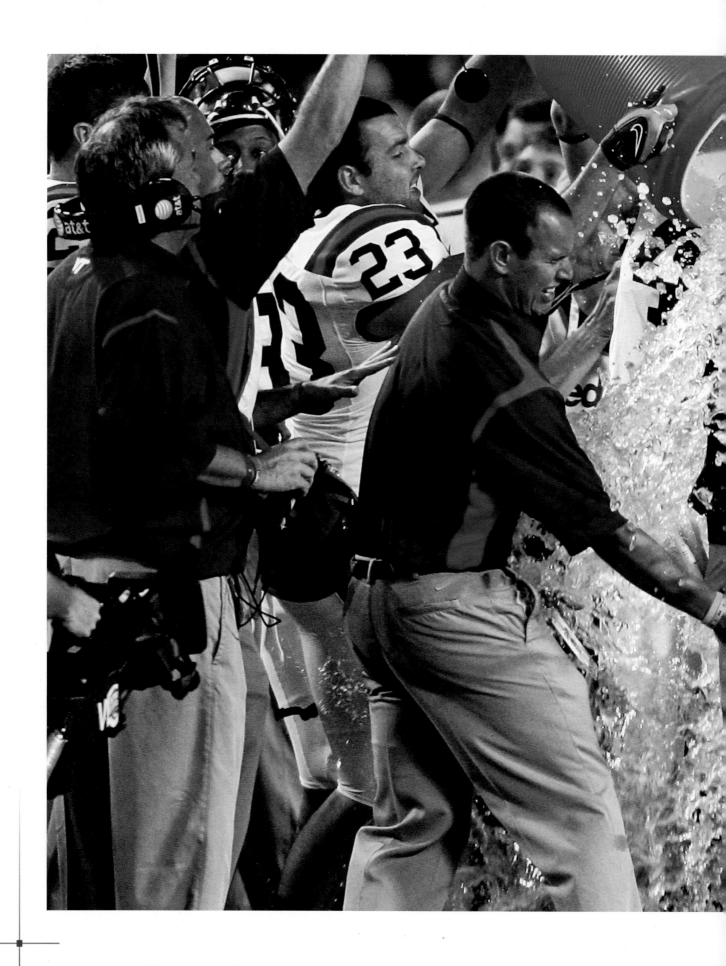

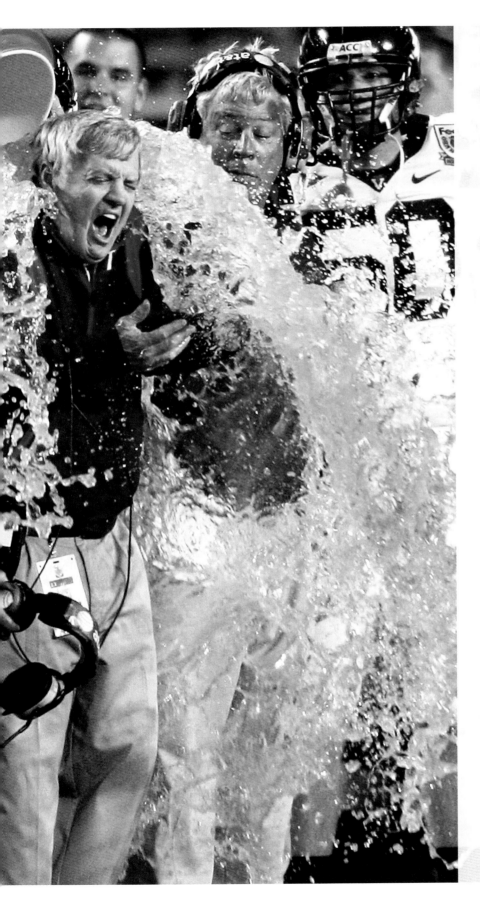

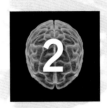

第二章
神经系统

　　无论是惊喜、震惊还是恐惧，大脑对于某种情况的反应是由神经系统收集的信息所决定的。通过这个巨大的互相连接的网络，大脑能够收集信息、处理信息，然后在几毫秒内做出反应——大脑控制我们的心跳有多快、我们笑得有多厉害，或者我们的尖叫声有多大。反应、思想、行动和情绪都是由神经系统控制的，而神经系统就擅长沟通和控制。

左图：
庆祝胜利时泼的冰水会引起全身的惊吓反应

和谐

神经系统是如何控制身体的

　　把大脑想象成一个交响乐团。当一切顺利时，大脑始终和整个身体保持着沟通。有时，当音乐家在热身或是他们的注意力不集中时，信号就会减弱或是失去引导。但当指挥家走到指挥台，轻敲指挥棒的时候，所有人都马上集中注意力。

　　然后，随着指挥家双臂一挥，每个人都动了起来。每一个音乐家，就像记录和传递信息的神经一样，都在观察着指令。在了解到指挥家的意图之后，每个人都会执行加速或减速的命令，强调或弱化某一特定的动作，以及进行微调，从上百种不同的声音中创造出音乐——就像大脑将想法转化为身体的实际动作。

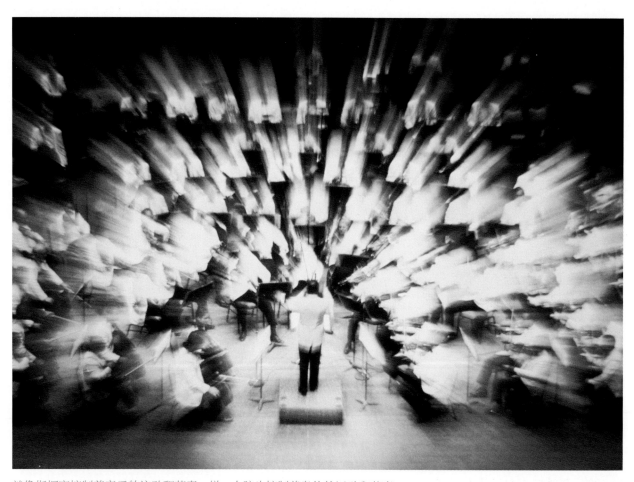

就像指挥家控制着音乐的流动和节奏一样，大脑也控制着身体的运动和节奏

　　指挥家就像大脑一样，一直观察着输入的信号。每一位音乐家的表演都会给指挥家留下印象，而指挥家处理信息并且要求音乐家们做出必要的改变。与此同时，铜管乐器部分可能在没有指挥的情况下对打击乐器做出反应，就像一些反射动作只从腿部神经传递到脊髓，然后再返回一样。

交叉参考：见『神经系统中的细胞』，第020页

当音乐家们在一起演奏时，他们各自的贡献在和谐的乐曲中合为一体。大脑有许多功能，当它们加在一起时，不仅会产生意识，而且会影响我们的整体健康。

相似之处

音乐的演奏大多是在不假思索的情况下进行的。音乐家们不会停下来问自己："我该怎么演奏C大调和弦？"相反，他们的行动已经变得自动化。同样地，一些习得动作的处理是如此常规化，以至于它们不存在于大脑皮质中的有意识思维中，而被推入小脑的机械行为中。

还有很多相似之处。有些乐器的声音可能会被小号声和鼓声淹没，但是那些声音依旧存在，就像大脑对呼吸和心跳的控制持续存在一样，不管它们是否进入了意识。指挥家可以从指挥台上走下来，放下双臂，就像大脑开始休息，身体进入睡眠状态。或者，钢琴家可能有一只胳膊受伤了，演奏得很糟糕，甚至根本没有演奏，这就像大脑发出或接收的信号会失灵，身体也因此受到影响一样。

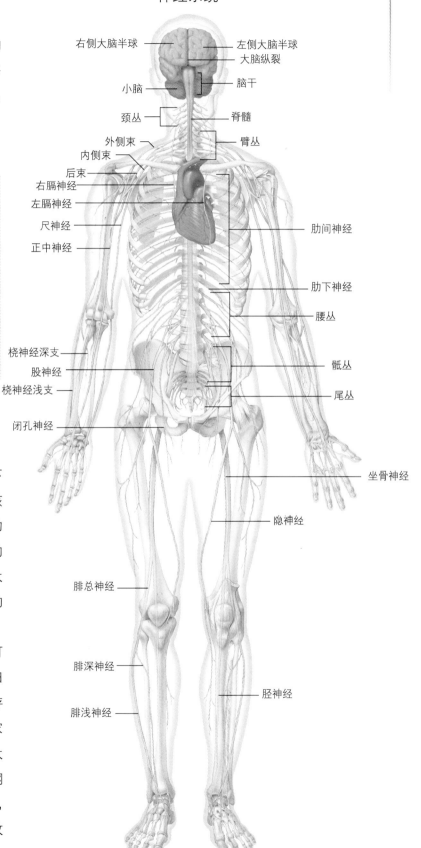

神经系统

右侧大脑半球　　左侧大脑半球
大脑纵裂
小脑　　脑干
颈丛　　脊髓
外侧束　　臂丛
内侧束
后束
右膈神经
左膈神经
尺神经　　肋间神经
正中神经
肋下神经
腰丛
桡神经深支
股神经　　骶丛
桡神经浅支　　尾丛
闭孔神经
坐骨神经
隐神经
腓总神经
腓深神经
胫神经
腓浅神经

颅相学

弗朗茨·约瑟夫·加尔（1758—1828）9岁时，班上的一位同学有着大而突出的眼睛，擅长死记硬背。他对这个同学很感兴趣，这个学生的外貌和技能给加尔留下了深刻的印象，多年后，加尔的大脑皮质定位理论也可以追溯到这个印象上。这位德国解剖学家回忆说，所有擅长记忆的人，似乎都长着"牛一样"突出的眼睛。因此加尔得出结论，语言记忆的功能是由大脑皮质的额叶控制的。记忆力越强，额叶就越大，眼球就会越突出。

尽管加尔并没有创造"额叶"这个术语，而且不喜欢这一术语，但他仍是颅相学的主要倡导者。颅相学是通过颅骨的突起来解释个人特征和心智能力的伪科学。他在欧洲大陆采访了数百位名人，收

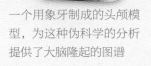

一个用象牙制成的头颅模型，为这种伪科学的分析提供了大脑隆起的图谱

集了约600个颅骨——幸运的是，这些颅骨并非受访者的。加尔确定人脑具有27种能力。他说，每一种能力都是由脑内不同区域控制的。

至于我们和动物共有的能力，加尔归纳出"生殖本能""骄傲""破坏性""食肉本能或杀戮倾向"。人类特有的能力有"写诗的才能""宗教情感"以及"智慧"。确定每种能力所在皮质的方法非常简单。比如，许多小偷的头颅侧面会有一个很大的突起，加尔认为，这是他称为"占有欲"的区域。加尔分类系统的逻辑让颅相学在19世纪30年代广受欢迎。

自此，颅相学和占星术、手相与笔迹学（笔迹分析）等伪科学一同发展。然而，加尔无意中为真正的科学做出了贡献。他的大脑皮质定位学说让未来的神经学家们重新思考他们对大脑的理解，为世纪之交的突破性发现奠定了基础。

头与身体

人的身体形态是向头部集中化的。向头部集中是一种进化上的力量，使得神经系统和感觉组织集中于身体的一端。经历这一过程的动物在自然选择中占有优势。当视觉、听觉、嗅觉和其他功能在大脑附近工作时，它们提供了一幅丰富的世界图景。具体来说，头部可以提高定位食物以及躲避捕食者的效率。

大脑和感觉器官（如双眼）的短距离，为信息在两者之间传递提供了最短路径，也减少了反应时间。想象一下另一种选择：如果你的脚趾中有视觉器官，那么它所记录的图像到达另一端的大脑需要一段时间，而大脑也需要较长时间再给回反馈。这样，从眼睛察觉到潜在的威胁到身体做出反应需要很长的一段时间，几乎像是在两个头颅之间进行交流。

每个大脑都被包裹在一个坚硬的颅骨中。23块骨骼组成颅骨保护大脑。颅骨内部有一系列的保护膜，它们被称为脑膜，覆盖脑组织和血管。大脑

还有一种减震液体，即脑脊液。男性的大脑平均重约1 500克，女性的大脑平均重约1 300克。如果仅计算大脑质量和身体质量之间的比例，那么这并不算是显著的差异。

就像舰长在舰桥里发出指令一样，大脑在脊髓之上发出指令。脊髓位于一列脊椎骨内，周围同样存在保护膜和脑脊液。大脑通过神经与身体的大部分区域进行交流，这些神经穿过脊椎骨内拇指宽的脊椎束，并分成31对脊神经。每一对脊神经都有自己负责的区域。有一些神经，比如负责面部区域的神经，直接连接到大脑。

组织

大脑内部的组织使得这种像管弦乐队进行的表演成为可能。大脑系统类似于一个套一个的俄罗斯套娃，尽管大小不同，但是原理相同。大脑的行为层面是最大的娃娃，而人类会执行源自大脑皮质的行为指令。这些行为包括言语和书写。

再往里一层，微观的行为活动是通过大脑中数以亿计的神经元的电化学信号之和来处理的。在更小的分子水平上，行为受到神经元突触中神经递质的影响。

大脑想要通过语言进行交流时，每一层都必须协调一致并且几乎同时进行。电化学活动必须把信息从一个神经元传递到另一个神经元。神经通路必须相互作用，这些相互作用必须结合在一起才能产生语言。

中枢神经系统和周围神经系统

大脑整体大于部分的观念贯穿整个神经系统。人体只有一个神经系统，但是人们为了研究，通常将它分成不同的部位，且每一个部位都能继续被划分。

神经系统最大的两个部分是中枢神经系统和周围神经系统。前者包括大脑和脊髓，它解释感觉，并以运动反应的方式发出指令，这基于当前的感觉、反射以及体验。周围神经系统中的脊神经和颅神经可以来回传递神经冲动。脊神经向脊髓传递神经冲动，也从后者接收神经冲动。颅神经对大脑也是如此。除了迷走神经延伸到胸腹部外，所有的颅神经全部终止于头部和颈部。头部的颅神经包括与眼睛、耳朵、鼻子和舌头交互的神经。

神经系统的划分

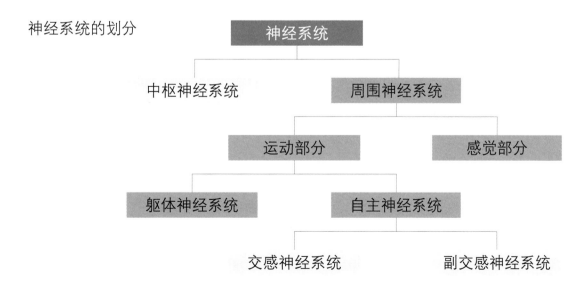

每一部分负责对不同的刺激进行收集和反应

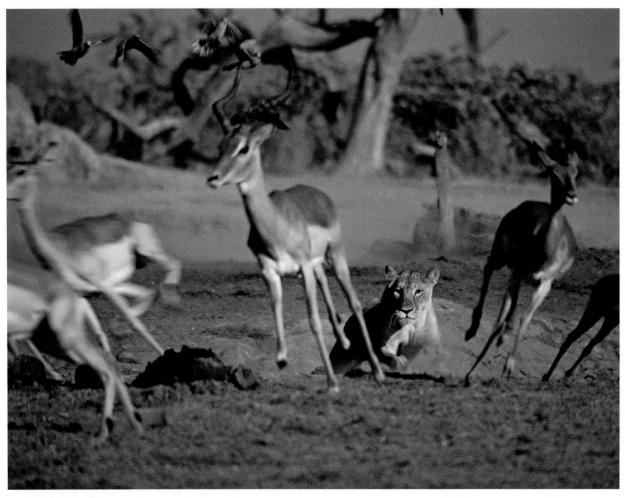

多亏了进化时对于生存的天生渴望，博兹瓦纳的瞪羚在遭到母狮攻击时可以不假思索地做出反应

分类

周围神经系统有两个关键部分。感觉部分又被称为传入部分（afferent，在拉丁语中是"向前运送"的意思），它从全身的感受器向中枢神经系统发送信号。位于皮肤、肌肉和关节的感受器被称为躯体传入纤维，而来自内脏的感受器被称为内脏传入纤维。

另一部分，即运动或传出部分，从中枢神经系统向肌肉和腺体发送信号，因为这些信号造成了改变，它们会产生使身体运动的反应。大多数神经细胞是双向通道，在大脑和四肢之间来回传递信号。纯粹的传入或传出细胞是非常罕见的。

运动部分也分为两个不同部分。躯体神经系统从中枢神经系统向骨骼肌发送信号。通常它都是在意识的控制之下，所以有时被称为随意神经系统。另一部分是自主神经系统，包括内脏运动纤维，

> **知识速递**
>
> 笔迹分析专家称，向前倾斜的笔迹表明性格外向，而向后倾斜则表明性格内向。这种观点忽视或遗漏了相反的证据，比如比尔·克林顿是著名的外向型人，却有着后倾的字体。

交叉参考：见『神经系统中的细胞』，第020页

它能自主地激活心脏、消化道以及其他身体部位的功能。

大脑皮质

人体神经系统体积的 7/10 位于大脑皮质。考虑到人类的大脑皮质比许多动物都要大很多倍，科学家们确信其巨大的表面积是人类区别于这些动物的主要原因。创造力、情感、感知、语言、想象力——所有这些都和大脑皮质的运作紧密相连。

从 19 世纪后期开始，研究者们开始对大脑皮质的厚度和结构进行分类。德国神经学家科比尼安·布罗德曼在 1909 年，根据他在染色后观察到的细胞组织结构，绘制了大脑皮质图谱。他为大脑分出了 52 个区域，现在被称作布罗德曼分区。这些区域的重要性已经被广泛讨论，进一步的研究已经将一些区域与大脑的特定功能联系起来。人们利用 PET 和 fMRI 将特殊的运动和感觉功能与特定的大脑区域联系起来。例如，布罗德曼 1、2、3 区位于中央沟的正后方，与初级感觉皮质紧密联系，而布罗德曼 41、42、43 区与听觉相关。

但是这幅图谱并不精准，各个区域并没有像地图上各国用政治分界线划分区域一样被边界线整齐地分开。许多功能，比如语言和记忆，都可能涉及同一个区域。这些功能也可能分散在大脑的大部分区域里。

许多科学家发现，图谱并不是命运的指示器。在 19 世纪早期，弗朗茨·约瑟夫·加尔绘制了自己大脑和颅骨的图谱，但这幅图谱被证明是错误的。他检查了大脑上的隆起，并对隆起下的大脑皮质的功能做出了错误的推论。头部的大小及形状上的生理特异性和大脑内部的工作机制并无关联。然而，特定的布罗德曼区的损伤会以可预见的方式表现出来，比如 44 区和 45 区的损伤会导致语言功能上的缺陷。

自主神经系统

人脑所做的很多事情都是我们无法感知或是感谢的。脑干上的脑桥和延髓是调节生命重要日常功能的中枢。想象一下，你是多么幸运啊，不用为了呼吸或者心脏泵血而集中精力。

活体大脑的第一条准则就是"继续活着"。因此，脑干上的很多关键区域属于自主神经系统，不容易被大脑皮质的高级功能所控制。你在水下或是在发脾气的时候，屏住呼吸是可能的，但是脑干最终会抑制大脑皮质的活动，迫使肺部吸气。然而，一些药物，比如镇静剂和兴奋剂，可以影响自主神经系统，出于或好或坏的原因影响心跳和血压。

✦ 笔迹学 ✦

有没有可能存在连环杀手的笔迹类型？医生潦草的字迹是否代表着对人类的爱？就像颅相学家认为凹凸不平的颅骨可以揭示出人类的心理一样，今天的笔迹学家或笔迹专家也相信，笔迹可以告诉我们关于我们是谁的信息。在推销伪科学方面，笔迹学家比颅相学家更成功，例如 2008 年的电视广告就分析了购车者的签名。支持者声称，由于大脑控制着心理特征和产生笔迹的肌肉，所以它们之间必然是有联系的。但科学家并没有发现因果关系。笔迹学家缺乏科学的严谨态度，他们经常分析已知性格的人的笔迹——就像先在谷仓里射箭，然后在周围画靶心一样。

＋ 保持敏锐 ＋

我们对压力的过度反应会使大脑长期接触皮质醇而出现损伤。压力可能使精神疾病恶化，损伤海马，削弱储存记忆和学习新事物的能力。为了减少这种影响，我们可以通过压力管理降低皮质醇水平。以下是一些有效的方法：

√ 通过冥想、深呼吸练习和瑜伽来放慢你的思维。

√ 与家人和亲密的朋友保持关系。强大的社会关系能够培养幸福感。

√ 笑。笑可以增加氧气的摄入，让人体释放让人感觉良好的神经递质内啡肽。

√ 保持休息。过度疲劳会提升应激素的水平，但是睡眠可以降低它们的水平。

√ 锻炼。体力活动可以降低皮质醇水平。

两个分支

像白天和黑夜一样，自主神经系统也有两个同样重要的部分。它们互为补充。属于白天的清醒和工作的一面叫作交感神经系统。身体的自我保护意识在漫长的时间中进化发展，当需要能量时，它就会工作。在极端情况下，交感神经系统会激发所谓的"战斗或逃跑"反应。当威胁出现时，身体准备好应对它或是迅速逃离。脑干用多种方式对身体发出信号，让其为行动做好准备，比如血压和心跳飙升、呼吸加速。

副交感神经系统是神经系统比较平静、安宁的一面。它负责所谓的松弛反应。脑干向身体发出信号来降低呼吸频率、心跳速率和血压。这样，大脑会促进和识别幸福感的产生。

现代药物可以带来类似的结果。而在过去的几十年中，许多自助类书籍都聚焦于冥想和其他形式的压力管理方式，以刺激副交感神经系统，并舒缓交感神经系统。

对系统的冲击

当你受到惊吓时，这两个分支协同工作，调节身体，此时并不需要意识的参与。多亏了这些自动化的反应，大脑皮质能够自由地做其他事情——处理感觉信息，记录情绪，追求理性思考，进行随意运动。

可能是因为副交感神经系统可以短暂地减缓心跳速率、呼吸频率，再加上它的其他功能，所以大脑皮质有时间去做自己的工作，评估外部世界任何可能的威胁。在一瞬间，交感神经系统传出信号，让特定部位释放神经递质，使身体处于高度戒备状态，为下一步做好准备。

与此同时，大脑皮质利用它收集到的数据来对惊吓刺激进行适当的反应。如果大脑皮质感觉到了真正的威胁——例如，一只老虎从动物园跑了出来，大脑就会自动将信号发送到下丘脑。然后，下丘脑会释放一种叫作促肾上腺皮质释放激素的应激激素。它增加焦虑，使感官处于极度警觉状态，并且命令肾上腺释放应激激素皮质醇以及肾上腺素。

接下来，下丘脑还向垂体释放信号，使得垂体向血液中释放激素，为身体器官提供能量。由于所有的这些互动和协调工作，受到威胁的人现在准备从老虎身边跑开，爬上树，或者在必要时进行反击。

| 知识速递 | 下丘脑体积很小，不到大脑的1/100，有着丰富的神经连接和激素类受体。它对垂体有着强烈的影响。下丘脑的损伤会削弱免疫系统，减弱它对病毒和细菌的反应。而电刺激可以增强免疫力。 |

术 语 表

失神发作：轻度癫痫发作，特征为意识丧失，面部肌肉短暂性抽搐。大多发生在幼儿身上，在 10 岁前消失。以前被称为小发作。

自主神经系统：由内脏运动纤维组成，可以激活心脏、消化道和腺体。

布罗德曼分区：1909 年，神经学家科比尼安·布罗德曼在大脑皮质定位并绘制了 52 个区域，特定区域的损伤会通过一种独特、可预测的方式表现出来。

中枢神经系统：大脑和脊髓。这个控制中心整合所有传入的感觉信息，产生运动反应。

大脑皮质：最外层的大脑。负责创造力、计划、语言和感知。

化学感受器：对化学物质做出反应的神经感受器。

促肾上腺皮质释放激素：由下丘脑释放，使身体处于警戒状态，并导致肾上腺素和应激激素皮质醇被释放。

颅神经：携带从大脑往返的信息。除了迷走神经，都止于头部和颈部。

尿崩症：由于身体中缺少足够的抗利尿激素而引发的状况。患者极度口渴、尿频。

糖尿病：由于缺乏胰岛素，大量的血糖通过排尿流失。

脑啡肽：天然的止痛剂。

"战斗或逃跑"反应：由自主神经系统的交感神经系统触发，大脑对潜在或感知到的威胁进行逃跑或自卫的反应。

内稳态：在外部环境变化时，身体保持内部稳定的能力。

痛觉过敏：对疼痛越来越敏感。

机械感受器：这些感受器在受到机械力（如压力或触摸）而发生变形时，会产生神经冲动。

并行处理：一个神经元刺激多个神经元，或是同时利用多个通路的信息传递过程。

副交感神经系统：自主神经系统的这个分支负责放松身体。它可以降低心率和血压，以及呼吸频率。

周围神经系统：大脑和脊髓以外的所有神经结构。

光感受器：对光做出反应的神经感受器。

颅相学：19 世纪流行的伪科学，认为个人特征以及智力可以从颅骨上的隆起看出。

反射：对刺激的自动、不受控制的反应。

串行处理：沿着神经元链进行的信息传递。每次只激活一个神经元。

躯体神经系统：从中枢神经系统向骨骼肌传递信号。通常在意识的控制下。

脊神经：从脊髓分出去并且将信息传入和传出的神经。

交感神经系统：自主神经系统的分支，使身体处于警戒状态，并为身体提供能量以应对恐惧和兴奋。

温度感受器：记录温度变化的神经感受器。

强直阵挛发作：最严重的癫痫发作。通常引起肠道和膀胱失控，舌头被咬伤以及强烈的抽搐。以前被称为大发作。

工作记忆：大脑暂时存储信息的方式。

肾上腺：产生激素，调节新陈代谢和血流量。在"战斗或逃跑"反应中发挥积极作用。

肾上腺素：由肾上腺髓质产生的主要激素。它与去甲肾上腺素协同作用，使身体处于警戒状态。

信使

大脑的复杂性,还有它收集数据、对数据做出反应的方式取决于多种神经元的整合。神经元的整合不仅带来感觉和运动之间的相互作用,还影响人类记忆、思考、创造的方式。在中枢神经系统中,一些神经元形成一种叫作神经元池的组织,它处理来自周围神经系统或附近神经元池的信息。

反射弧

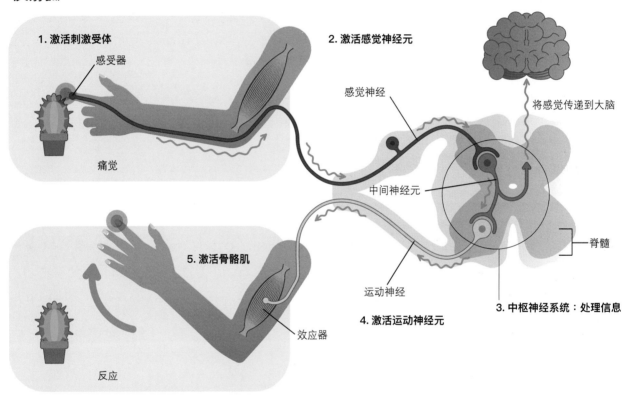

1. 激活刺激受体
感受器
痛觉

2. 激活感觉神经元
感觉神经
将感觉传递到大脑

中间神经元

脊髓

运动神经

3. 中枢神经系统:处理信息

5. 激活骨骼肌
效应器
反应

4. 激活运动神经元

反射几乎在瞬间发生。它们对刺激产生保护性的、非自主的反应

串行处理和并行处理

有时,一个神经元只刺激另一个神经元,而后一个神经元也只刺激一个神经元,它们依次刺激,就像是一排倒下的多米诺骨牌。这种串行处理有一个明确的结果。可以给你举一个很好的例子,当医生用锤子轻敲你的膝盖时,反射动作会使你猛踢腿。这种链式连接被称为反射弧。反射弧必须包括一个受体来响应外部刺激,感觉神经元将信息传递到中

枢神经系统中的整合中心。一个运动神经元携带返回的信号,相应的肌肉或腺体做出反应。

其他时候,感觉信息会沿着许多通路行进。一个神经元可以激活多个其他神经元,就像一个多米诺骨牌可以引发十几排骨牌的运动一样。神经回路在中枢神经系统中会分散和聚集,这就导致了信息的并行处理。每个神经回路同时传递不同的信息。

例如,看到一只小猫会让你想起小时候养的那

交叉参考:见『无声地运行』,第156页

＋ 挠痒痒 ＋

以前的神经学家很难找到对瘙痒敏感的神经末梢。直到 1997 年，这些受体才从皮肤中被分离出来。它们非常纤细，所以很难被找到。这种痒的感觉，以及人体对它的反应——挠痒痒，对神经学家来说依然是神秘的。2008 年的研究结果表明，瘙痒有着不同的种类，它们会激活不同的神经回路。挠痒痒所产生的缓解作用取决于瘙痒的种类。深入理解痒是如何起作用的，可以让神经学家知道如何控制它及其他的感觉，比如疼痛。

的这些联想还可能会迅速相继出现。对于"小猫"这个刺激，每一种反应都是独一无二的，不仅在每一个人身上如此，而且由于新的刺激和新的环境，同一个大脑的每一次反应也是如此。

并行处理要比串行处理复杂得多。例如，当你看到驾照时，你能很快认出它，因为大脑的神经回路同时收到了不同的信息：驾照的形状、颜色，脸部的照片，驾照所有人的身份信息，其所属的国家和驾照的插图。也许你正看着它从钱包里被拿出来。所有这些信息都通过并行回路传递，能够让一个调酒师看到之后说"你没到喝酒的年龄"，或者能让交警看到之后说"你的驾照需要在下个月更新"。相比之下，计算机使用串行处理方式来分析物体的信息，并且判断它是什么，这需要很长的时间。它的回路不像大脑那样高效。

接收

健康的大脑需要源源不断地输入信息。想象一下如果没有这些信息会发生什么。一个志愿者进入了一个感觉剥夺池，池水的温度和体温相同。在那里，他们被迫看不到、听不到、闻不到、触摸不到

只猫，想到你手上的伤疤是你第一次（也可能是最后一次）给小猫洗澡时留下的，或是在过去的几天里，你女儿暗示想要养一只宠物，又或是当你抚摸一只快乐的小猫时，它会发出愉快的呼噜声。所有

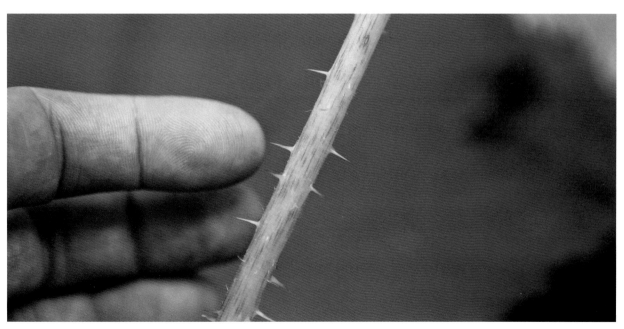

触摸带刺的植物会激活对压力敏感的机械感受器，还有可能激活对疼痛敏感的痛觉感受器

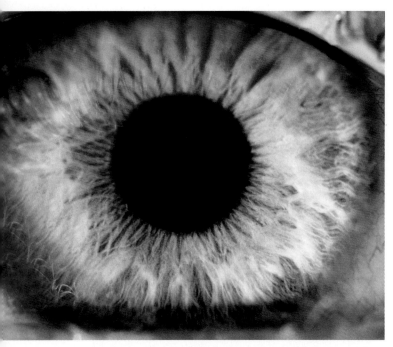

眼睛中的光感受器启动了与记录光相关的神经回路

有的光感受器都在眼睛中，有些存在于皮肤中。康奈尔大学和纽约州白原市的科学家们发现，向患者的膝盖后部照射灯光，可以缓解失眠和时差带来的痛苦。温度感受器可以感知冷热。化学感受器可以感受到化学物质，比如你咬一口橙子时，能感觉到橙子里面的糖。

最后是痛觉感受器，它对有可能产生或确实产生疼痛的外部刺激做出反应。身体需要处理疼痛的感受，用以警告自己可能会出现更大的危险，以免对生命造成威胁。

痛觉感受器能够与其他感受器协同工作。例如，在非常寒冷的天气里，火焰的温度能让脚感觉很好，因为它会刺激皮肤中的温度感受器。然而，如果离火焰太近，高温就会激活痛觉感受器，这种感受就会从舒适变为疼痛。

痛觉通路

神经系统的确有自然反应可以缓解轻微的疼痛，比如擦伤产生的刺痛和肿块中的疼痛。当你是个孩子的时候，你去学习轮滑，也许曾经跌倒，擦伤了膝盖。为了不让你哭，妈妈可能会给你一个吻，按摩受伤的肌肉，清理伤口，给你一个绷带让你在朋友面前炫耀。奇迹般地，你感觉好多了。

但这并不是奇迹。妈妈的确知道得最多。根据

任何东西。他们会开始出现幻觉，大脑开始产生刺激来保持忙碌。大脑渴望着外部刺激的那些人，最终会精神错乱。而一个健康的身体需要大脑给它发送指令。例如，由于神经损伤或者久坐不动的生活方式，身体上曾经强壮的肌肉会迅速萎缩。

感觉感受器有5种类型。机械感受器在受到外力压迫或触摸时，其形状会产生变化，因此产生神经冲动。

光感受器对光产生反应。奇怪的是，并不是所

交叉参考：见「感知」，第110页

＋ 感 觉 感 受 器 ＋

名称	简介
机械感受器	产生神经冲动以应对外力，比如压力、触摸、伸展和振动
光感受器	对光产生反应。通常存在于眼睛中
温度感受器	记录温度变化
化学感受器	感受化学物质的存在。比如在气味、味道、血液化学变化中感知化学物质
痛觉感受器	对潜在的损伤以及疼痛刺激做出反应

20 世纪 60 年代发表的一项研究，即疼痛的痛觉通路理论，通过按摩刺激受伤的皮肤可以暂时使大脑应接不暇。这使得神经纤维束传递第二种感觉信号，而这些纤维束的临近纤维已经向大脑传递了疼痛信号。由于大脑无法同时完全专注于多种感觉，第二种感觉（母亲的抚摸）降低了第一种感觉（擦破皮的痛感）的感知强度。痛觉的通路关闭了一点。研究人员称之为"竞争抑制"。

摩擦还会产生天然的止痛剂，其作用就像是镇静剂。这些化学物质与杏仁核和下丘脑的突触受体相互作用。这些神经元集合反过来通过髓质和脊髓发送信号，来抵消痛觉感受器传入的疼痛信号。结果就是痛觉传递被抑制。这对擦破皮的膝盖来说是个很好的消息，但是如果疼痛变得更严重，甚至危及生命该怎么办？

剧烈疼痛

事实证明，大脑有自动防御系统，可以对更剧烈的疼痛做出快速反应。身体对疼痛的感知会警告大脑：存在实际或潜在的组织损伤。大脑对于疼痛的识别启动了减少或消除疼痛的动作，从而降低威胁。

大多数痛觉感受器是由感觉神经裸露的末梢组成的，它们嵌入除大脑以外所有的组织。大脑的细胞无法感知疼痛。这些痛觉感受器对任何有害的刺激产生反应，这些刺激可能对身体细胞造成损害。

损伤会使细胞产生化学物质，激活神经递质受体，并通过周围神经系统向中枢神经系统传递疼痛信号。中枢神经系统需要一段时间才能感受到疼痛。疼痛不会立即到达大脑，因为信号传递有一定的距离。对于个子高的人来说，脚趾受伤需要两秒才能被大脑感知。

在皮肤、肌肉和关节中，细胞的损伤可能引起相对短暂而剧烈的疼痛。脊髓中的神经细胞会释放叫作脑啡肽的天然止痛剂，它能抑制更多传递疼痛信号的神经递质的释放，让人体对疼痛的感知更短暂。结果是，剧烈的疼痛通常会被缓解。

细胞损伤越深，就越容易造成更长时间的灼痛和疼痛。这其中的区别在于传递疼痛信号的神经纤维的种类，以及信号传递的速度。

内部器官（内脏）的损伤可能会产生钝痛、灼痛以及被咬蚀般的疼痛。当内脏的神经通路和躯体神经通路汇聚在脊髓时，大脑有时会感到困惑，会将内脏的疼痛归因于身体没有受伤的部位。比如，心脏病发作可能会造成手臂被射击般的疼痛。

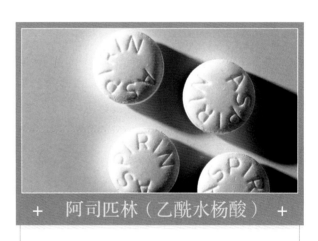

阿司匹林（乙酰水杨酸）

现代医学的创始人希波克拉底发现，咀嚼树皮可以减轻疼痛。几千年后，科学家们发现了其中的原理：树皮中含有水杨酸。当细胞受损时，它们会释放一种叫作环氧合酶 -2 的酶。这些化学物质接下来会产生前列腺素，它向大脑发出身体某部分疼痛的信号。前列腺素也会导致受伤的肌肉肿胀和发炎。水杨酸可以和环氧合酶 -2 结合，阻止前列腺素的生成。前列腺素越少，到达大脑的疼痛信号越少，伤口周围细胞的炎症也更轻。

快与慢

疼痛信号传递到大脑的过程中有两条通路。一条快速线路就像是乘坐城市间的直达列车：通过脊髓传递信号，并且直接连接到丘脑。虽然在这个过程中，有一些疼痛信号会被转移，但是那些到达丘脑的疼痛信号会被传递到大脑皮质。在那里，它们会被迅速分析。

当你切洋葱的时候切到手指，疼痛的快速传输通路会激活大脑皮质，从而弄清楚你有多痛，在哪里感受到了疼痛。大脑对危险的快速识别可能会阻止你再次落刀，以防再次切到你的手指。

另一条较慢的路径是通过缓慢、狭窄的神经纤维传递，这些神经纤维有着频繁的突触连接，就像是在每一个小站都会停下的通勤列车。在感觉的一部分信号到达丘脑之前，它会被脑干、下丘脑以及其他深部脑区记录。其影响包括持续时间更长的疼痛以及对疼痛的情绪反应，其中包括因意识到自己笨拙或大意（或两者皆有）而伤到自己的不安感。这些慢性疼痛包括癌症等慢性疾病引起的长期不适。

灰质

但并不是所有的疼痛信号都终止于丘脑。许多停止于脑干的中脑中央灰质部分。这是一个很难定位的小区域，但作为疼痛冲动汇集的区域，这个地方是非常敏感的。当实验动物的这一区域受到刺激时，它们可以不用止痛药就接受手术。然而，它们仍然对受疼痛影响部位的触摸、热度以及其他感觉刺激保持敏感。

疼痛的等级

相似的疼痛并不总以相同的强度表现出来。除了极少数没有痛觉的人，几乎所有的人都认为极度高温和深度割伤会带来疼痛，但是他们的反应并不同。有的人更容易忍受疼痛，有些人则感受更强烈。生理、文化和心理变量也可能影响一个人对疼痛的感受程度。

与生理因素相比，文化和心理因素对个体疼痛忍耐力的影响则更加微妙，更难以衡量。第二次世界大战期间，在意大利安齐奥的残酷战斗中受伤的

知识速递

许多好莱坞电影描绘的人物都有着不同寻常的精神状态。虽然其中一些只是幻想——比如用机器来消除记忆，但是有些电影或多或少是正确的。后者的代表电影有《无语问苍天》《美丽心灵》以及《记忆碎片》。

出了什么问题？

在小说《白鲸》中，亚哈船长请船上的木匠做一项特殊的工作。亚哈的一条腿被白鲸咬断了，他希望有一条义肢可以消除"在我失去的那条腿上出现的新腿"的感觉。这条"不存在的腿"就是"幻肢"，自古以来就有相关的报道。美国神经学家塞拉斯·威尔·米切尔记录了内战期间多个幻肢种类。大约70%的幻肢会产生长期的疼痛。为什么一条缺失的腿会引发它还存在的幻觉，甚至会产生疼痛呢？答案就存在于大脑中。

处理来自肢体的刺激的神经网络，即使在刺激消失后，仍可以产生反应。随机的信号可能被神经网络误解为瘙痒、疼痛或者其他感觉。神经学家维兰努亚·拉玛钱德兰发现，他可以通过在不同的皮肤表

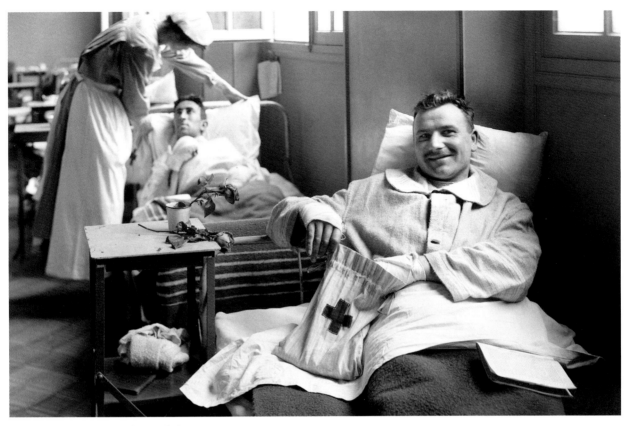

和普通人相比，士兵更能忍受疼痛

英国士兵经常拒绝使用吗啡止痛，而那些受伤更轻的平民则相反。注意到这种差异的外科医生得出结论：某些疼痛可能是来源于心理，而非来源于身体。

　　长期、强烈的疼痛会在大脑中产生不同的感知。这种慢性疼痛会使中枢神经系统产生异常，造成痛觉过敏，即痛觉放大。这种疼痛会被同一种突触受体记录，而这种受体在某些"学习"过程中被激活。在最坏的情况下，长期的疼痛让脊髓"学习"到痛觉过敏，对疼痛的敏感性增加。例如持续的幻肢痛——已截肢的手臂和腿部引发的疼痛感。

面施加压力使患者感觉被截除的肢体仍然存在。他的结论是：大脑皮质重新定位了和原肢体相关的感觉通路，这些通路可能一直以比较弱的形式存在，但肢体的缺失放大了它们。不幸的是，那些持续识别疼痛信号的神经网络更容易反复发生错误。幻肢痛的治疗方式包括药物治疗、针灸以及深部脑刺激。更新的治疗方法，如利用镜子或虚拟现实眼镜，旨在欺骗大脑它可以控制断肢。

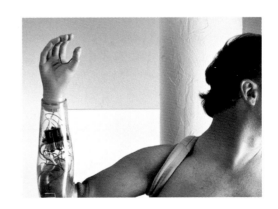

快乐的感觉

愉快中枢也在大脑中。20 世纪 50 年代，杜兰大学的一位神经学家偶然发现了一个愉快中枢，当时他正试图用电刺激精神分裂症患者的大脑，使患者摆脱被动状态。他的病人告诉他，他们植入的电极能够产生愉快的感觉。那位神经学家，罗伯特·G. 希思，专注于这个结果，将他的注意力放在大脑的愉快中枢上，并在 1964 年出版了《快乐在行为中的作用》一书。

大脑中痛觉中枢的发现及对愉快感的生理研究似乎证明了一种古老的智慧：人类寻求能给自己带来快乐、减轻或避免痛苦的行事方式。新的研究找到了一种对于成瘾的创新疗法。而成瘾是一种强迫性寻求快乐的方式。PET 显示了可卡因和海洛因等麻醉药品是如何激活大脑的愉快中枢的。例如，可卡因会影响神经元的再摄取机制，使得更多的多巴胺滞留在突触间隙。

愉快中枢

快乐、幸福、愉快——无论你想把这些积极的感觉称为什么，它们都能够产生奖赏的感觉，让你觉得自己的生命有意义。这来源于安全感、温暖感以及社会幸福感，和你对于这些感觉的正确认识。一个健康的大脑能够识别那些带来愉快感的环境，并且对此做出适当的反应。一个不健康的大脑，或者一个已经学会了如上瘾等消极行为的大脑，可能会无法体验生活中的乐趣。这主要源于化学反应。

愉快感在大脑的多个脑区都会被记录，包括作为重要中枢的下丘脑和伏隔核。伏隔核位于基底神经节下部，与运动相关。所有这些愉快中枢都可以通过神经递质，尤其是多巴胺的化学作用来创造和维持愉快的心情。老鼠实验证明了多巴胺的关键作用。20 世纪 50 年代，科学家们给老鼠的大脑装上了电线，当老鼠按下一个杆子时，它们的下丘脑就

交叉参考：见『良好的感觉』，第 230 页

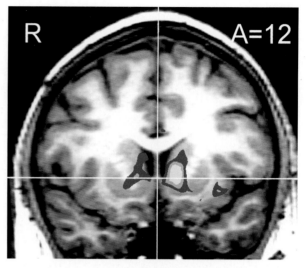

先是快乐，一次令人满意的购物会激活伏隔核

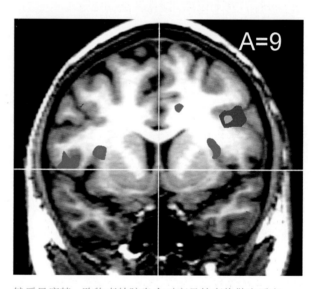

然后是痛苦，购物者的脑岛会对商品的高价做出反应

会受到轻微电击，这种刺激会带来快感，老鼠宁愿按下杆子而不愿吃东西。然而，在后来的实验中，连接自我刺激装置的老鼠接受了药物注射，这阻断了多巴胺通常结合的受体，快感无法产生。老鼠再也感觉不到按下控制杆刺激大脑时产生的愉悦奖赏了，于是它们不再这样做。人们服用类似的降低多巴胺水平的药物，通常是为了防止产生幻觉或者其他精神异常行为，但药物的作用是有代价的。幻觉会消失，但是快乐和动力也同样会消失。相反，某些药物会增加大脑中多巴胺的活动，降低感知快乐

的阈限。然而，过多药物引起的愉快感会导致上瘾和躁狂情绪。

"生活中最大的快乐就是爱。"古希腊剧作家欧里庇得斯在约 2 400 年前如是说。和其他形式的愉快感一样，爱是由脑中的化学物质处理的，具体来说，是通过升高愉快中枢内神经递质的水平来处理的。大脑的扫描图像将性欲与雌激素和雄激素联系起来。吸引——更多的是情感上的吸引而不是生理上的吸引，似乎与 5- 羟色胺和多巴胺相关。但大脑中支持长期关系（比如终生承诺）的化学物质更加难以确定。

在愉快感中起到关键作用的是催产素、内啡肽和苯乙胺，有时也被称为"爱情药"。这些化学物质有助于带来恋爱初期的兴奋感，就像是长跑运动员有时会产生的愉快感。即使是很小的快乐，比如找回丢失的车钥匙，也会在大脑的愉快中枢产生一点这些或与之相似的神经递质。

共同作用

所有这些系统——中枢和周围神经系统、躯体和自主神经系统，以及感受器是如何在大脑的交响乐中协同工作的呢？从最简单的动作到最复杂的动作，这些系统必须协同工作。

想想接球这个"简单"的动作。这是一个非常复杂的过程，需要一些基本的解剖学结构和神经回路才可能完成。显然，大多数动物都不会扔东西，它们几乎都没有可以抓握的手指，也没有人类在上

万年的进化过程中通过小脑和大脑皮质中日益复杂的神经回路而发展出来的灵活性。进化为人类提供了一些基本的功能，比如手的灵活性。还有一些功能是大脑专业化功能的扩展，比如，孩子们在学习如何扔球时所发展出的功能。成年人已经具备了基本的技能，在球飞来的时候可以被激活。

看见飞来的球

"看见飞来的球"是一个简单版的描述。当有人向你扔来一个球时，你眼睛中的光感受器会记录这个动作，并将它沿着传入神经纤维传递到大脑额叶皮质的特定区域。大脑对各种感觉信息的并行处理，包括投球的手臂运动、球在空气中运动的轨迹

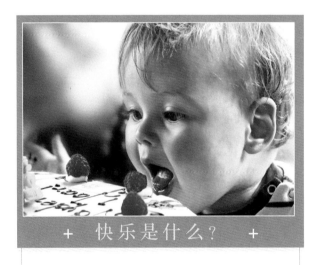

+ 快乐是什么？ +

西格蒙德·弗洛伊德在 1920 年说："我们所有的精神活动都倾向于获得快乐，避免痛苦。"一个多世纪之前，英国哲学家杰里米·边沁也有过类似的想法：人类追求的是快乐的最大化和痛苦的最小化。

但什么是快乐呢？边沁把它等同于幸福。弗洛伊德指出快乐是那些让我们感到愉快的事物（尤其是性）。对神经化学家来说，这不是一个抽象的论证。所谓的消遣性毒品会影响大脑中记录快乐的中枢，而弗洛伊德将可卡因作为治疗神经疾病的药物，这多么讽刺啊。

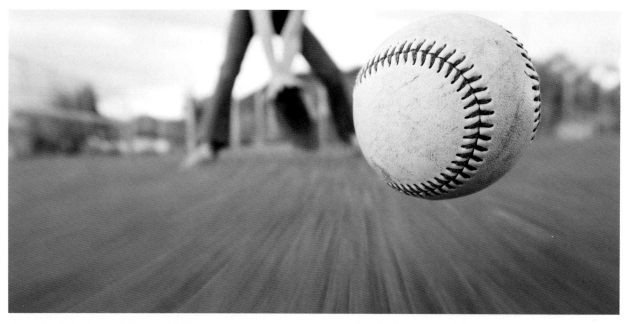

接球是感觉神经、骨骼肌神经、大脑（cerebrum）、小脑和基底神经节共同参与的一系列复杂活动

和速度，都发生在毫秒之内。大脑皮质记录"球已经被扔出来"的感觉，并且和小脑一起计算它可能的到达点。比如，它被扔得特别有力，正好要落在你的头上，自主神经系统就将这个动作判别为潜在的威胁，传出信号，释放一些由神经递质组成的化学物质组合，可能促使你躲避。但是，如果这只是一次普通的投球，你已经见识过上千次了，那么控制随意运动的运动皮质会和小脑以及基底神经节协同工作，让你戴着手套的手移动到正确的接球位置。

球过来了

小脑位于脑的后部和底部，是练习复杂运动技能的关键脑区。它在接球过程中保持身体平衡，并与大脑皮质中负责思考的部分协同工作。你可能会意识到"球来了"，但如果你已经练习过这个动作，那么你在移动自己的手去接球时，几乎不需要思考。小脑会根据大脑皮质对感觉刺激的分析，平稳迅速地移动身体。这种运动是由于躯体运动神经元促使骨骼肌纤维的突触释放神经递质乙酰胆碱。乙酰胆

交叉参考：见『共享角色』，第162页

出了什么问题？

卢·格里克的绰号是"铁马"，从1925年到1939年为纽约洋基队连续参加了2 130场比赛。在洋基队的最后一年，他的击打率下降到不正常的0.143。而且，他感受到莫名的虚弱，没有力气。于是他把自己从先发阵容中移除了。他告诉经理，如果有人能够替代他在一垒的位置，俱乐部会取得更好的成绩。两个月后，格里克知道了他虚弱无力的原因。梅奥诊所的医生诊断他患有大脑和脊髓神经元退行性疾病。两年后，他过世了。他的病是肌萎缩侧索硬化。他的病情非常戏剧化，所以这种夺走他生命的病症有时会被称为卢·格里克氏症。这种毁灭性的疾病会逐渐破坏运动神经元。当运动神经失去传递肌肉信号的能力时，肌肉就会萎缩，患者会失去说话和吞咽的能力，最终甚至无法呼吸。研究人员认为病因可能是

碱通常起激活而不是抑制的作用。一旦乙酰胆碱的作用到达一个阈值，手臂和腿上的神经纤维就会收缩，手就会移动到合适的位置来接球。眼睛持续收到的感觉输入在大脑和手指间产生了一个信息反馈回路。当球靠近时，大脑持续做出精细的运动调整。

接得好

当球碰到手套时，手上的机械感受器会感受到压力。耳朵里的机械感受器，和声波的振动频率相协调，记录着球击打到皮革上的声音。（如果手套上的皮革太薄，手部受损的细胞可能会释放前列腺素等化学物质，从而引发连锁的化学反应，最终导致痛觉感受器向大脑发出疼痛信号。）大脑皮质处理新的感觉刺激，感觉到球已经到达，确定如何运动。在小脑的帮助下，手套中的手指产生自主的肌肉收缩。

另一种思考大脑功能整合的方式，就是想象一座房子，这是精神病学教授约翰·J.拉蒂的说法。有些功能只存在于一个楼层，比如，当恒温器发出指示时，地下室的炉子会自动启动，但其他功能需要在楼层之间进行通信。地下室中有脑干和脊髓，它们能自动监测反射和呼吸。在第一层中有基底神经节和小脑，它们监督着地下室，并向上层传递信息。第二层有加强神经系统控制的中枢，如运动皮质和运动前区皮质。顶层是前额皮质的所在地，前额皮质是大脑的决策者，其决策向下传达，在执行过程中得到反馈。

+ 灵巧的手 +

进化选择了人类手眼协调的发展。当人类的祖先在树枝间摇荡时，他们通过弄清楚如何抓住一根根树枝来改进他们的表现。后来，当他们用双腿站立时，他们解放了可以操纵物体的双手。手的灵巧性通过手眼反馈得到改善，这也带来了工具的发明以及其他生存技能的发展。如今，手与大脑的神经回路是如此紧密地整合在一起，以至于神经学家理查德·雷斯塔克认为，最好将手看作大脑的延伸。

运动神经元被患者自身的免疫系统攻击，或者是产生了太多的谷氨酸（一种神经递质），又或者是两者兼而有之。1939年7月4日，格里克在洋基体育场向6.2万名球迷告别，他说自己"是地球上最幸运的人"。由于他在球场上的表现，还有他在面对最后一个无法战胜的对手——疾病时的风度，格里克被世人铭记。

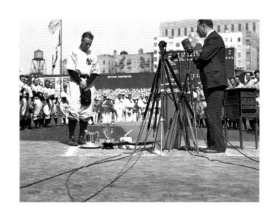

微妙的平衡

自我调节

　　多亏了自主神经系统，人类身体几乎不需要意识的努力就可以照顾好自己。天气会变化，但是人体的核心温度保持不变。食物会被消化，苏醒和睡眠的周期一个接着一个，但是身体的状态在每一天都几乎保持不变。这是一个微妙的平衡系统，能够自我调节，尽力保持整个身体的稳定和健康。

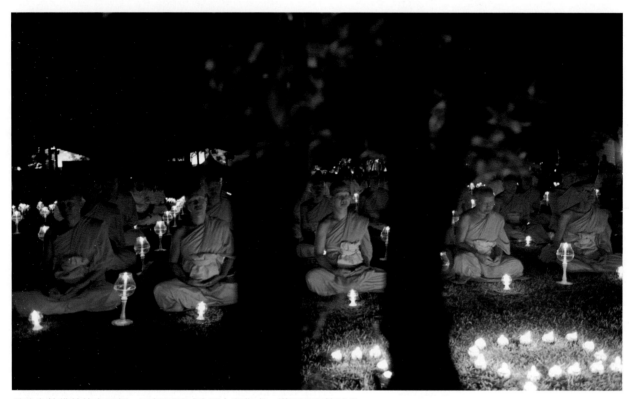

爪哇岛的佛教徒在冥想。冥想可以减少压力和焦虑，增强平和的感觉

出了什么问题？

　　在 65 岁以上的美国人中，每 100 个人就有 1 人患有帕金森病。这是一种神秘的、能杀死大脑细胞的神经疾病。患病者包括传教士比利·格雷厄姆和曾经的司法部长珍妮特·雷诺。像演员迈克尔·J. 福克斯这样的年轻人也可能患上这种疾病。这种病的症状首先是随意运动中出现的细小震颤。随着时间的推移，运动变得越来越困难。最后，肌肉变得僵硬，即使做最简单的运动也需要花费大量的时间和精力。这种情况是由大脑皮质下面产生和储存神经递质多巴胺的区域中细胞的死亡引起的。这个区域包括基底神经节和一个叫作黑质的区域（因为在尸检中，这个区域呈黑色），它们在协调运动中起着关键作用。

　　这种疾病有不同的治疗方法。神经化学疗法试图补充因大脑产生多巴胺的细胞的死亡而耗尽的多巴

内稳态

美国生理学家沃尔特·坎农提出了"内稳态"一词，指的是身体的内环境在外环境变化时保持相对稳定的能力。虽然内稳态在字面上的意思是"不变的"，但感觉感受器监测到环境中的变化并自动做出反应时，身体的确会发生变化，从而导致相应的神经递质和激素的释放，使得身体能够适应周围的环境。然后身体会对这些变化再次做出反应，这些变化反馈到神经系统，整个过程又会重复。

这就是所谓的"动态平衡"，它在一次又一次的变化中产生，保持身体的健康。它非常复杂。想想看，身体需要不断地调整心跳和呼吸、调节体温，还要保持全身上下神经元的平稳运作。试想一下，如果大脑不去定期适应我们所在的环境，那这些情况会多么分散我们的注意力：在恐惧消失很久之后，心脏还是跳得很快；身体无法适应环境温度的变化。当身体工作时，大脑无意识的作用几乎不被察觉。

保持平衡的行为

一些反馈机制会抑制大脑和身体的活动，而另一些会触发活动。它们之间微妙的平衡使得身体处于两个极端之间。太多或太少的活动都会使系统失常。

举个例子，过少或过量的神经递质，比如多巴胺，会导致健康问题：过少的多巴胺会导致帕金森病，过量的多巴胺会导致精神分裂症。因为大脑和身体是紧密相连的，你可以把腺体、器官、骨骼和身体的其他部分看作大脑的附属功能结构。大脑和神经系统其他部分的损伤会使身体不再处于内稳态，这很危险。

大脑的物理损伤是内稳态失衡的明显原因。炮弹的弹片、器官上的肿瘤和其他病变，以及大脑中神经元群的萎缩和死亡，都会降低甚至有时损毁大脑调节身体和对身体需求做出反应的能力。头痛、癫痫、糖尿病和帕金森病是身体失去健康的动态平衡的后果。

头痛

在美国南北战争末期，北方联邦的将军尤利西斯·S.格兰特患有严重的头痛。他在他的军队后面的一个农舍停了下来，他的军队一直在向南方邦联将军罗伯特·E.李的军队施压。1865年4月9日，

> **知识速递** ｜ 移植产生多巴胺的胚胎神经元有望成为帕金森病的治疗手段。

胺。像左旋多巴这样的药物可以穿过血脑屏障。一旦进入大脑，左旋多巴就会转化为多巴胺。但它只能在一定程度上起作用，还会带来包括幻觉在内的不良反应。此外，随着病情的发展，患者需要越来越大的剂量才会产生同之前一样的疗效，出现不良反应的风险也会增加。这种药物会干扰其他神经递质，因此大剂量服用此种药物的患者会产生多种反应。

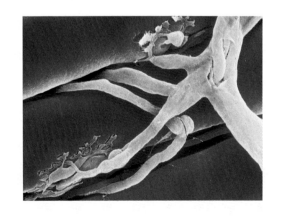

格兰特在他的日记中写道："我整晚都把脚泡在热水和芥末里，而且在手腕和脖子后面涂上芥末膏，希望在早上就能痊愈。"不久之后，一位信使来拜访格兰特，给他带来一张纸条。上面写着，李将军昨天还拒绝投降，现在放弃了他的想法，愿意会面讨论来正式结束敌对状态。"当那名官员来的时候，"格兰特说，"我还受着疼痛的折磨，但一看到纸条上的内容，就立刻痊愈了。"

格兰特的头痛可能是因为肌肉收缩，这是一种紧张性头痛。典型的紧张性头痛是因颈部、头皮以及面部的肌肉长期处于紧张状态而产生的。最常见的来源是持续性的焦虑，这是一种让人变得虚弱的

压力。格兰特需要李投降，李告知格兰特他的计划，格兰特的痛苦和焦虑就消失了。据报道，李骑着马去结束战争时，格兰特告诉他的助手："当我收到李的信时，我的头痛似乎就离开了我。"

分类

即使头痛是内稳态受到破坏的一个标志，它本身也不是一种疾病。相反，它可能是其他问题的征兆。它可以表现为对头部血管刺激、受伤和失衡的反应，也可以是对身体组织发炎，以及压力相关的疾病的反应，也可以是对其他诱因的反应。虽然我们的感觉是大脑因疼痛而"尖叫"，但是头痛只会

红色代表常见头痛部位，这些常见头痛并非源于大脑本身的问题

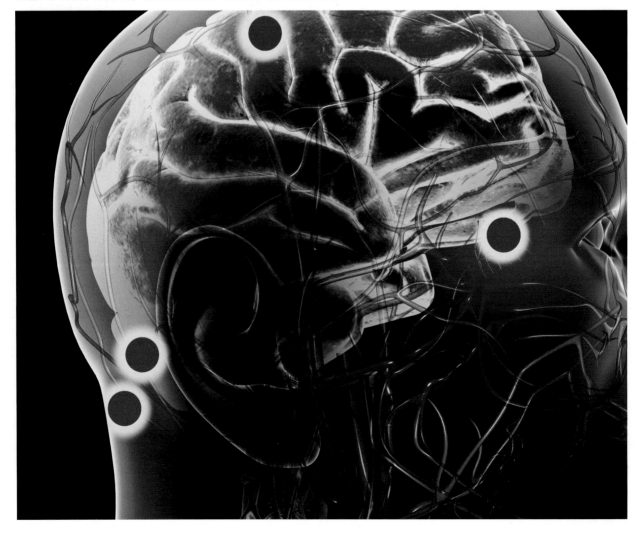

✦　疼痛的种类　✦

头痛似乎会惩罚你的大脑，但事实并非如此。大脑并没有对疼痛敏感的神经纤维。它无法产生疼痛。然而，大脑在疼痛中起了作用。头部的肌肉和血管将疼痛信号发送给大脑时，头痛就会产生

名称	症状	说明
紧张性头痛	头部周围持续的疼痛和压迫感，在太阳穴和颈部最为剧烈。由肌肉收缩引起	在成人和青少年中最常见的头痛，通常会持续很长一段时间，可用非处方药治疗
偏头痛	持续几小时到几天，通常会反复发作。中度到重度疼痛，伴有对光、气味、声音敏感以及恶心等症状	与大脑中较大血管的扩张、三叉神经及其与脑干和脊髓上部的连接结构的激活有关
丛集性头痛	形式较为罕见，带有强烈的疼痛，伴随着持续的灼烧感、刺痛以及抽动。疼痛集中于一只眼睛后面	"丛集"这个名字来源于这种疼痛模式：会在数周或数月内每天发生 1 到 3 次。男性比女性更容易患病
窦性疼痛	以脸颊、前额和鼻梁疼痛为特征，常伴有流鼻涕等鼻窦问题的症状	迅速移动头部会加剧疼痛。医生应诊断是否出现了感染，并可以开抗生素来治疗疼痛的根本诱因
反弹性疼痛	每天都会发生，通常在早上。可持续一整天，随着停药或增加咖啡因的摄入，疼痛加剧	由过度使用止痛药或咖啡因引起。减少它们的摄入在一开始可能会加重疼痛，但是最终会打破这个循环

发生在大脑之外，因为大脑不包含疼痛感受器。头痛有很多种。一个简单的方法是根据引起头痛的方式来分类。像格兰特的这种肌肉收缩是头痛最常见的原因之一，尤其对于那些生活在高压中的人来说。血管扩张是第二个典型的诱因。当头部动脉扩张时，它们会挤压周围的组织，引起钳夹般的压力和疼痛。发热、药物反应、血压变化以及二氧化碳中毒都会引起血管扩张。第三个诱因是内部的牵引，比如，脑内发生了异常生长。当肿瘤压迫其他组织或是大脑本身开始膨胀时，这种压力也会引起疼痛。炎症是第四个诱因。脑膜炎等感染和过敏反应都会刺激头部中某些结构的痛觉感受器。最后，头痛可以在没有明显生理原因的情况下发生，这种头痛被称作心因性头痛，意思是它们是精神层面上的问题。它们可能源于情绪问题，患者将情感上的痛苦转化成真实的身体症状。

这些问题大多不是发生在大脑附近，而是在眼部、鼻窦以及其他面部器官和组织中。颅神经将面部和颈部的肌肉与大脑紧密联系在一起，所以，疼痛的感觉会扩散，一直蔓延到整个头部。

治疗慢性头痛需要正确的诊断。头痛的种类以及引起头痛的原因有很多，也可能有多种诱因结合产生头痛，所以医学治疗往往依靠探究式的工作。然而，至少从人类首次尝试治愈头痛以来，我们的治疗水平已经有很大的提高。约在 1 000 年前，阿拉伯人建议用滚烫的铁器烫头部，而一篇用拉丁文写成的法国医学文章，则劝告患者将秃鹫的大脑与油混合，灌入鼻子。如今，现代药物、舒缓技术和适当的饮食能够针对血管扩张、紧张以及其他引起头痛的因素来治疗头痛。最有效的止痛药之一是阿司匹林。

知识速递　偏头痛的英文单词"migraine"由希腊语"hemikrania"演变而来，意思是"半个颅骨"。

偏头痛

头痛造成了令人震惊的损失，约有 4 500 万美国人经常遭受头痛的困扰，其中约一半的患者会感到头痛非常严重，有时导致生活不便。结果就是，他们无法工作、娱乐、享受日常生活。如果只算患有偏头痛的患者——偏头痛是约 150 种头痛中的一种，美国的患者就损失了 1.57 亿个工作日。

都发生在你的脑袋里吗？

患者经常把这种疼痛描述为跳痛或撞击痛。其他相关症状包括对光、声音以及气味敏感，一些患者会感到恶心、腹痛或者呕吐，一些患者报告，在疼痛开始前不久会看到光环或光带。年轻的患者也许还会有视力模糊、发热、头晕和胃部不适的症状。少数儿童每

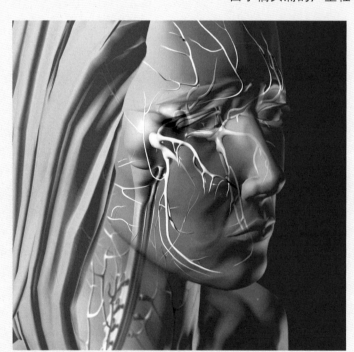

偏头痛的疼痛通常只出现在大脑的一侧，位于眼睛后面

个月会有一次偏头痛的症状，伴有呕吐的现象，这种头痛有时被称为腹部偏头痛。在 15 岁以下的儿童中，约 5% 的儿童报告患有偏头痛，而 15% 的儿童患有紧张性头痛。

解剖偏头痛

当对疼痛敏感的神经细胞开始向大脑发送疼痛信号时，头痛就会产生，其原理目前还不清楚。这些细胞通常对压力、紧张、激素变化或血管扩张做出反应。

一些研究人员推测，慢性头痛患者体内缺乏正常水平的内啡肽，内啡肽是止痛的神经递质。这意味着，和那些内啡肽水平更高的人相比，缺乏正常水平的内啡肽的人体内的疼痛信号更容易造成严重的不适。

由于偏头痛的严重性和复发性，它的破坏性尤其大。它们开始于极度活跃的神经细胞产生的冲动，这些神经冲动让头部的血管收缩，然后扩张。这个过程会释放 5- 羟色胺、前列腺素以及其他化学物质，它们会刺激大脑血管周围的神经细胞，特别是三叉神经及其与脊髓上部和脑干的连接结构。结果就是产生疼痛。

研究人员以前一直认为偏头痛是大脑表面血管的收缩和扩张引起的，现在，最常见的理论认为偏头痛和大脑本身的遗传异常有关。

诱因

心理压力、焦虑、天气变化、抑郁、灯光、噪声、睡眠习惯的改变以及饮食都被认为是偏头痛的诱因。压力会导致所谓的"战斗或逃跑"激素的释放，这些激素会使血管产生变化，从而导致头痛。食物中的某些化学物质和食品添加剂通常也和偏头痛的

发作有关。这些食物包括巧克力、成熟干酪、红酒、酵母、味精、小麦、茶叶、含有硝酸钠的肉类、咖啡、牛奶以及玉米糖浆。

基因因素

家系遗传学告诉我们，如果父母中的一方患有偏头痛，他们的孩子有 25%~50% 的概率遭受同样的命运。当父母双方都患有偏头痛时，这种概率上升到 70%。

然后是两性的基因区别。患有偏头痛的男孩在上高中后，就会渐渐摆脱这种疾病。而女孩在进入青春期后，偏头痛可能会发作得更频繁，因为身体出现了变化，这和雌激素有关。青春期女孩患有偏头痛的可能性是男孩的 3 倍。

偏头痛的诱因包括红酒和成熟干酪，还有压力和天气变化

预防

减轻或消除较大的压力，减少摄入有风险的食物，可能有助于防止偏头痛复发。另外，医生可能会给患者开常规剂量的抗抑郁药、抗癫痫药和心血管药物来预防偏头痛。非甾体类抗炎药，如布洛芬或萘普生钠，可能会对轻度偏头痛有一定的疗效。而对乙酰氨基酚、阿司匹林、咖啡因或曲坦类药物会模拟神经递质 5- 羟色胺的作用，对更严重的偏头痛有一定疗效。即使遵医嘱服用，这些药物也会带来令人不快的不良反应。此时医生通常会建议病人尽快停止服用这些药物。

治疗

生物反馈疗法对于一些患者，特别是偏头痛发作早期的患者，有一定的作用。一位头痛患者如果学会了生物反馈疗法，就可以注意到重要的身体信号，然后试图通过"精神掌控物质"的想法控制它们。生物反馈疗法常常有助于减轻压力和焦虑。头痛患者常用的方法是调整脉搏，或是改变一只手或双手的体温，将血液转移到那里，有助于恢复头部的循环平衡。然而，一些研究人员认为，生物反馈疗法治疗其他形式的头痛比治疗偏头痛更有效。根据发表在《头痛》杂志上的一项研究，瑜伽、放松技巧与呼吸练习相结合，有望减轻疼痛，降低偏头痛发作的频率。

相关研究

一项将偏头痛和抑郁联系起来的研究强调了体内化学物质和偏头痛之间的关系。这项由亨利·福特健康系统进行的研究发现，与不患头痛的人相比，偏头痛患者患抑郁的概率要高出 5 倍。同样，患有抑郁的人患偏头痛的概率是那些没有患抑郁的人的 3 倍。研究人员得出结论，这两种疾病在生理上可能与激素或神经化学活动相关。研究人员认为，如果一种疾病存在，医生应该留心患者是否患有另一种疾病。

名称	症状
强直阵挛发作	无意识、抽搐、肌肉僵硬
失神发作	短暂的意识丧失
肌痉挛	阵发性的抽搐动作
简单动作性发作	抽搐、肌肉僵硬、痉挛、头部转动
简单感觉性发作	影响味觉、嗅觉、听觉和触觉的异常感觉
复杂性发作	意识障碍和重复性动作，比如咂嘴、坐立不安和踱步

＋　癫 痫 发 作 的 类 型　＋

癫痫发作

大脑中的异常电活动会导致癫痫发作，其表现形式多种多样。有些非常轻微，甚至发作时都不会被注意到，而其他的可能会引起剧烈的痉挛和抽搐，患者甚至可能会失去意识。它可能是一次性事件，也可能频繁发生。

有很多因素会导致癫痫发作：卒中、脑肿瘤以及严重的头部损伤。还有一些看起来无害的东西，比如明亮的、快速闪烁的灯光以及低血糖，也可能导致癫痫发作。

癫痫有两种常见类型：全面性和部分性。全面性癫痫从发作之初就涉及大脑的两侧，而部分性癫痫则开始于大脑的部分区域，并可能蔓延到整个大脑。全面性癫痫发作有几种亚型，包括强直阵挛发作（以前被称为大发作）和失神发作（以前被称为小发作）。

> **知识速递** | 4种离子——钠、钾、钙和氯，调节突触中的电荷。

寻找引发癫痫的脑区

癫痫可能发生在大脑的任何部位，它的源头通常可以被定位出来。有些是因特定脑区的病变而引起的。19世纪，约翰·休林斯·杰克逊医生（1835—1911），一位冷漠但是一丝不苟的研究者，认为病变会产生两种影响。他的看法建立在这样一个观点

重大突破

一开始患者会感到极度兴奋和疯狂，然后他们的身体运动变得更加剧烈，会抽搐和痉挛，最后，他们陷入了深深的恍惚状态。然后这些昏睡性脑炎患者就保持这种状态。40年后，到了20世纪60年代，神经学家奥利弗·萨克斯找到了治疗方法。正如电影《无语问苍天》中所描述的那样，萨克斯给了他们左旋多巴，大脑将它们转化成多巴胺。脑炎患者的多巴胺水平因疾病明显降低。之后，病人们从昏迷中醒来，似乎恢复了健康。

使用左旋多巴的妙处在于，这是一种看似简单却效果惊人的治疗方法：如果神经元制造多巴胺的能力急剧下降，为什么不对大脑进行药物补充呢？左旋多巴不仅帮助了昏睡性脑炎患者，而且成了一种治疗更常见

交叉参考：见『运动疾病』，第170页

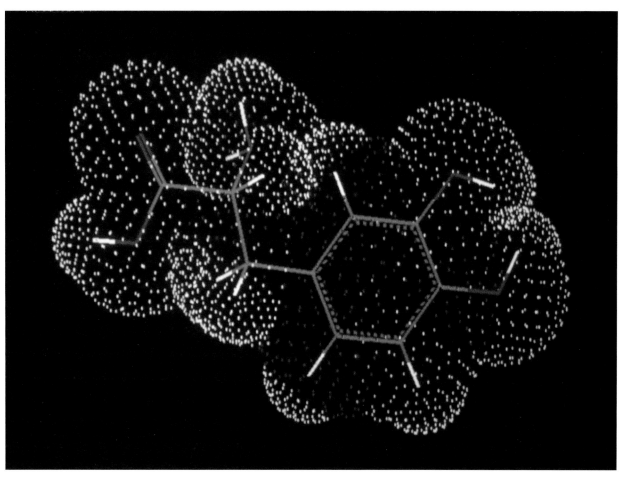

左旋多巴的分子模型

上，即大脑中的大多数神经递质在任何特定的条件下都会抑制活动。少数神经元在任何时刻都会释放神经递质来绑定神经递质受体，而另一些什么也不做。因此，杰克逊认为，因为破坏了脑组织，病变会导致负面结果。然而，它们也会带来一些好的结果，解放大脑以前被抑制的其他健康区域。

的帕金森病的流行方法。帕金森病的特征是肌肉僵硬、失去运动控制的能力。

　　尽管左旋多巴有减轻痛苦的功效，但它并不是灵丹妙药，世界上没有灵丹妙药。萨克斯的病人重新回到了他们以前抽搐和疯狂的状态。帕金森病患者还发现，随着时间的推移，左旋多巴失去了帮助他们的部分效果。尽管如此，左旋多巴疗法的真实效果仍然鼓励神经学家寻找合适的药物组合来恢复多种疾病影响下的脑化学平衡。

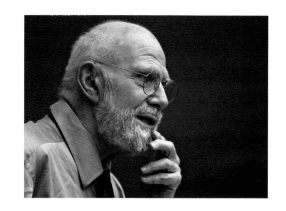

病的人可能会倒在地上、昏厥、口吐白沫、无法控制地抽搐。癫痫发作可以持续几秒钟到几分钟，而且其剧烈程度有很大的不同。

癫痫发作的类型

最轻的癫痫发作曾经被称为小发作，在法语中是"小病"的意思，现在它被称为失神发作。患者通常是儿童，会失去几秒钟的知觉，常常茫然地盯着某处。他们通常不会知道自己身上发生了什么事。这种癫痫发作通常在 10 岁后消失。

更强烈的癫痫发作被称为强直阵挛发作，曾被称为大发作，在法语中是"大病"的意思。癫痫病人在经历强直阵挛发作时，可能会失去对肠道或膀胱的控制，同样也无法控制肌肉的收缩，后者可能严重到折断骨骼。几分钟后，发作停止，患者会缓慢恢复意识。一些患者在发作之前会有预感，会感受到先兆，并产生幻觉，比如看到亮光和闻到气味，这让患者有机会躺在地上，避免因摔倒引起的潜在伤害。

病因和疗法

癫痫有多种病因。有些是基因引起的，是

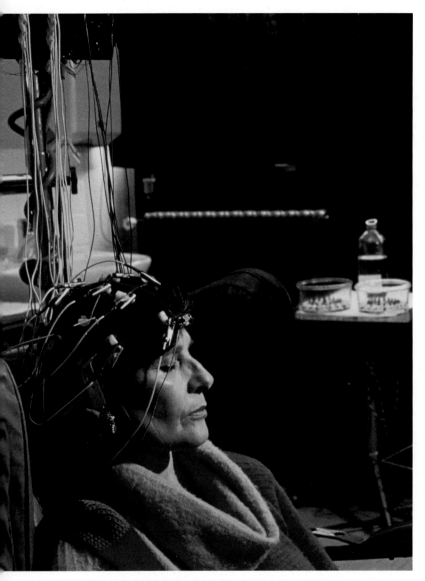

一名妇女戴着 EEG 传感器头网，这有助于对癫痫进行分析

癫痫

在夏天，雷雨云会突然聚集起来，把午后的晴好天气变为暴雨、冰雹、闪电以及偶尔出现的龙卷风。阳光被遮盖住了。神经系统也是如此。大脑的高级功能与身体协调工作，产生意识与幸福感。但因为大脑功能是通过电化学反应来发挥作用的，所以偶尔出现的"风暴"会使大脑失去平衡。

癫痫是神经元群大量放电的现象。当大脑遭受自身产生的电"风暴"时，其他的信号都无法传递。那些患

✛ "神圣的"疾病 ✛

1997 年发表在《神经科学杂志》上的一篇文章列出了被认为可能和癫痫有关的宗教人物，因为关于他们的记录与癫痫症状相符。这些历史人物包括：

✛ 圣保罗：使徒，《新约》大部分内容的作者。

✛ 圣女贞德：15 世纪的法国女英雄。

✛ 伊曼纽尔·斯维登堡：18 世纪的神学家。

✛ 安·李：18 世纪震颤派的创立人。

大脑本身存在的问题。通常，男性比女性更容易患上癫痫。有些病例则是因大脑受到物理损伤，如肿瘤或者头部创伤。

治疗方法包括使用抗惊厥药物和对迷走神经进行刺激。后者是将刺激器植入胸部，通过迷走神经向大脑发送有规律的电脉冲，这些电脉冲的目的是防止大脑的电活动从有序变得混乱。

新的治疗手段包括植入与电刺激或药物相结合的监测装置。这一想法是，监测癫痫即将发作时产生的细微电变化，然后在发作前发送小的电击或者小剂量的药物来阻止癫痫发作。

内分泌系统

神经系统并不是大脑控制身体和维持内稳态的

知识
速递 ｜ 下丘脑和杏仁差不多大小，在神经系统和内分泌系统中都扮演着重要的角色。

唯一工具。神经系统从刺激中收集信息，然后产生电化学反应，随后这些信号被内分泌系统所增强。内分泌系统与神经系统一起调节人体细胞。自主神经系统通过向体内的内分泌器官释放电化学信号来响应人体动态平衡的变化。这些器官包括睾丸和卵巢、胰腺、肾上方的肾上腺、胸腺以及甲状旁腺，还有大脑中的 3 个腺体：松果体、下丘脑和垂体。

内分泌腺通过向血液中释放激素来响应神经系统的指令。激素与特定的细胞受体相结合，几乎影响身体中的每一个细胞。例如，大脑在适当的时间会给出指令，命令内分泌腺释放负责性发育的激素，从而触发青春期的发育。其他的激素维持身体的能量平衡，保持血液中的电解质平衡，并且增强免疫系统抵抗感染的能力。神经系统和内分泌系统有着特殊的关系，因为它们的功能似乎错综复杂地交织在一起。

额叶癫痫患者的大脑中，异常的神经元放电引起强烈电活动

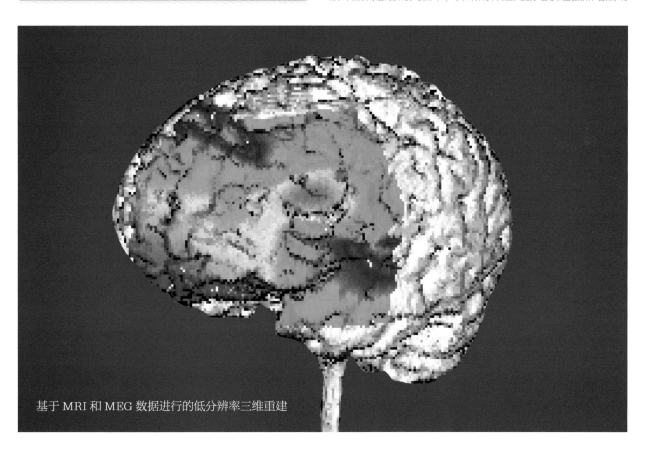

基于 MRI 和 MEG 数据进行的低分辨率三维重建

保持敏锐

对于一个健康的大脑来说，良好的饮食是优化大脑表现的关键因素。以下是你的大脑会喜欢的食物。

√ 新鲜的水果和蔬菜。这些食物包括蓝莓、多叶蔬菜、西蓝花和花椰菜。它们含有大量的乙酰胆碱和有用的维生素。某些维生素，特别是维生素C和维生素E，以及维生素A的前体——胡萝卜素，具有抗氧化的作用。它们能中和具破坏性的分子和原子，如自由基。自由基通过从细胞分子或原子中窃取电子来破坏脑细胞。

√ 无盐坚果。它们中的ω-3脂肪酸有助于保持大脑和神经系统的健康。神经元髓鞘需要脂肪酸才能正常工作。

√ 鱼。它是比高脂肪肉类更好的蛋白质来源，也是ω-3脂肪酸的另一来源。

√ 去皮的鸡肉和瘦肉。肉类中的蛋白质有助于构建人体组织，并提供形成神经递质的氨基酸。

√ 果汁。它是有益维生素的天然来源，包含抗氧化剂。一定也要多喝水，来保持大脑和身体的水分。

√ 少量的咖啡因。它可以激活大脑皮质，帮助释放神经递质肾上腺素。

√ 意大利面、麦片和面包。它们含有碳水化合物，可作为能量来源，同样含有丰富的5-羟色胺。

尿崩症

当神经系统和内分泌系统失去平衡时，激素的缺乏或过剩会造成严重的破坏。让我们举个例子。大脑垂体储存的抗利尿激素也被称为血管升压素，它是由下丘脑产生的。抗利尿激素有助于调节身体的含水量，因为它能阻碍尿液的形成，而尿液含有细胞排出的水分。下丘脑的神经元可以监测血液中的含水量，当血液中的水分过多或过少时，就会要求释放抗利尿激素或抑制抗利尿激素的释放。你在1月1日早上感到口渴，可能是前一天晚上聚会时喝酒过多所致。过量饮酒会抑制抗利尿激素的释放，导致过度排尿，从而导致脱水和口渴。

通常，下丘脑和垂体受到损伤后，不能有规律地产生和释放足够的抗利尿激素，就会造成尿崩症。患有这种疾病的病人小便的频率增高，而且经常感到口渴。轻度的尿崩症的治疗方法很简单，只要大脑识别口渴的能力没有受损，患者就可以在需要时大量喝水以补充水分。

蓝莓含乙酰胆碱和抗氧化剂，是促进大脑健康的绝佳食物

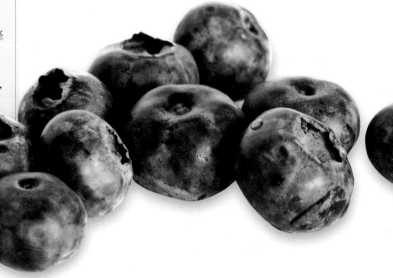

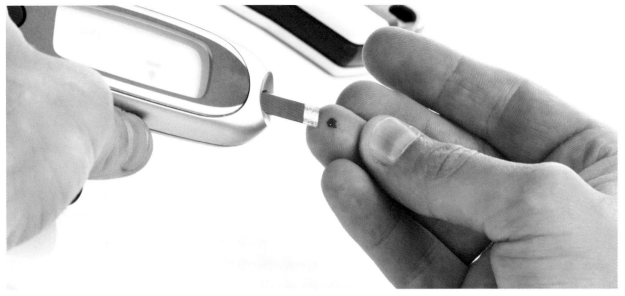

定期检查有助于监测糖尿病患者血液中的葡萄糖水平

糖尿病

胰岛素的不足会导致糖尿病，使部分血糖通过排尿流失。胰岛素在胰腺中产生，胰腺能够产生对消化很重要的酶。胰岛素的影响在饭后最为明显，因为它能够促进葡萄糖进入细胞并被氧化利用，给身体细胞提供能量。胰岛素还有助于储存脂肪和合成蛋白质。

当胰腺不能产生足够的胰岛素时，就会导致糖尿病。缺乏胰岛素会导致血糖水平过高，患者会因排尿过多而出现脱水、疲劳、体重减轻、恶心、腹痛以及极度口渴与饥饿等症状。最常见的治疗方法是对患者进行血糖监测，并在必要时注射胰岛素。若不小心注射过多，会出现胰岛素过量的情况，这是糖尿病患者出现低血糖最常见的原因，当血液中的胰岛素过多，会把血糖降低到比较危险的程度。吃一块糖或者喝一杯橙汁有助于恢复血糖水平。

知识速递

糖尿病的现代名称来源于希腊语中的"overflow"（多尿）和拉丁语中的"honey"（蜂蜜）。多尿指的是尿频的症状，而蜂蜜指的是尿液中出现的葡萄糖。古代的医生会通过尝尿液中的甜味来诊断这种疾病。

分类

以前，糖尿病被分为"青少年型"和"成人型"两种类型，因为典型的诊断范围是 8 到 12 岁的儿童和 40 到 60 岁的成年人。当医生分析与年龄不匹配的症状时，分类系统就改变了。那些体内完全不产生胰岛素的患者被重新归类为"胰岛素依赖型"糖尿病患者，而那些体内无法产生足量胰岛素的患者被归类为"非胰岛素依赖型"糖尿病患者，前者现在被称为 1 型糖尿病患者，后者被称为 2 型糖尿病患者。

1 型糖尿病常见于儿童、青少年等人群。症状出现得很快，通常是在患者的免疫系统攻击自己并且破坏胰腺的胰岛素生成细胞后不久出现的。缺乏胰岛素曾经是绝症。现在，患者可以使用注射器或自动泵和导管，定期注射胰岛素。

2 型糖尿病比较常见，会在任何年龄发病。病因通常是身体的肝脏、脂肪和肌细胞不能有效地利用胰岛素。这会使血液中的葡萄糖水平升高。周围神经系统的反馈机制监测到这种变化，会让胰腺产生及释放更多的胰岛素，来降低过高的血糖水平并保持内稳态。然而，胰腺不能永远维持额外的胰岛素生产。健康饮食、运动、控制体重和药物治疗是控制 2 型糖尿病的常用方法。

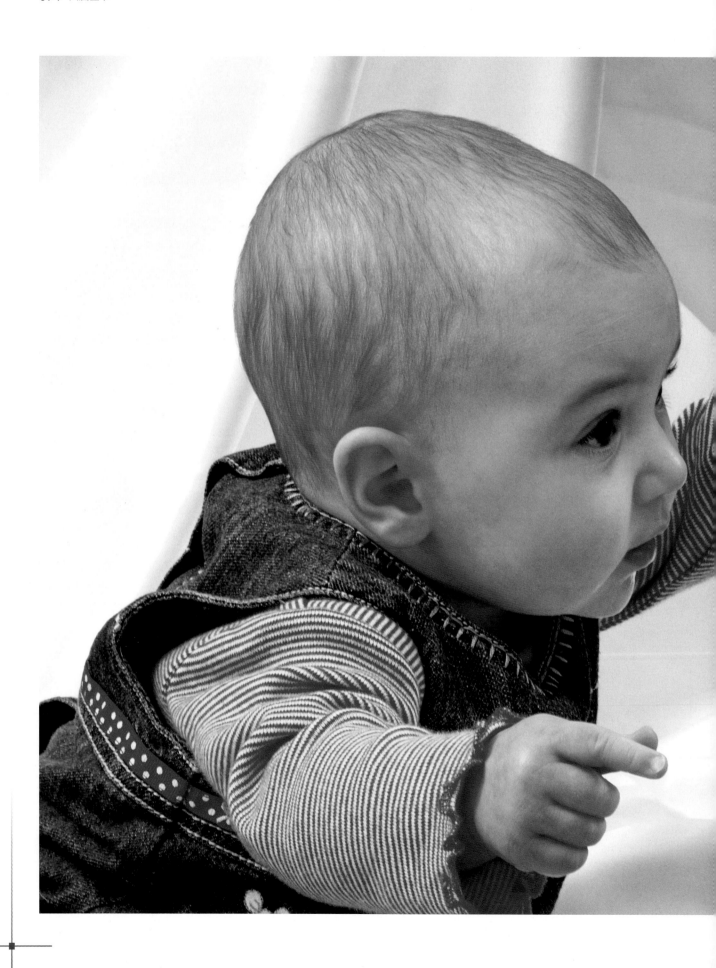

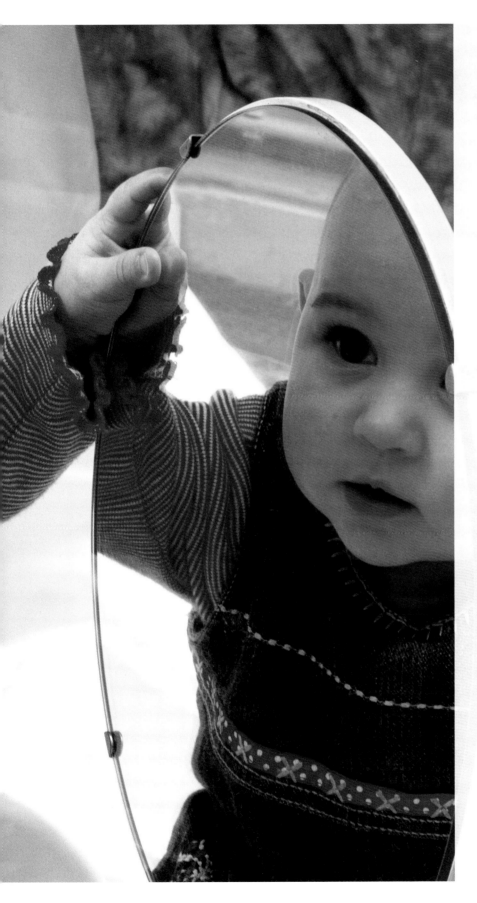

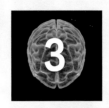

第三章
大脑的发展

　　从怀孕时的单细胞开始，人类成长为一个复杂的、独特的认知存在。进化建立在更古老、更原始的动物大脑形态上，将人类引向情感和理性思维。经过漫长的时间，神经回路已经促进并将继续促进个体和集体的生存。那是因为人类的大脑是可塑的，人类从很小的年纪就开始准备学习和改变。

左图：
一个 6 个月大的小女孩正在审视自己的镜像。从出生开始，人类似乎就被面孔所吸引

进化

人类大脑的成长与适应

　　人类大脑的发展故事是在数百万年的进化中写就的，它的故事仍在不断展开。神经元随着多细胞生物的出现而开始出现。在原始海洋中游动的微小生命体中，最早的神经连接构成了细胞间的原始网络。直到今天，在简单生命体中，比如水母体内，我们依然可以找到这种网络系统。

简单的大脑

　　即使是拥有最少量神经元的动物，其神经元也能以惊人的复杂程度发挥作用。海兔只有大约2 000个神经元，但它却能够运动，对触摸做出反应，感知，以及进行其他一切能够使它生存的活动。即使没有真正的大脑，它也可以进行学习。海兔的神经元在其微小身体的不同位置中，组织成叫作"神经节"的团块，从而建立起错综复杂的联系。这些团块能够放大或抑制神经元间的电化学信号。海兔的神经连接和人类大脑的神经连接一样，可以被加强或减弱。科学家们发现，当电击海兔的"尾巴"时，它会产生反射——其神经元收缩受影响的肌肉，让它远离电击源。但如果在电击之前轻柔触摸海兔的肌肉，会产生有趣的结果。重复几次触摸–电击的过程，海兔这种低等生物的神经复杂性也足以将这两种刺激联系起来：触摸，然后会有电击带来的疼痛。最后，就算只有触摸，而不进行电击，海兔也会向后退缩，就像是感受到了疼痛。

复杂性的提升

　　如果2 000个神经元就足够进行简单的学习，那么想象一下，约在5.3亿年之前，随着神经复杂性的提升而出现的复杂生命活动的爆发。不同的生物种群似乎在一夜之间都拥有了更大的神经元团块，这促进了新物种的产生。这些新物种能够更好

知识速递	章鱼的大脑只有一枚硬币大小，却可以解决类似将障碍移开来获取食物的简单问题。

重大突破

　　1859年，当查尔斯·达尔文出版《物种起源》时，他知道自己打开了火药桶。他提出了自然选择会产生进化的理论：拥有生理优势的个体和其同类相比更容易生存下来，并将这种生理优势传给后代。一只跑得比它的同类更快的瞪羚也许能够从狮子爪下逃脱，然后养育出跑得快的后代。"小心。"达尔文在他的笔记本中用西班牙语写道。从逻辑上来看，就连人类也符合他的理论，一开始，达尔文并未详细阐述这个观点，因为他知道这不会受人欢迎。

　　1871年，达尔文出版了《人类起源》，将人类置于他理论的关键位置。人类的身体和大脑是不断进化而来的，而且会继续进化下去。与其他哺乳动物相比，从生理角度来看，人类大脑的体积、复杂程度以及大脑皮质的

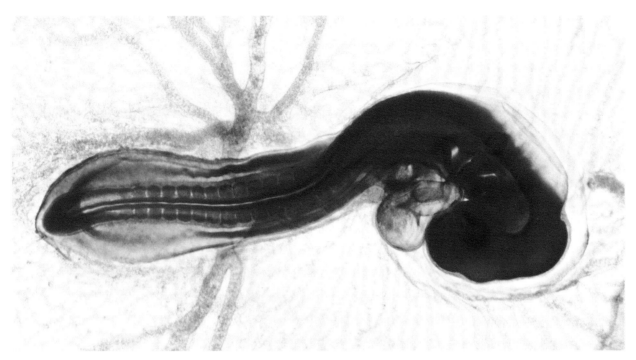

蛋壳内发育 3 天的鸡胚胎中，已经有正在生长的脊髓

地应对环境中的变化，进而生存下来。海洋生物分化成如今的蠕虫、软体动物和甲壳类动物的祖先。

第一批原始脊椎动物的神经索前端开始膨胀、折叠，形成了原始大脑。在这些早期大脑中，神经网络开始分化。有的神经连接专注于视觉功能，有的则专注于听觉功能。对鲨鱼而言，它们的嗅觉神经网络变得极为敏感，使其能够嗅出水中两千五百万分之一浓度的血液，也能让它们闻到 0.5 千米外流血猎物的气味（自然而然地，它们在不间断的物种进化斗争中的生存机会增加了。）

在 3.6 亿年前，当动物开始从海中爬到陆地上时，它们的大脑还未开始更新，而是在它们现有的神经网络之上增加新的经验，发生进化。鸟类和爬行动物进化出新的行为方式，新的大脑物质也得到了发展。哺乳动物在它们进化的前辈之上，发展出了新的大脑层级。最终，拥有庞大脑容量的人类，在布满褶皱、如同粉红色核桃仁的大脑皮质中，发展出了最新而且最复杂的大脑层级。

支配性等方面都有所不同。大脑早期的优势，比如分析能力（"我如何能捕获那只动物？"）和语言能力（"我如何能够让别人帮助我捕获那只动物？"），像速度和力量一样提高了早期人类生存的概率。这种优势传递给了后代，成为人类的普遍能力。就像动物为了有限的食物争斗一样，突触网络之间也不断地相互竞争。得到稳定刺激的神经网络会愈加牢固，而其他网络则会萎缩。诺贝尔奖得主杰拉尔德·埃德尔曼将其称为"神经达尔文主义"。

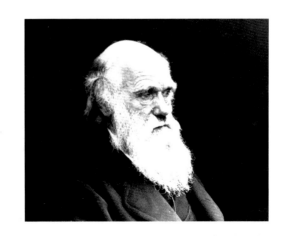

进化的线索

人类的一些进化历程可以在胚胎的发育过程中观察到。例如，当鸡和人类的胚胎发育时，它们会经历一个阶段，在这个阶段它们都会长出尾巴，而且它们的脖子上会有弓形拱起和窄缝，与鱼身上的弓形拱起和腮裂非常相似。因此，20 世纪末的科学家们得出结论，鸡和人类很可能拥有类似鱼类的共同祖先。这不仅基于视觉上的证据，也基于脱氧核

巴甫洛夫的狗

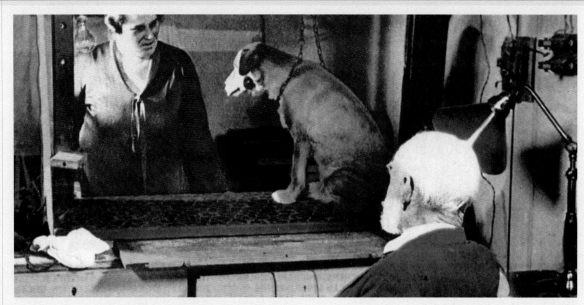

一条进行条件行为实验的狗，伊万·巴甫洛夫正在观察它

起初，俄国生理学家伊万·巴甫洛夫（1849—1936）只想知道食物和狗流口水之间的神经联系。为了找到答案，他麻醉了实验对象，使用导管连接狗的唾液腺，然后轻轻地将导管缝合在狗的外脸颊上。然后，他把食物放到狗的嘴里，这样就可以很容易地观察它的唾液反应。他希望用这种方式来揭开狗的神经系统的奥秘。

不幸的是，经过反复的实验后，这条狗似乎在食物到达之前就开始分泌唾液了。显然这是个问题。如果在没有食物的情况下会出现唾液反应，那么巴甫洛夫该如何解释有食物时的唾液反应呢？起初，巴甫洛夫感到迷惑不解，他意识到自己无意中发现了比原来的目标更有趣的东西。他总结说，正如外部因素可以决定一个物种的进化适应性一样，外部

力量也必然能塑造一个个体的行为。

从下意识的防御机制到能够弹奏拉赫玛尼诺夫的作品，获得性反射是学习的基石。如果狗的大脑足够复杂，可以做出上文中的联系，那想象一下，人类的大脑能够做到什么。

巴甫洛夫很快发现，他可以使动物对任意的刺激做出反应。如果零食和蜂鸣声、口哨声或钢琴上的 A 小调三和弦同时反复出现——他很少用到那个传说中的铃铛，狗只要一听到声音就会流口水。但是一个轻微的变化，比如变成降 B 小调或者另一个八度音阶中的小调，狗就没有反应。这一规则同样适用于不同形状的物品、时钟、灰色阴影、旋律模式以及旋转的物体。

交叉参考：见「解剖学信息」，第 028 页

糖核酸（DNA）和化石记录提供的证据。并不是所有的祖先特征在胎儿发育过程中都会变得明显，但不同物种的胚胎之间有足够多的相似性，这表明存在着进化的线索。

受孕几天后，人类胚胎细胞开始分化。有些形成一个简单的神经板，它会变成神经沟，然后是神经管。使人类大脑与众不同的巨大大脑皮质在出生前的最后几个月才发育完成，就像它在 200 万年前，从人类的猿类祖先的大脑进化而来一样——在进化树上处于较晚的位置。如同 1 小时长的电影被压缩在几秒钟里，在胎儿大脑成长和分化的过程中，5 亿年的动物进化历程被粗略浓缩成 9 个月的血肉转换。人类和动物的共同祖先，是由动物大脑中的共同元素体现出来的。晚期生物更复杂的结构掩盖了早期生物的简单形式，而后者在进化树卜处干更低的位置。

3 个"大脑"

神经学家保罗·麦克莱恩在 1967 年提出，人类大脑包含 3 个独立的"大脑"，每一个"大脑"代表着进化发展的一个阶段。他将这称为人类的"三位一体的大脑"。由于进化倾向于保存被证明对生存有用的遗传基因，舍弃对生存无用的突变，麦克莱恩认为，人类大脑的进化是通过增加早期脊椎动物成功的大脑结构来实现的。因此，狗和鱼的大脑结构与人类相同。但是这些进化过的结构并没有均匀地混合分布在大脑之中，而是像俄罗斯套娃一样彼此嵌套。最原始的部分存在于大脑的最深处，在更加现代的部分的层级之下。

> **知识速递** 查尔斯·达尔文观察到家养动物和它们的野生近亲相比，其皮质更薄。野生动物接触到更多种类的环境刺激，可能会产生更丰富的神经连接。

麦克莱恩认为，第一个"大脑"是 R- 复合体，这个名字来源于它与爬行动物的简单大脑的相似性。R- 复合体形成于脑干上部的延伸，这足够让一条蛇或是一条蝾螈生存下来，保证了物种的延续。R- 复合体监控睡眠和苏醒、呼吸、心跳、体温调节以及肌肉自主运动。它在周围神经系统处理感觉信号的过程中同样起到了至关重要的作用。麦克莱恩用多种动物所做的实验表明，R- 复合体的神经连接提供了充足的精神能量，让动物狩猎、交配、建立领地与战斗，换句话说，让动物可以进行一切必要的活动来寻找食物，与其他动物竞争以及让占有支配地位的、最强壮的个体传递它的基因。人类可能认为他们远比乌龟和鳄鱼优越，但是人类和它们的大脑在调节身体基本功能方面有着同样的机制。另外，当人们参与混战或与情敌竞争时，他们都是在锻炼自己大脑的爬行动物核心。

第二个"大脑"是边缘系统，即"古哺乳动物脑"。

+ "三位一体的大脑" +

大脑层级	绰号	位置	功能
R- 复合体	爬行动物脑	脑干和小脑	监控对身体生存和调节至关重要的任务：睡眠和苏醒、呼吸、心跳、体温调节以及肌肉自主运动
边缘系统	古哺乳动物脑	杏仁核、下丘脑、海马	包含主要的情绪中枢。在简单记忆形成中起到关键作用。协调和细化运动
大脑皮质	新哺乳动物脑	大脑（cerebrum）	负责语言，包括口头语言和书面语言。负责解决问题、记忆以及计划未来。控制随意运动。处理感觉信息

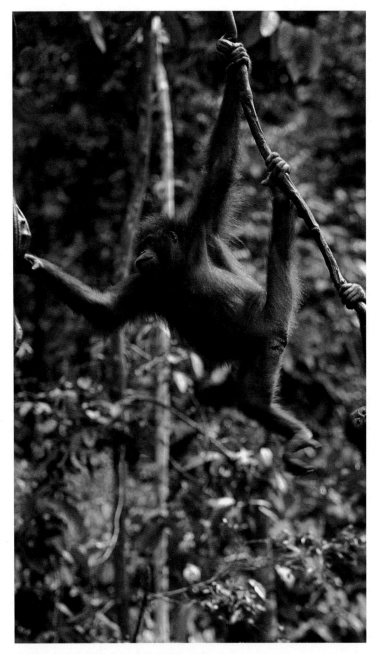

在森林中摇荡理论上与大脑偏侧化有关

交叉参考：见『语言』，第268页

时他们正在使用自己的边缘系统。然而，如果他们选择忽略耳光和亲吻，就需要锻炼第三个"大脑"，同样也是最高层的"大脑"。

第三个"大脑"是大脑皮质。许多哺乳动物都有皮质，但是人类的大脑皮质最发达。和两个低级"大脑"相比，它的优势在于增加了解决问题的能力、长期记忆能力和复杂的工作记忆能力。麦克莱恩称之为"新哺乳动物脑"，它赋予了人类语言、文化、对过去的记忆和对未来进行推测的能力。它也使人类成为第一个具有同理心的物种，即能够通过他人的眼睛看世界。

"正是这种新的发展让洞察力成为可能，它可以让人为他人和自己的需要进行计划……大自然第一次创造出一个关心所有生物的生物，以前那个爬行动物吃爬行动物、狗吃狗的世界，发生了一次彻底的转变。"麦克莱恩说。

专业化的开始

现代人类从他们的原始人祖先进化而来，他们的大脑因脑区和功能的日益专业化而不断发展。有一种假说认为，人类左右脑之间差异的形成可以追溯到人类的猿类祖先在树枝上摇荡的行为。两只手交替抓握需要肢体独立行动，而不是一致行动。也许人类的祖先开始重视使用两只手臂中的一只，因此使得控制身体这一侧的大脑半球的神经元得到了更大的发展。

医生在解剖尸体的过程中，可以观

所有的哺乳动物（包括人类）都有这一部分，但是爬行动物却没有。边缘系统协调并细化运动。它产生了情感和简单的记忆，还有因这两者而可能发生的基本社会行为。当麦克莱恩破坏了年轻哺乳动物大脑边缘系统的一部分时，它们表现得更像爬行动物。它们停止玩耍，并且展现出较弱的母子关系。人类被扇耳光时会因愤怒而脸红，被亲吻时会因幸福而容光焕发，这

察到大脑两个半球之间最显著的区别之一。2/3 的人都是左半球中的颞平面更大，这一区域主要负责语言功能。语言的"左撇子"特性在人生的各个时间段都很明显。足月胎儿左半球中与语言相关的区域，比右半球的镜像区域要大。根据尼安德特人 5 万年历史的颅骨上与大脑沟回的接触痕迹，他们也同样如此。

性别差异

两性在大脑功能上也存在差异。男性更可能是左撇子，更容易患阅读障碍、注意缺陷多动障碍和自闭症。女性更可能患有偏头痛，平均而言，她们的空间定位能力更弱。然而，和男性相比，女性更擅长做手指精细运动，她们更早地学会母语，也更容易学会外语。不过如果你看实验室里的两个大脑（一个属于男性，一个属于女性），你可能根本看不出任何区别。

男性下丘脑的第三个间质核通常是女性的 2 倍大。下丘脑对性行为、体温调节和摄食都很重要。另外，女性和男性的大脑对性高潮的反应是不同的。PET 显示，在性高潮时，女性的前额皮质和男性的杏仁核中的活动会减少，而男性和女性的小脑都有更多的神经元活动。

预编程序

人类的许多行为都源于文化和环境。然而，有些似乎是预先设定到大脑中的。语言能力似乎是被预编码的，以至于在没有任何语言的环境中长大的孩子，会形成他们自己的语言。

交流是一种利于进化的社会活动，它帮助人类与其他动物竞争生命所需的资源。同样，大脑处理和整合视觉刺激的能力几乎在出生时就存在了。只有几周大的婴儿，也能够举起胳膊来防御靠近自己的物体。大脑似乎被预先设定好，能够在识别物体时整合形状、纹理以及尺寸方面的信息，来进行自我防卫。

> **知识速递**　神经放射学家马约尔·莱梅检查了距今 30 万年到 3 万年间的人类颅骨的缝。它们体现出一种不对称性，显示出左半球占主导地位。也许这种不对称性为一种古老的语言能力提供了证据，而这种语言能力倾向于在大脑左侧发展。

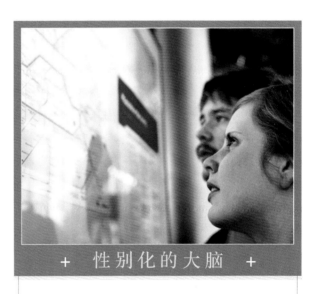

✦ 性别化的大脑 ✦

两性在认知方面存在差异。一个较大的差异是空间定位能力。男性通常使用心理地图，而女性喜欢使用地标。男性在指示方向时可能会说："向北开 2.2 千米，往东转，然后再开 1.5 千米。"而女性更可能说："往山上开，直到你看见谷仓，向右转，开到池塘。"难怪一种性别的人在给另一种性别的人指路时可能会感到力不从心。女性更擅长记住物体的位置，如钥匙的位置，而男性更擅长进行抽象的空间推理，比如对物体进行心理旋转。从群体方面来看，男性在一些心理测验中的分数分布更广。

一个全新的大脑

从子宫到童年

当精子和卵子相遇时，父亲和母亲的 DNA 结合，触发了新生命的开始。构成一个人的成千上万个基因编码中，有很大的一部分将构成中枢神经系统。你不会在这些编码中找到孩子的个性、情感和想法。相反，在出生后，它们是随着大脑的发育以及其与环境的相互作用而产生的。从受孕开始的细胞爆发式增长是大脑形成的第一步，也是大脑将会包含的所有梦想和希望的第一步。

大脑在子宫中的发展

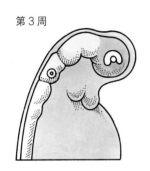
第 3 周

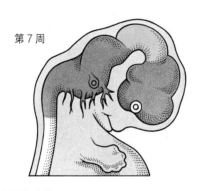
第 7 周

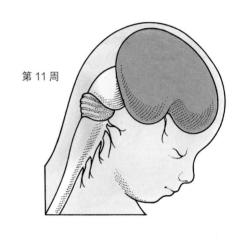
第 11 周

当胚胎发育成胎儿时，大脑迅速生长和分化

分裂与层级

在发育的第一阶段，受精卵（也被称作"合子"）经历一系列快速的分裂。1 个细胞变为 2 个，2 个变为 4 个，4 个变为 8 个，以此类推，直到这种指数分裂带来一个小的空心球，里面含有数百个细胞，它们在构型上几乎是一致的。在受孕两周后，细胞球体仍在分裂。它迈出了一系列生理变化的第一步，来构建一个分化的身体，开始了成为人类的过程。

首先，球体上出现了凹痕。细胞进入凹痕中，并向下移动，产生了 3 层细胞：外层被称为外胚层，内层被称为内胚层，中间层被称为中胚层。在接下来的几周内，这 3 层细胞生长成人体重要系统的组织：内胚层形成消化道，中胚层形成肌肉、骨骼、心脏以及生殖器，外胚层形成大脑、神经和皮肤表皮。

大脑的萌芽

新生大脑在受孕后第 3 周开始发育。这时胚胎的头部出现了薄薄的、勺形的细胞层，被称为神经板。未来大脑的主要特征在胚胎发育的第 1 个月就已经形成了。大脑半球将会在神经板中心凹槽的两侧发育，形成左右对称的人类大脑。

随着胎儿的成长，勺形细胞层的凹陷部分会变成大脑本身，而柄部会变成脊髓。当神经板折叠成管状时，原来勺形的膨胀部分会变成前脑、中脑

知识
速递

温柔触摸幼鼠可以增加其 5- 羟色胺的分泌，这是一种抑制攻击行为的神经递质。长大后，它们能更好地处理压力，并会更加长寿。

和后脑。随着它们的发育，它们共同形成了大脑（cerebrum）的主要部分。另外，它们也构成了丘脑、下丘脑、小脑以及背部和下部的脊髓。

神经元迁移

最活跃的发育过程发生在大脑皮质，它是大脑最大、最外层的层级。在胚胎发育的第 1 个月，每分钟有 25 万个新的神经细胞生成，神经元开始承担特定的任务。首先，它们慢慢地从细胞分裂并形成它们的地方，移动到它们在大脑其他区域的永久住所。大多数神经元都向着皮质移动，但也有一些向小脑等其他部位移动。这个过程被称为迁移。这一过程相当惊人，因为神经元必须移动一定的距离，还因为它们能沿着发育的大脑中错综复杂的路径准确地找到自己的方向。数百万神经元迁移的路程，相当于一个人从洛杉矶走到波士顿。令人惊讶的是，它们不看地图就能找到波士顿的保罗·里维尔故居、波士顿港的"宪法号"护卫舰以及法尼尔厅。

一旦迁移的神经元到达目的地，它们就会形成轴突和树突，与其他神经元连接。就像道路连接成交通网络一样，神经元建立起通信系统，连接大脑的所有区域。一些通道接收到大量的感觉信号，成为信息的高速公路。另一些因为缺乏使用，变为死胡同或者衰败成破碎的柏油路。

时期 （以 3 个月为单位）	时间	事件
孕早期	从受孕到第 2 周	受精卵不断分裂，形成一个细胞球
孕早期	第 2 周左右	胚胎细胞形成 3 个层级：内胚层、中胚层和外胚层
孕早期	第 3 周左右	外胚层变厚，形成勺形的神经板。大脑从外胚层发育，神经胶质细胞形成。被称为干细胞的特殊细胞开始分裂并形成成神经细胞，即原始的神经细胞，每分钟约产生 25 万个。神经元开始迁移并形成连接
孕早期	第 4 周左右	神经板向内折叠，形成一个神经沟，把神经板分为两个半球。神经沟闭合成中空的神经管
孕早期	第 4 周到第 8 周	神经管随着神经元和神经胶质细胞的爆发式生长而发育，形成脊髓和大脑。第 8 周时，发育中的大脑形成了在成年大脑中可见的 3 个主要区域——前脑、中脑和后脑
孕早期	第 11 周	半球化在前脑发育中非常明显。在中脑和后脑中同样如此
孕中期	第 5 个月	大脑半球变大，比脑部其他部分都大，但是它们的表面仍然光滑
孕晚期	第 6 个月到第 9 个月	大脑不断折叠，形成脑沟和脑回，形成成熟大脑的粉红、皱巴巴核桃状特征

＋　大 脑 发 育 的 各 个 阶 段　＋

理解迁移

大脑对任何影响神经元迁移的事情都极度敏感。就在十几年前，神经学家们还相信，每个神经元开始在大脑中迁移时，都有自己特定的、预先设计好的位置。现在，研究人员发现，神经元因为其路程和目的地的不同，有着不同的特征。举个例子，处理口语交流的神经元并不是天生就被设定为语言神经元的。相反，它们通过迁移到大脑中和语言相关的区域而变为语言神经元。

这一发现促使人们对各类大脑疾病有了新的认识。如果有什么东西干扰了神经元向预定目标的迁移，造成迁移过度或迁移不足，就会产生很大的影响。自闭症、精神分裂症、阅读障碍以及癫痫等疾病都与神经元异常迁移有部分关系。

胎儿酒精综合征同样与迁移问题有关。大脑对有毒物质高度敏感，这些物质会影响迁移。这里要强调一下给孕妇的警告：要避免让发育中的胎儿接触酒精、烟草、药物或其他可能干扰大脑健康发育的化学物质。

支持与存活

迁移的神经元受到了神经胶质细胞的帮助。在迁移的路上，它们给予神经元支持和营养，有些有助于调节神经元的新陈代谢，有些则在神经元的轴突上覆盖髓鞘。髓鞘是一种脂肪物质，提供绝缘层，从而控制神经网络的通信速度。

尽管 8 个月的胎儿的大脑仅重约 450 克，约为成人的 1/3，它所包含的神经元却是成人的 2 倍。被称为营养因子的生物化学信号影响着神经元之间的连接，但是这些连接是否存活，取决于突触之间是否有重复交流。

大脑不可能维持所有神经连接的生化反应，因此最弱的连接会开始消失。这个过程被称为修剪。在胎儿发育的最后阶段，约有一半的神经元死亡。这种损失是正常的，它消除了许多脆弱或者不适应大脑高效功能的连接，只留下了最健康、最适合的神经元。

出了什么问题？

脊柱裂在约 4 000 年前就被首次发现，它是一种胎儿脊柱畸形。它与孕妇饮食中缺乏叶酸（一种 B 族维生素）有关。其英文名（spina bifida）来源于拉丁语，是"脊柱一分为二"的意思。每 1 000 个新生儿中就有 1 到 2 个患有这种先天性缺陷。患者的一块或多块椎骨，尤其是背部的小块椎骨，无法长出指向身体中心之外、叫作椎弓的骨质突出。囊肿通常从脊柱向外突出，围绕脊髓组织、脑脊液甚至脊髓本身。较大的囊肿可能是神经严重受损的信号。人体一部分的中枢神经系统暴露在外，而它们原本应该是被骨骼和组织安全地保护、不受外界影响的。当脊髓严重受损而丧失功能时，婴儿可能会出现腿部和膀胱麻痹，以及排便失禁。

作为一种预防措施，自 1998 年以来，美国生产的所有面包、意大利面和面粉中都含有一定量的叶酸。绿

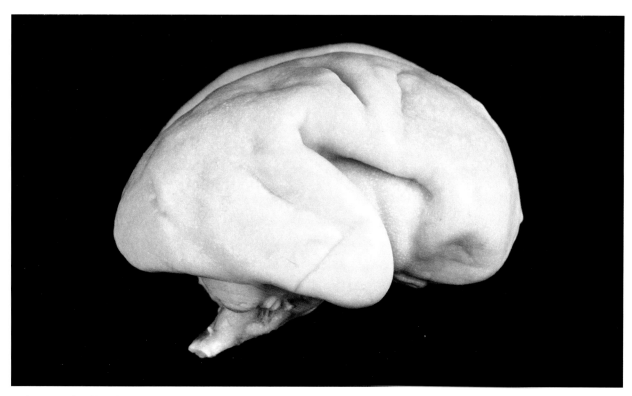

一个 24 周胎儿的大脑，左侧是脊髓。大脑上尚未出现典型的脑褶皱

新生神经元

当婴儿从子宫里出来时，大脑的发育扩展到对婴儿新体验的处理——图像、声音、气味、动作、感觉和情绪。神经元网络准备接受新的刺激，为生存而竞争。一开始这是一场随机的战斗，但很快，随着环境刺激加强了一些连接，而另一些连接变得衰弱，这场战斗变得更有组织。如果婴儿接触到大量的词汇和多种音乐，语言和声音识别的连接就会增强，如果让婴儿待在一个没有玩具和视觉刺激的环境中，婴儿的分析能力可能会发展缓慢。

叶蔬菜中也存在叶酸，可以帮助身体生成新的细胞，但是缺乏叶酸是如何引发疾病的，其原理并不明确。除此之外，基因也起了一定的作用，因为爱尔兰人和威尔士人及其移民后代的发病率最高。

手术通常可以关闭脊柱暴露部分的开口，重建畸形的椎骨，但是许多损伤会伴随终生。

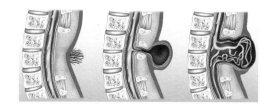

一个健康的开始

把孕妇的健康和婴儿的健康联系在一起的智慧，就像《圣经》一样古老。在《士师记》中，一个天使在玛挪亚的妻子面前显现，说："你一定会怀孕并生下儿子。淡酒烈酒都不可以喝，任何不洁的东西也不能吃。"玛挪亚的妻子照做了，她得到了赏赐：一个儿子。他不仅仅健康，而且极其强壮。这个孩子的名字叫作参孙。

并不是所有的女性都能幸运地从天使那里得到产前建议。但幸运的是，数千年的科学研究已经提出了孕妇可以遵循的一些建议，让宝宝们更有机会拥有一个强大、健康的大脑。

健康饮食

准妈妈能做的第一件事，也是最简单的一件事，就

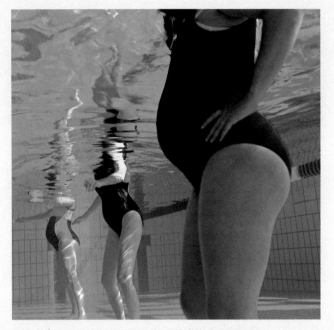

充足的锻炼对母亲和正在发育中的胎儿都很重要

是为了两个人而吃饭。这并不意味着要多吃一份食物，而是要记住，均衡的饮食中的维生素和矿物质不仅能滋养妈妈的大脑和身体，还能滋养她发育中的宝宝的大脑和身体。孕妇需要适量的叶酸、维生素 B_{12}（对中枢神经系统的功能至关重要）、脂肪酸、铁以及其他营养物质。她应该咨询她的产科医生，以决定是否服用产前维生素。产前维生素包括许多上述物质，可填补她饮食中的一些营养缺口。

充足的营养对大脑的健康发育至关重要。在胎儿大脑发育的关键时刻，缺乏营养物质会导致新神经元减少甚至停止生成。营养不良的孩子在出生后，通常大脑较小，并有认知障碍。缺乏叶酸（叶酸在面包、豆子、意大利面、菠菜和橙汁中含量丰富）会增加孩子出生时患有脊柱裂的概率。另一方面，物极必反，过量的某些维生素，包括维生素 A 和维生素 D，会引起胎儿大脑的毒性反应。对准妈妈最好的建议是，向她的医生咨询最适合她的饮食，包括大量的新鲜水果、绿叶蔬菜、豆类、全谷物和瘦肉。

远离酒精

为了减少婴儿具有神经缺陷的概率，准妈妈们也应该避免接触许多可能伤害胎儿大脑的物质，比如酒精。1899年，研究英国女子监狱中出生的婴儿的医生威廉·沙利文发现，酗酒女性的死胎率要高得多。他怀疑酒精和胎儿健康之间存在联系，因为他注意到，在监狱外面生出有严重出生缺陷婴儿的女性，在监狱里却生下了健康的婴儿，而监狱里禁止饮酒。

70 多年后，华盛顿大学的研究人员才将这种出生缺陷中反复出现的情况归类为胎儿酒精综合征。当孕妇大量饮酒时，她们的孩子很可能会有畸

形的心脏和四肢、较小的大脑、阅读和数学障碍、注意缺陷多动障碍、抑郁以及明显的面部异常。不幸的是，酒精对胎儿发育影响最严重的时期是在孕早期，那个时候女性可能都不知道自己怀了孩子。而且，在怀孕的前 3 个月，摄入少量酒精会比之后摄入更多的酒精造成的伤害还要严重。原因显然是酒精会影响胎儿大脑发育中的神经元的迁移。通常，当神经元到达预定目的地后，它们就会停止迁移，酒精的存在会使它们过度迁移而死亡。

坚决说"不"

其他对成年人有害的物质对发育中的胎儿影响更大，胎儿的大脑对化学环境特别敏感。烟草、非法药品（例如可卡因），还有环境毒素，这些都会对成人的身体造成某种损害，而它们也会对胎儿的发育造

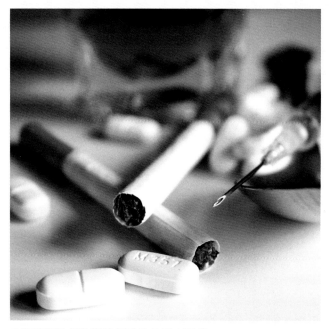

孕妇服用的药物可能导致胎儿发育异常

成严重影响，甚至会对精子细胞产生有害的影响。所以，男士在备孕的时候，要减少他们对这些有害物质的接触。精子大约可以存活 3 个月。为了减少酒精、烟草、药物和毒素对精子的不利影响，备孕的男士应该在 90 天内避免接触这些有害物质。

对于孕妇来说，香烟烟雾是对胎儿最常见的环境危害。烟草中的尼古丁会导致血管收缩，受到影响的胎儿获得的血液减少，心率降低。此外，尼古丁在胎儿体内比在母亲体内更加集中。与酒精一样，尼古丁被认为会干扰神经元的迁移、连接和发育。吸烟女性的自然流产率几乎增加了一倍，而能够被足月分娩的婴儿更容易出现智力迟缓和先天畸形。

查找隐患

对胎儿有害的毒素的范围很广：有的显而易见，比如杀虫剂中的有毒物质；有的比较普通而且看似无害，比如高浓度的维生素 A（也存在于痤疮药物中），它会损伤胎儿的大脑。铅粒子、许多非处方药和处方药、X 射线和一些抗癌药物也会毒害正在发育中的大脑。

抗抑郁药可能产生的影响则尚无定论。到目前为止，孕妇使用氟西汀（一种常见的处方药，可用于治疗抑郁）对孩子的行为、语言或智力没有影响。然而，在怀孕期间服用氟西汀的女性所生的孩子，被发现有较高的轻微先天异常概率，比如手掌上的纹理更多。由于药物对母亲和胎儿的影响是复杂的，在未充分了解情况的时候，怀孕或计划怀孕的女性应在使用处方药前咨询她们的医生。

建立网络

婴儿眼睛的缺陷说明了新生儿大脑的敏感性和神经网络相互竞争的特性。当一个孩子出生时，一只眼睛若患有白内障，这只眼睛就失去了正常的视力，大脑中处理这只眼睛的视觉信号的部分也缺乏刺激，所以婴儿另一只正常工作的眼睛开始处理所有视觉信号。

"用进废退"的原则开始奏效了，而且效果显著。那只正常工作的眼睛的神经连接会继续发展，但是患有白内障的眼睛却并非如此。除非在婴儿出生不久后就将白内障清除，否则孩子的这只眼睛会永久失明。即使后来清除了白内障，大脑也失去了发展用来处理这只眼睛的视觉信号的神经回路的一些机会。眼球可能看起来很健康，但是它无法与大脑沟通。就算手术及时清除了白内障，视力较好的眼睛也会凭借已经存在的神经连接在大脑发育中处于有利地位。为了使两只眼睛具有相同的敏锐度，医生通常会每天盖住视力较好的眼睛几个小时。这样的话，在很长一段时间内，所有的视觉信号都是通过视力较弱的眼睛来处理的。因为它不必一直与好的眼睛竞争，所以它的大脑回路变得比之前更强。

以上这个建立和加强大脑与患病眼睛的联系的过程强调了这样一个事实：某些时期对于正常的功能发育是至关重要的。虽然大脑在现存的神经网络中保留了一定程度的可塑性，但它很少保留最初的那种建立网络的能力。换句话说，大脑无法扩展和重连一个不存在的神经网络——或者一个存在的、但像死胡同一样没有功能性的网络。

+ 新生儿的视力 +

我们无法确定新生儿的世界看起来是什么样的，因为婴儿无法回答采访者的问题。然而，科学家们曾研究新生儿的眼睛组成，并测试新生儿是否会注视物体。他们认为，婴儿在出生后的几个月里，缺乏看到细纹和所有颜色的能力，其看到的世界，就像通过硬纸板做的玩具眼镜看到的一张模糊、褪色的照片。

知识速递

大脑半球切除术是指通过手术切除受损大脑的一个半球。经历过这种手术的婴儿一般都会健康成长。他们的神经网络可塑性很强，所以会自我重建。然而，在儿童时期之后，大脑半球会变得专业化，以至于术后的完全恢复变得十分困难。

重大突破

早产对大脑构成了特殊的挑战。当孩子从子宫里出来时，神经网络还没有完全建立，还没有经过最初的修剪。大脑的大部分发育不得不发生在嘈杂的世界里，而不是在安静的子宫中，心理学家西格蒙德·弗洛伊德将其称为婴儿的刺激障碍。早产儿的大脑发育是在没有子宫提供营养和环境保护的情况下发生的。除了会面临体温调节、食物消化以及呼吸减弱等困难外，许多早产儿还患有脑出血。如果婴儿在明亮嘈杂的医院婴儿室中生活，他们的大脑可能会受到过度刺激，并在以后的生活中出现注意力障碍和学习障碍等问题。

波士顿的布里格姆妇女医院试图在新生儿重症监护病房重建子宫中的环境。早产儿的大脑对光线和噪声

交叉参考：见『视觉与听觉』，第116页

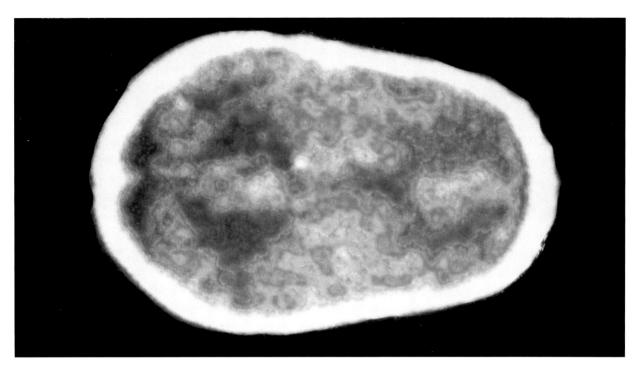

一个新生儿的大脑（见上图），已经准备好建造、重塑、修剪神经细胞构成的连接

神经达尔文主义

一些科学家认为，随着大脑吸取新的经验，并在神经元间建立新的联系，它通过各种神经网络之间的竞争来表达一种进化形式。诺贝尔奖获得者、神经学家杰拉尔德·埃德尔曼指出，根据神经达尔文主义，大脑的许多网络相互竞争。

虽然基因决定了大脑在胚胎时期会如何发育，但大脑的极度复杂性和可塑性使得我们几乎不可能预测它在特定刺激下会有何种相应的发育。因为其复杂性，大脑就像天气一样。短期的天气预报在一定程度上是可信的，但因为有众多变量的交互作用，长期天气预报变得越来越复杂。所谓的蝴蝶效应是在 20 世纪 60 年代的计算机天气模拟中被发现的，它假设在适当的条件下，一只蝴蝶在中国扇动翅膀的力量会被放大，直到它在美国的得克萨斯州引起一场龙卷风。这个效应同样会在大脑中发生，在敏感条件下，生物化学活动中的一个微小变化会对大脑未来的发展产生巨大的影响。

极度敏感，所以医院会保持新生儿重症监护室的黑暗与安静。婴儿会有大量的肌肤接触，以模拟子宫的触感。他们按需进食。他们可以自由活动，就像在子宫里一样，而不是被紧紧地包裹着。结果是：这些婴儿比在标准重症监护病房长大的婴儿更早出院，与其他早产儿相比，他们的发育过程更快。

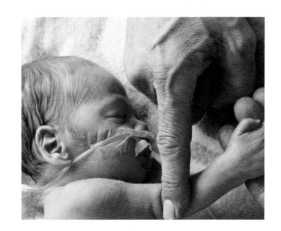

思考一下神经达尔文主义是如何在胎儿大脑发育的早期阶段得到体现的。由干细胞形成的神经元在基本遗传编码的引导下在大脑中移动。基因决定神经元如何连接轴突和树突，从而形成大脑的基本结构。然而，新生成的神经元周围具体的化学环境强烈地影响着它们迁移的距离，以及它们和哪个临近的神经元相连。在子宫里接触酒精等物质会破坏神经元的迁移，但是研究人员无法确定这种接触一定会导致胎儿酒精综合征。人类大脑这个复杂系统的不可预测性导致我们无法进行这样精确的计算。

> **知识速递** | 婴儿大约在出生 1 年后才学会走路，但他们天生就有负责行走的神经程序。

随着年龄的增长，人们会不断经历新的变化，这些变化可能是气候、社会关系、正规教育以及事业方面带来的。要继续生活，人们必须学会适应变化。成功的适应是通过建立新的神经元连接来重塑大脑。有助于生存和幸福生活的连接会日益加强，而失去效用的连接会变弱。在一个类似于自然选择的过程中，它们在与更强大的神经网络的竞争中失败，然后消失。

可塑性的变化

当婴儿长到三四个月大的时候，他的行为会提供线索，显示出他的大脑发育达到了新的里程碑。在那个年龄段，不同的婴儿对事件的反应和用 EEG 测量的大脑活动模式都有很大的不同。

一种被称为行为抑制的反应模式，包括在接触

玩具和能够刺激心智的环境有助于婴儿的大脑形成复杂的神经连接

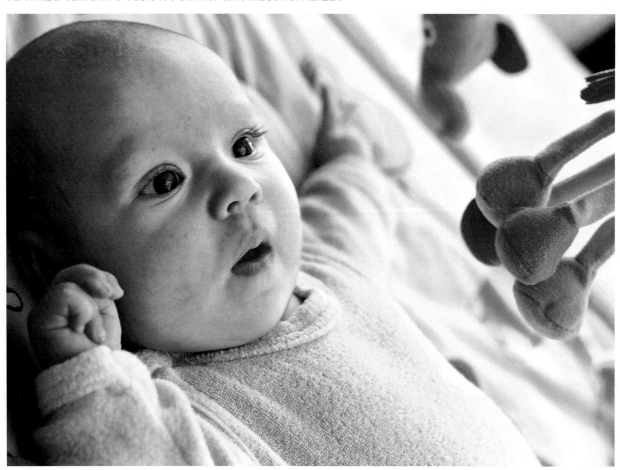

到陌生人和新的经历时产生的害羞和恐惧，会在 4 个月大的健康婴儿中出现。他们的大脑右额叶的电活动水平更高。同样，年龄较大的婴儿在与母亲分离时会哭泣，和那些在母亲消失在视线中时保持平静的孩子相比，他们的前额皮质更加活跃。

学习语言

当婴儿开始学习语言时，神经网络的增强和修剪功能对他们的影响最为明显。语言可能听起来非常不同。人类语言总共产生约 200 种不同的语音，它们被称为音素。英语口语只包含其中约 1/6 的发音。

小艾伯特和老鼠

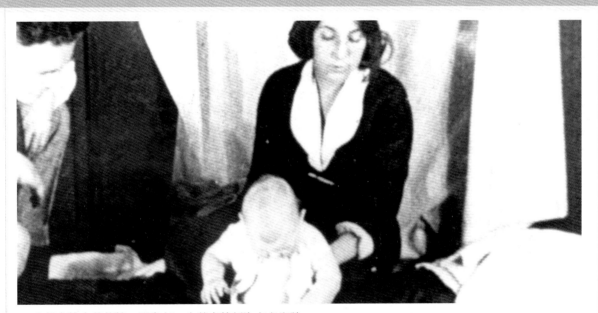

11 个月大的小艾伯特，正参与一个著名的行为主义实验

在 1913 年的一份声明中，约翰·B.华生引入了行为主义这一术语。他写道，这一术语"消除了人和野兽之间的分界线"，并断言，情绪不是由 DNA 决定的，而是由外部刺激决定的。华生的理论建立在巴甫洛夫的条件刺激反射的基础上。1932 年，奥尔德斯·赫胥黎的小说《美丽新世界》出版，在这之前，华生提出了"人和野兽"都是可以被训练的。例如，他保证，如果随机让他抚养 12 个婴儿，他就会使这些婴儿最终都从事由他选择的职业。然而，人们对华生印象最深的，也许还是他给一个小男孩灌输了一种对所有毛茸茸的白色物体的非理性恐惧。

在 1919 年，华生开始与 11 个月大的小艾伯特一起进行实验，他使小艾伯特变得害怕白老鼠。一开始，小艾伯特喜欢他的小宠物，他试着摸它，甚至抱它。华生相信这反映了所有孩子与生俱来的好奇心。后来，他引入了一个新的刺激：当小艾伯特试着去触碰老鼠时，华生使用木匠的锤子敲打一根金属棒。小艾伯特脸朝前倒在床垫上，呜咽着。这只老鼠被不断地向他展示，有的时候伴随着敲打声，直到小艾伯特将对噪声的恐惧转移到老鼠身上。华生后来发现，这种恐惧同样转移到了白色的兔子、狗、毛皮大衣甚至圣诞老人玩具上。华生写道，据推测，小艾伯特的恐惧最终可能会变成无条件的恐惧。但在进一步的实验之前，这个男孩就被收养了。

✦ 字母R和字母L ✦

日本人在成年后开始学习英语时，很难区分字母 R 和 L 的发音。但人们不应该怪罪舌头，这是大脑的问题。新生儿可以区分所有的音素。然而，从约 11 个月大开始，儿童会逐渐失去处理未听过的语音的能力。这种损失被称为"音素收缩"。由于日语中 R 和 L 的发音比较相似，第一次接触到英语中不同音素的成年人听不出或说不出其中的区别。说英语的人学习日语时也是如此。他们可以学习单词，但是对神经回路来说，想要发出准确的声音已经太晚了。

关于新生儿的研究发现，在他们出生的头几个月里，他们可以分辨出除了家人说的音素之外其他音素的细微差别。日本婴儿很容易识别字母 R 和字母 L 发音之间的差异。然而，由于日语中两个字母的发音相似，说日语的成年人失去了区分 L 和 R 发音的能力。同样，母语是英语的人成年后学西班牙语时，也很难分辨西班牙语中字母 B 和字母 P 发音之间的细微差别。

但是婴儿能分辨出这些不同。这就是为什么对幼儿而言，学习多种语言要容易得多。然而，当婴儿的大脑专注于处理母语的声音信号时，即从约 11 个月大开始，他们会逐渐失去区分非母语音素的能力。儿童和成人在经历"音素收缩"后，学习新的语言时，都可能带有口音。

年龄与可塑性

大脑越年轻，可塑性越强。年轻的大脑有能力轻松地学习和适应，甚至有重塑自己的潜能，因此能够克服严重的创伤，比如整个大脑半球的损伤。

比如，纽约州北部一名叫作迈克尔的 7 岁儿童，每天癫痫发作 300 到 400 次。医生说，阻止这种致残性癫痫发作的唯一方法，是移除癫痫的发源部位——大脑左半球。移除它最初导致了迈克尔右侧身体的瘫痪。

多亏了可塑性，迈克尔的大脑右半球重新组织并承担起了以前由左半球完成的任务。因为他的大脑为新的运动技能重新建立了神经网络，他慢慢恢复了右腿和右臂的功能。然而，语言能力的恢复要

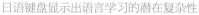

日语键盘显示出语言学习的潜在复杂性

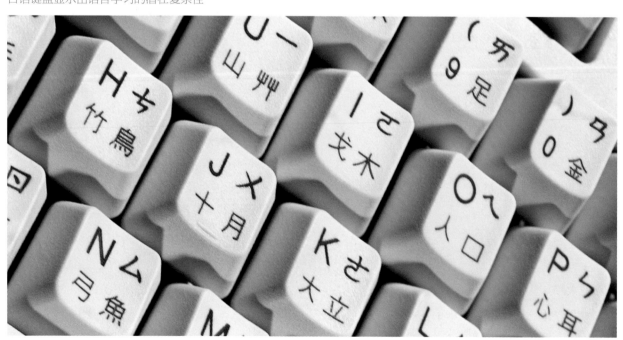

交叉参考：见「语言」，第 268 页

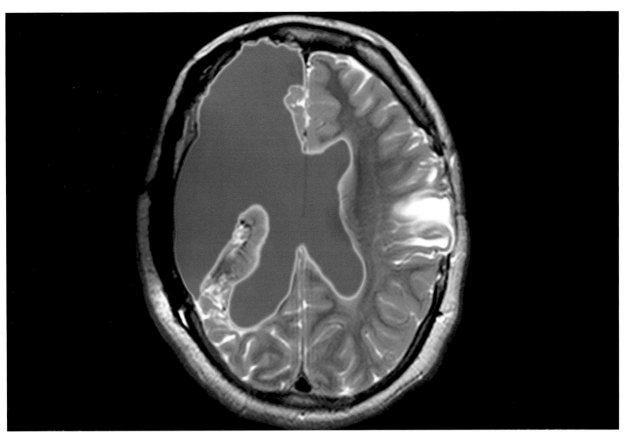

在 MRI 的帮助下，医生实施用来缓解癫痫的近全半球切除术。脑脊液（红色区域）填充了被切除的空间

慢一些，因为在单词处理和发音方面，右半球组织得不如左半球高效。

在 14 岁时，迈克尔可以说简单的句子，也可以参加小型改装赛车竞赛了。

> **知识速递**｜与 3 到 10 岁的儿童相比，成年人大脑的葡萄糖消耗量只有他们的一半。

专业化

随着大脑年龄的增长，它的可塑性逐渐减弱。学习变得越来越难，从脑损伤中恢复也变得越来越困难。但是，这里面有另外一件事会让成熟的大脑受益：专业化。它创造了一个更复杂，因此也更加精巧的大脑。

神经学家理查德·雷斯塔克将神经连接专业化所带来的好处比作专业的房屋建造。他说，想象一下，你的房子是由专门从事特定建筑工作的人建造的，管道工负责连接水管和煤气管，木匠负责安装门窗，电工铺设电线，地板铺设工负责铺设地板。这样的房子应该看起来不错，功能齐全。

他说，现在，想象一下同样的房子，它是由那些有特殊技能的人建造的，但是他们并没有把这些技能用在指定的任务上。管道工做木匠的工作，电工铺设屋顶。虽然每一组专家都熟悉其他人的工作，但很可能你的房子看起来乱七八糟——门关不上，墙不与地面垂直，淋浴器中的水压不够，油漆不均匀有斑点。大脑也是如此。各个神经系统的专业化使得每一个都能在较高的水平上工作。当许多系统以最佳状态运行时，就会出现一个爱因斯坦或是莫扎特那样的天才，也可能使一个普通人能够在最好的状态下工作。

改变的浪潮

当儿童成长为青少年时，大脑会和身体一起生长和变化。大脑的专业化在青春期变得更加明显，青少年大脑想象和思考的水平比儿童的大脑要高得多。

儿童往往沉浸在即时的感官体验中，而青少年则逐渐获得想象各种未来的能力。他们开始分析问题，而不仅仅是对问题做出反应。他们更喜欢努力解决问题，而不是和其他人争斗。简而言之，他们开始掌握抽象的概念，并在想象中检验它们。

他们也以不同的速率发展这些能力，而有一些能力根本没有得到发展。许多成年人也还没有发展出这些特殊的大脑功能。然而，即使是神经网络的发展方向开始转变的青少年，他们的大脑也仍然不能算是成熟的。青少年可能缺乏大多数成熟成年人大脑的复杂反应，因此，他们可能会给人留下优柔寡断、情绪化和叛逆的印象。青少年们往往是理想主义者，在受到挑战时往往会争论不休、反应过激或反应不当。然而，当青少年的大脑开始迈入成年期时，它并没有忘记童年时期的所有处理方式。在冲动与控制之间、可塑性与专业化之间的模糊地带中，青少年的

大脑所象征的可能性转化为现实性。

发展速率

随着儿童成长为青少年，大脑的不同区域以不同的速率发育。例如，在青少年的大脑中，控制反射和处理新信息的区域与成年人的大脑一样成熟。青少年学东西很快，但是也很容易忘记。他们的大脑依然处于学习的高峰期，就像儿童一样。同时，他们还没有像成年人那样完全发育。一个成熟的大脑会建立起强大的连接，它们从大脑后部开始，逐渐向前延伸。随着髓鞘覆盖在神经网络上，它们能更快地传导信号。髓鞘最后完全覆盖的地方是成年人大脑的前额皮质。所以，虽然成年人大脑可能缺乏青少年大脑的学习能力，但他们通常用额叶做出的更快、更准确的判断来弥补。

> **知识速递** | 在语言的发展上，6 岁男孩和 5 岁女孩的大脑大致相同。

出了什么问题？

年轻人会做一些奇怪的事情，而且不仅人类会这样。在各种哺乳动物中，动物从年轻到成熟的时候，都会失去一定程度上的控制力，挑战更多的危险，更重视社交活动，并且从新事物中获得更大的乐趣。

在 6 到 16 岁之间，身体会长得更像成年人的身体。但在 6 岁时，大脑的体积已经达到成年人大脑的 90%。当大脑增加最后的 10% 时，它慢慢地提高了情绪自控能力、记忆力、集中注意力的能力和预测行为的能力。一些最后形成的复杂神经系统位于前额皮质，它在制订计划和判断对错方面起着重要作用。青少年的大脑会为一些行为提供即时奖励，而不会像成熟的大脑一样，警告他们行为产生的长期结果。

交叉参考：见『学习』，第 246 页

性别差异

男孩和女孩大脑成熟的速度不同，女孩髓鞘的形成时间通常要比男孩早一两年。男孩的大脑在青少年晚期和 20 岁出头的时候完成髓鞘的覆盖，而女孩的大脑在青少年中后期完成这项工作。一些观察人士认为，这可能是一个很好的理由，让十几岁的女孩比同龄男孩更早地学习学术课程。然而，另一些人认为，由于大脑不仅在不同性别之间存在显著差异，在个体之间也存在显著差异，因此在理想情况下，最好的教学方法应该为因材施教。

获得控制

青少年几乎完全地控制了自己身体的运动。一个青少年可能具有成年人所掌握的打篮球或网球的身体技能。然而，青少年大脑中控制情绪的区域可能仍处在发育阶段。因此，一个年轻的运动员可能会将高尔夫球打出 200 米远，而当球被打入树林时，他却很难避免情绪的爆发，这也就不足为奇了。

神经元在青春期产生的连接可能会持续一生。但这种过程是在青春期的激素改变大脑和身体的细胞结构时发生的。结果就是，大脑发育的不稳定时

儿童神经网络的变化

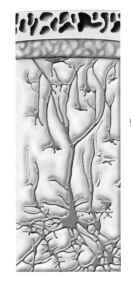 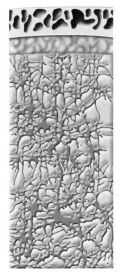 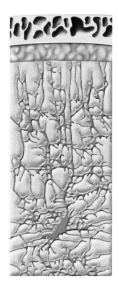

9 个月　　2 岁　　4 岁

9 个月、2 岁和 4 岁时儿童神经元的生长和修剪

研究行为和大脑的科学家们将注意力集中在神经递质和多巴胺受体的敏感性上。在青春期早期，前额皮质的多巴胺平衡似乎会奖赏新的行为类型。后来，这个系统转而倾向于奖赏熟悉的行为和环境，使人获得舒适感。

在从童年到成年的过渡时期，大脑皮质对压力很敏感。抑郁、焦虑和其他精神疾病往往是青少年大脑发生猛烈的化学反应的结果。

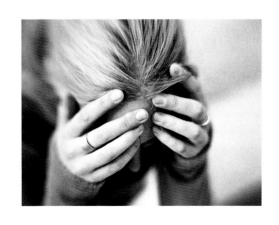

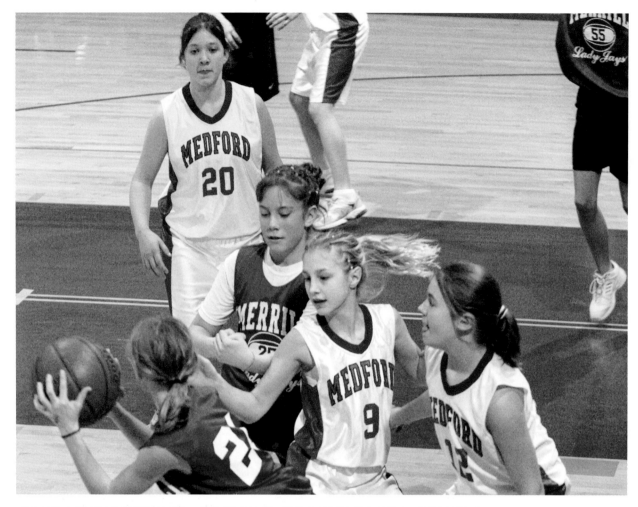

青少年的大脑可以掌握所学的动作，比如篮球技巧，但是在控制情绪化行为方面却比较滞后

期和身体青春期的混乱时期是一致的。以灰质，即神经元胞体集中的地方为例。马里兰州贝塞斯达的美国国家心理健康研究所（NIMH）的神经学家们在 20 世纪 90 年代和 21 世纪头 10 年中，利用 MRI 对青春期前和青春期中的大脑进行了多次扫描，发现与青春期前相比，处于青春期的大脑出现了惊人的变化。在整个年龄范围内，白质几乎保持不变，而灰质的体积经历了两个变化——在童年期结束时增加，然后在青春期开始时减少。研究人员认为，11 岁左右的女孩和 12 岁左右的男孩的大脑会经历一波神经元连接，然后是一波修剪。就好像一株植物长出了太多的根，然后让那些无法找到水源的根死去。

美国国家心理健康研究所的杰伊·吉这样描述青少年的大脑："青少年时期的大脑有着巨大的改变潜力。这是很好的事情，因为那些年正是要做选择的时候，也是青少年学习适应环境的时候。在这个过程中，青少年必须学会控制他们的性冲动和攻击性冲动，使自己的行为符合父母和老师的合理期望，接受权威，并与其他人和睦相处。"

达到成熟

额叶是最后一个被髓鞘覆盖的部位，它在选择合适的行为、抑制不恰当的行为和选择达到目标的最佳方法方面起着至关重要的作用。如果没有完全髓鞘化，青少年的大脑可能没有能力做出正确的选择。青少年对于事件的反应可能带有更多的情感因素，因为他们的边缘系统，包括杏仁核，发育得比他们的额叶更完整。

前额皮质是额叶最靠近前额的部分，需要很长时间才能发育成熟。它首先通过集中注意力的方式来展现它的作用，随着婴儿开始关注和参与周围的事件，这种能力在出生后几周内就会发展。到1岁的时候，一个孩子就可以把一个挡路的物体移开以拿到玩具，这反映了孩子会选择一种行为作为达到目的的手段。同时，孩子开始用语言和符号代表世界，这是记忆形成的关键一步。自我控制是一项重要的执行功能，在接下来的一两年内会逐渐生成。注意力和警觉性在6岁时增强，主要的大脑皮质在7到15岁发育。在这之后，随着年轻人能够更好地控制行为，修剪会使前额皮质变得更加敏锐。在青少年的前额皮质能够做出正确的决定之前，父母和老师会使用他们更发达的额叶，来帮助调节青少年的行为。

脆弱性的窗口

同时，青少年的大脑是脆弱的。前额皮质的抑制作用给予人类避免选择冒险行为的能力。但在青少年最容易被诱惑去做这些冒险行为的时候，前额皮质还没有发育成熟。无保护措施的性行为、吸毒、吸烟、饮酒等行为的后果众所周知，然而青少年受到这些诱惑时，缺乏成年人所具有的衡量长期结果并且说"不"的能力。

出于各种原因，青少年屈服于同龄人的压力，决定服用非法药物或从事其他危险行为，这不太可能是因为他们缺乏道德品质。大多数人在儿童时期从未表现出如此冒险的行为，说明这不是他们根深蒂固的性格缺陷。实际上，许多人是因为注意缺陷多动障碍和抑郁等精神障碍而从事了这些冒险行为。他们的许多家庭成员也可能面临过类似的诱惑

和上瘾问题，这表明遗传因素增加了从事危险行为的风险。综上所述，这些线索指向的是，上瘾（无论是对物质还是对新的感觉刺激）是一种与神经递质功能相关的大脑功能紊乱。

注意缺陷多动障碍

以往的许多研究都专注于婴儿在开始发展智力时的大脑，还有那些会降低老年人智力的疾病。直到最近，青少年的大脑才得到了应有的重视。神经学家们不仅在探索从儿童健康转变为成年人的敏感阶段，还在探索可能阻碍这一转变的因素。

当儿童的大脑额叶发育不足，无法进行自我控制时，注意缺陷多动障碍就会发生。有4%~5%的儿童患有这种疾病，随着儿童必须快速吸收知识来跟上这个日益科技化的世界，这种疾病的影响越来越大。

"随着感觉刺激数量的增加，我们做出反应和消化它们的时间变得越来越少……我们的生活节奏

＋ 男孩和女孩 ＋

几乎每一种精神疾病在女孩和男孩之间的表现都有所不同。饮食失调在女孩中更常见，她们也因激素的变化而更有可能患有偏头痛。男孩更有可能患有自闭症、注意缺陷多动障碍、抽动秽语综合征、阅读障碍和其他许多并发症。研究人员注意到，女性的基底神经节比男性的更大，他们想知道这种差异是否会让女性更少受到某些精神障碍的影响。基底神经节协助额叶执行判断功能。是不是因为基底神经节带来了更大的影响，所以在一定程度上遏制了某些学习障碍？

知识速递 ｜ 女孩的大脑在11岁时灰质最厚，而男孩的大脑在12岁时灰质最厚。

变得更快，我们精神生活的波长变得更短。"历史学家詹姆斯·特拉斯洛·亚当斯写道，"这样的生活只会让我们寻找越来越令人兴奋的感觉，但也越来越削弱我们集中思想的能力。只有刺激我们的神经，比如超速驾驶汽车或观看情感电影，才能让我们从疲劳和无聊中解脱出来。"亚当斯是在 1931 年写下这些话的，但他关于越来越多的感觉刺激以越来越快的速度进入大脑的这一结论，就像是在昨天写出来的，并可以帮助我们理解现代青少年的困惑。

青少年的成长环境要求他们在同一时间做很多事情。他们的大脑试图通过迅速地将注意力从一件事转移到另一件事上来适应。尽管许多人能够处理好问题，并且在学习环境中仍能很好地工作，但还有一些人却不可能将注意力维持足够长的时间，因此不能完成更重要的学习任务。

注意缺陷多动障碍的迹象

患有注意缺陷多动障碍的儿童通常动来动去，坐不住，很难安静地玩耍，很难管理好自己的时间，无法专注于学校课程的细节，而且很容易分心。这种障碍通常出现在 7 岁之前，但在大多数情况下会

> **知识速递** 服用药物治疗注意缺陷多动障碍的青少年，酒精上瘾的风险降低了 2/3。

持续到青少年时期，约有一半会持续到成年期。

在患有注意缺陷多动障碍的儿童大脑中，前额皮质发育不足导致大脑在其他效率较低的区域处理信息。一些神经学家推测，功能完整的前额皮质可能起到抑制的作用，在不恰当的行为开始之前，阻止人们迅速做出选择。

由于上课时不能集中注意力，患有注意缺陷多动障碍的儿童通常在学校的表现更差，他们的成绩可能会下降。因此，他们的自我形象可能会受损，他们更容易滥用药物。有些人可能会试图通过药物来帮助自己集中注意力或者缓解抑郁和焦虑。

病因和治疗方式

研究指出，患者大脑中的多巴胺不能完全被有效使用。像利他林、帕罗西汀这样的药物会增加多巴胺和其他神经递质的数量，它们要么将更多的多巴胺等神经递质引入突触，要么抑制神经元对神经递质的再摄取，使现有的神经递质在轴突和树突之间停留更长的时间。

这种疾病似乎有遗传因素，许多患有注意缺陷多动障碍的儿童的父母通常都有成人注意缺陷多动障碍的症状，或在接受诊断时，回忆起自己在青春期，也就是这种疾病还未被认为是一种疾病之前，就表现出了这种行为。然而，似乎也有非常多的注

交叉参考：见『神经系统中的细胞』，第 020 页

重大突破

利他林是治疗注意缺陷多动障碍最著名的药物。显然，它是通过与大脑中的多巴胺受体结合而起作用的。因为利他林首先结合了受体，多巴胺分子不能与它的对接位点连接，所以它们在神经元的间隙中停留。

20 世纪 50 年代，医生首次将这种药用于治疗发作性睡眠，这是患者会在白天突然入睡的一种疾病。多巴胺的增加可以刺激大脑，就像是发动机中的高辛烷值燃料。10 年后，医生开始使用利他林治疗注意缺陷多动障碍患者，因为它带来的刺激似乎有助于患者集中注意力。

利他林在前额叶和下面一个叫作纹状体的区域中，起到抑制突然冲动的作用。如果使用得当，利他林可

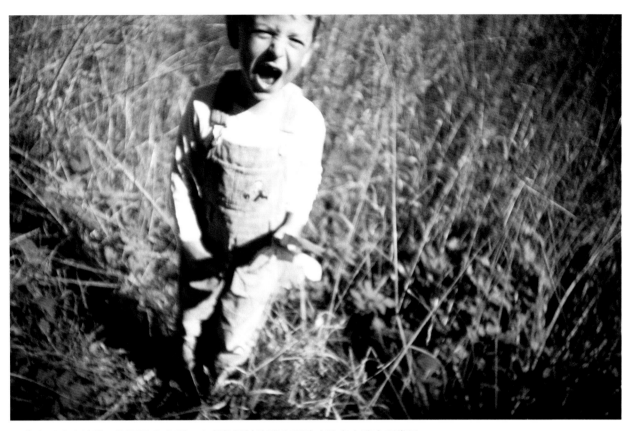

一个富于攻击性的 4 岁男孩在尖叫。大多数精神疾病在男孩中比在女孩中更常见

意缺陷多动障碍病例并没有遗传历史，表明这种疾病也可能是由环境因素引起的。

发出哔哔声和嗡嗡声的电子设备、点击按钮或鼠标就能获取的多媒体信息，还有即时通信，为青少年提供了一个与 19 世纪的文字和语音世界截然不同的学习环境。这一结果可能有助于解释大量的

注意缺陷多动障碍诊断。根据精神病学教授约翰·J. 拉蒂的说法，这种疾病可能是对"当下"的一种上瘾。患有注意缺陷多动障碍的儿童会给自己下达任务，而且首先转向那些会最快提供满足感的任务。他们无法脱离"当下"去思考或评估他们行为的短期和长期后果。

以帮助注意缺陷多动障碍患者放慢他们的思维，思考他们的行动并过上更有创造力的生活。但它可能被过度使用或滥用。家长、老师和社会要求儿童改善行为、取得更好的成绩，这可能是大约 10% 的美国儿童一次或多次服用利他林的原因。此外，许多大学生在网上非法购买这种药物，用来帮助他们在考前开夜车——他们错误地认为这可以帮助他们集中注意力，而不会有咖啡因带来的不良反应。

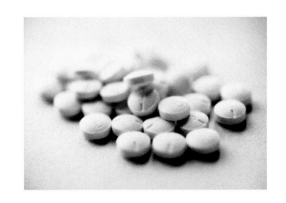

精神分裂症

随着前额皮质完成最后的连接，有大约 1% 的年轻人患上了精神分裂症。患有这种疾病的人通常会产生幻听、其他幻觉和妄想，并伴有情绪障碍。科学家们认为，这种疾病的根源是在胎儿时期形成的，在那时神经元在大脑中迁移。

这个复杂的过程中可能会有连接错误。不知道为什么，在一个尚未被完全了解的过程中，有缺陷的神经元网络在青春期或成年早期被激活之前，一直处于休眠状态。精神分裂症患者会感受到大脑感觉区域的自发刺激。用来感觉声音的神经元自己放电，就像在一个又热又黑暗的车库里，被汽油浸透的破布自燃一样。在没有外界视听觉刺激的情况下，精神分裂症患者的大脑会产生一种强烈的幻觉。

研究与治疗方法

关于治疗方法和未来药物的研究聚焦于大脑神经网络中多巴胺和其他神经递质的失衡。兴奋性神经递质谷氨酸被认为在精神分裂症发作中起着重要的作用。失衡会对脑细胞造成损害，而且这种疾病未得到治疗的时间越长，受到伤害或破坏的脑细胞越多。

精神分裂症患者的 CT 结果显示，他们的内侧颞叶的体积变小，而脑室的体积增大。这可能是灰质体积变化的结果。这种扫描还显示出精神分裂症患者大脑左侧和右侧的半球大小相同。未患病的人的大脑右半球略大一些，这是由于大脑在胎儿发育过程中通常会出现轻微的不对称。因此人们认为，精神分裂症患者的更加严格对称的大脑在子宫中已经开始形成。这进一步证明了精神分裂症可能起源于胎儿时期。

青少年发病时，似乎伴随着青春期期间的生理与心理诱因。青少年时期的压力很大。人体在激素和其他生化物质的作用下，会经历显著的解剖学变化。再加上学校、社会关系、自我形象以及情感与理智斗争所带来的大脑发育压力，我们很容易理解精神分裂症是如何从休眠的状态中苏醒的。美国国家心理健康研究所的精神病学家丹尼尔·温伯格说："额叶正在努力适应环境，来应对所有这些本能的冲动。事实上，对于额叶正常的人来说，他们能平稳度过青春期都已经很难了。而我们相信精神分裂症患者的额叶并不正常，我们认为他们从生命早期开始就没有正常发育。"

年龄差别

一些基础研究正开始填补研究得更普遍的儿童

+ 疯狂 +

直到 19 世纪，人们都认为精神疾病是一种疯狂。他们把受苦的患者烧死在火刑柱上，或者把他们锁起来。医生们通常认为精神疾病是不可治愈的，并且将它们归类为同一种早发性痴呆（或早期精神错乱）。瑞士精神科医生尤金·布鲁勒却并不这样想。1911 年，他将精神疾病分为有共同症状的几组，并且将其中一组常见的异常症状称为精神分裂症，因为患者的头脑中存在着理性和情感的分裂。布鲁勒注意到苏黎世一家精神病院的病人自己好转了，有时这种好转是自发的。与同时代的人不同，他相信精神分裂症可以被当作一种疾病来治疗。这是当今医学界普遍接受的信条。

知识速递

压力水平被认为与精神分裂症的严重程度有关。一个可以降低压力水平的环境，比如一个支持你的家庭，可以帮助延缓疾病进程或减轻它的影响。

和老年人大脑之间的知识空白，以解释大脑在成长过程中所经历的变化。根据波士顿儿童医院的神经学家弗朗西斯·E.詹森的说法，青少年的大脑是一个令人兴奋的研究领域。她说："我们需要生命的两端，它们起到一种锚定作用，这样我们才能深入理解儿童生活和老年人生活、儿童生活和成人生活之间的巨大差异。青年人的大脑有时在 23 到 25 岁才会成熟，所以一个完整的故事还在等待我们挖掘。"

那些大脑还没有完全成熟的人可参考的成年标准为大脑研究添加了重要意义。对于美国人来说，21 岁可以合法饮酒，18 岁可以合法投票。因为，在达到上述年龄之前，许多人显然缺乏理性思考的能力，无法全面衡量其行动的潜在后果。

纳什的漫长旅程

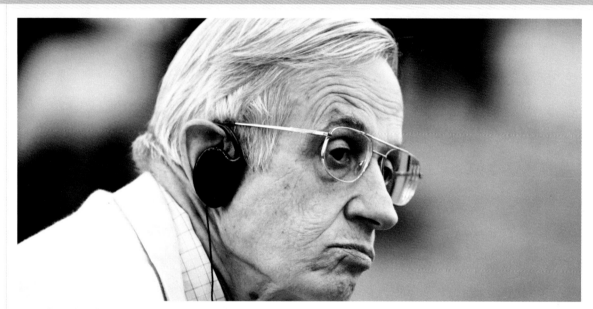

2005 年，小约翰·弗罗贝斯·纳什在北京的经济座谈会上

经济学家、数学家小约翰·弗罗贝斯·纳什从小就有幻听的现象。他开始相信外星人是通过《纽约时报》进行交流的，于是他在欧洲漫无目的地游历。在普林斯顿大学，他在黑板上涂鸦直到深夜，因此得到了"幽灵"的绰号。

但他学会了忽视这些声音。他说，他厌倦了妄想和非理性思维。"我认为人们在不太快乐的时候会有精神疾病——不是在中了彩票之后发疯，而是因为没有中彩票而发疯。"

精神分裂症通常发生在青壮年时期。症状包括妄想、幻觉、无条理的言语和长期的恐惧。

妄想和恐惧使纳什相信自己在超级大国的一场大战中起到了作用。他把其他人视为支持者或反对者，把自己因患有精神分裂症而住院治疗视为坏人引发的一次政变。他接受了各种治疗，最终回到了学术界。

纳什在 1994 年与其他人分享了诺贝尔经济学奖，获得了科学界的最高荣誉。演员罗素·克罗在 2001 年的电影《美丽心灵》中饰演了他。纳什对精神分裂症和他的挣扎持哲学态度。他认为，只有当这种疾病消失时，精神疾病所带来的耻辱感才会消失。

成熟

随着大脑年龄的增长而寻找平衡

青春期之后,大脑进入成年期。功能完备的前额皮质也是人类大脑的最高表达形式。成熟大脑出现的标志是理智和情感的平衡。只有在能够承担责任的成年期,社会才期望一个人有能力想象行为可能产生的后果,理解他们可能面对的情感冲击,并做出合理的选择。因此,在刑事案件中,儿童和智力障碍人士并不像思维清晰的成年人那样,受到同样法律标准的约束。在实际生活中,被定罪的青少年会去看守所,而成年人会去监狱。同样,天主教会坚持认为,年轻人必须达到理性思考的年龄,才能对自己的选择负责。

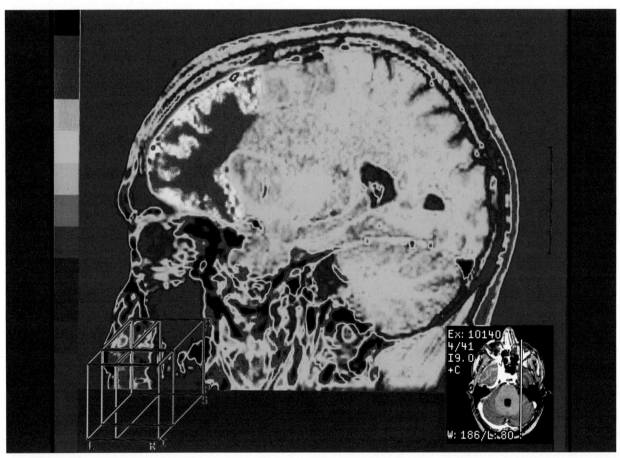

Ex: 10140
4/41
I9.0
+C

W: 186/L:80

MRI 显示大脑额叶的情绪活动

交叉参考：见『情绪』,第216页

记录情绪

成年人的大脑把外部刺激和各种情绪联系起来。一位许久未见的亲戚将会到你家住一段时间的消息,会在你的脑海中创造关于这个未来事件的想象画面。根据你与亲戚的关系,这些图像可能伴随着诸如爱、焦虑、愤怒、抑郁、喜悦或轻松等感觉。

成年人大脑中电活动的图谱表明,每种情绪都有自己独特的神经联系,它会激活或抑制不同的区域。PET 能够显示出在情绪产生时大脑中广泛活动的区域。举一个例子,爱的情感激活了大脑深处的区域:尾状核、壳核、脑岛、前扣带回和小脑,以及两个大脑半球中的海马。

知识
速递

"老"的大脑如何找到"新"的挑战呢？列奥纳多·达·芬奇说："停下来……仔细观察墙壁上的污渍，或是灰烬，或者是云和泥等东西。如果你仔细思考它们，你可能会发现其中有非常奇妙的想法。"

与此同时，有些区域被爱的情感所抑制。除了深层的杏仁核外，这些区域主要位于右半球，居于大脑皮质表面的位置。杏仁核在恐惧情绪的控制中起着至关重要的作用，在不快乐的人身上也会越来越活跃。其他在爱的狂喜情绪中被抑制的脑区，是那些与抑郁、焦虑和悲伤有关的区域。爱能让人的兴奋感更强烈，也抑制了生活中的低落感。难怪爱是一杯如此令人陶醉的甜蜜鸡尾酒。

情绪评估

成熟的大脑不仅能够记录情绪，还能在采取行动之前重新评估情绪。与儿童和青少年不同，成年人可以在心理上把自己和他们所经历的情绪分开，给它们贴上标签，并把它们放在情景之中。简而言之，成年人能够知道他们的感受、为什么有这种感受以及他们如何选择对其做出反应。

这在大多数情况下都是一项有用的技能，特别是在面对压力或严重的情感困扰时。重新评估一个情况可能让你感到更好或更糟。在结冰的道路上经历撞车事故的成年人，可能最初会感到愤怒或尴尬。然而，经过几分钟的思考后，他们可以选择思考事故本可能会有多严重。他们最后可能意识到没有人受伤且汽车上了保险，拖车一到，他们就可以继续这一天了。一个青少年因大脑的前额皮质还未发育完全，可能会停留在消极的一面而不会看到问题的其他方面。这就是为什么对于青少年来说，一次分手似乎真的是世界末日。

加利福尼亚大学洛杉矶分校的研究人员在2005年报告，如果成年人以观察者的超然态度来审视自己，他们的情绪反应可能会减弱。神经学家格尔纳兹·塔比尼亚发现，志愿者看到愤怒面孔的图片时，杏仁核的活动表明了一种情绪反应。一旦志愿者想到这种情绪是"愤怒"，他们前额叶的语言区域就会被激活，而杏仁核中的情绪活动随之减少。塔比尼亚认为，给情绪贴上标签会减少它的影响。

保持敏锐

在讲两种语言的家庭中长大的孩子，能够流利地使用这两种语言，并且没有口音。然而，成年人往往很难掌握第二语言，即使他们学会了，听起来也不像是以这种语言为母语的人。

不同之处在于，儿童大脑的可塑性更强。幼儿和成年人相比，能够识别更大范围的语言声音，他们更容易掌握词汇和语法。与成年学习者相比，他们处理语言的效率更高，激活的大脑区域更小。成年学习者使用非母语进行交流时，会使用更广泛的皮质区域。

虽然大脑在年轻的时候对学习语言非常敏感，但是学习新的语言就像是智力体操，从中受益永远不迟。学习一门第二语言可以提升认知能力和记忆力，也可以让学习者接触到新的思想。2004年，英国的一项研究显示，会说第二语言的人，其左下顶叶皮质灰质的密度更大。年龄甚至为第二语言的学习提供了一定的帮助：成熟的学习者已经知道了一些语法知识，并且拥有广泛的学习技能，比如读写技能和记忆辅助技能。

控制情绪

　　进一步的研究表明，成人和儿童在减少情绪反应的能力上存在差异。蒙特利尔大学的马里奥·博勒加德通过两部分实验证明了年龄对情绪控制的重要性。在第一部分，他利用 fMRI 对 20 到 30 岁的成年女性和 8 到 10 岁的未成年女孩进行了扫描。在扫描大脑的同时，两组人都观看了旨在引发悲伤情绪的电影片段。在两组人的大脑中，常见的与悲伤相关的区域都被激活了，其中包括腹外侧前额皮质和前侧区极。

　　在接下来的测试中，博勒加德继续利用 fMRI，并要求两组人抑制悲伤情绪。这一次，扫描结果有

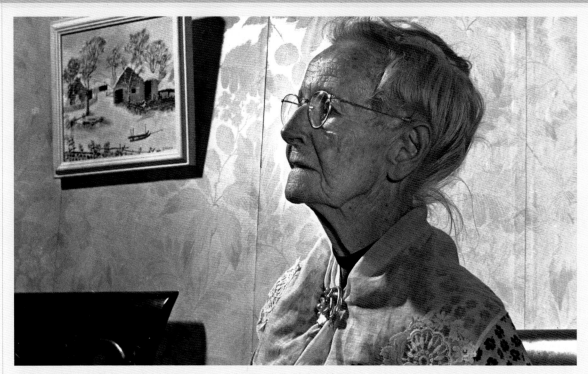

成 熟 的 视 角

原始风格的艺术家摩西奶奶（1860—1961）在 70 多岁时才开始作画

　　她在美国南北战争前出生于纽约的一个农场，在那时，"高科技"意味着蒸汽机车和电报线路。在她去世时，美国已经将火箭送入太空。在这些事件之前，安娜·玛丽·罗伯森·摩西（即摩西奶奶）学会了适应，她不仅适应了时代的变化，也适应了自己的天赋。她充分利用自己成熟大脑的可塑性和专注力，成了一名艺术家。在许多人都乐于退休、放松的年纪，她的能力绽放了出来。

　　摩西奶奶在生命的前 70 年中，大部分时间都在做农活和刺绣。当她 76 岁的时候，因为关节炎，拿着绣花针做精细的手工活对她而言太痛苦了，于是她开始作画。1940 年，她举办了第一场个人画展，她那令人愉悦的、原始的乡村风景画吸引了许多观众。更令人印象深刻的是，她凭记忆画出了许多过去的场景。她的 3 600 幅画作中，有一些挂在白宫和史密森学会里。她的画作的经典场景中，有快乐的孩子和农场工人、乡村的景色和季节变化的魅力。简而言之，她的作品像本人一样，反抗了时间的流逝。

交叉参考：见『成熟的大脑』，第 278 页

所不同，两组人大脑中的前额皮质和前扣带回都被激活，但是女孩组的下丘脑也表现出了活动，这是一个与强烈情绪相关的区域。成年女性组中没有这样的反应。博勒加德的结论是：成年女性的前额皮质完全发育，使她们能更好地控制自己的情绪，而女孩尚未完全发育，因此缺乏相应的自我控制能力。

就像火车上的制动员一样，健康成年人成熟的前额皮质起着调节情绪的作用。它在适当的时候释放情绪，比如在新生儿出生时和在婚礼上产生的喜悦；它也会在不合适的时候抑制情绪，比如在办公室、聚会上产生的性冲动或者愤怒。

博勒加德说："调节情绪的能力是人类经验的核心，这种能力的缺失可能会带来灾难性的社会后果和情感后果。"

老化的大脑

随着成年大脑的衰老，它会继续经历修剪的过程，同时仍然有机会在神经元之间建立新的连接。除非受到疾病的影响，成年人的大脑会保持可塑性并且变得更有效率。老年人仍然有能力学习新的技能——比如，祖母会用电子邮件代替手写邮件，并通过对创造力和智力的追求得到满足。

大脑的衰老从 20 多岁开始，并且持续稳定地进行着。人类大脑的变化会使得一些人在 90 岁甚至 100 岁时仍然拥有健康的智力生活，而另一些人在更早的时候，就患上了阿尔茨海默病等退行性疾病。毫无疑问，个体的生理体质在健康和非健康衰老的倾向上起了一定的作用。但大脑中始终存在的可塑性，使人有机会最大限度地利用灰质，无论其年龄大小。保持大脑的活跃性以及让大脑受到挑战，是使大脑保持最佳状态的最重要因素。

表现上的变化

然而，随着年龄的增长，大脑功能的衰退是不可避免的。第一个显示出其老化状态的系统是记忆系统。大脑在中年后期开始需要更多的时间来学习和储存信息。与此同时，前额皮质的工作记忆功能会减退，保存信息的能力会下降。雷斯塔克博士把工作记忆比作计算机的桌面，它是指信息随时准备被使用的地方。比如在读爱情小说时，你读到的每一个新句子承接着你刚刚读过的句子。或者，当你走进一家杂货店，在脑海中列出你需要买的东西时，你就会使用工作记忆。

随着长时记忆和工作记忆能力的衰退，大脑需要更长的时间来整理信息以备日后使用，需要更长的时间来检索信息，需要更长的时间来做出决定。60 多岁或者更老的人通常很难摆脱令人分心的"噪声"，也很难集中精力完成手头的任务。在一个高度连接的即时通信世界中，信息过载是很常见的，它会使老年人的"心理桌面"超载，但对年轻人而言，这更容易处理。

额叶保持高效工作记忆的能力的衰退，解释了为什么老年司机总是受困于他们年轻的时候觉得很容易应对的交通状况。当你开车时，你的前额皮质不断地处理周围神经系统传来的信息。速度、方向、路牌、天气情况以及车辆和行人的位置等信息，必须在你更换车道、留意周围车辆以及寻找出口的同时得到持续处理。年轻人的大脑能够很容易地处理这些状况，然而，老年司机的大脑可能会不堪重负。因此，爷爷们可能更喜欢在老旧的公路而不是 8 车道的交通要道上开车。

知识速递 某些大脑活动并不会随着年龄的增长而减弱。在一项实验中，一个年轻人和一个健康的 75 岁老年人进行了同样的记忆测试，脑部 PET 显示，他们的大脑额叶发出了同样的亮度。

年轻人与老年人

大脑扫描显示出年轻人和老年人处理信息时使用了不同的方式。当不同年龄的志愿者看图片时，年轻人的大脑右半球中被称为视觉皮质的区域最为活跃，而老年人左右半球中视觉皮质的激活程度大致相同。当志愿者被要求观察一张图片并记在脑中时，和老年人相比，年轻人的额叶更加活跃，而老年人的颞叶和顶叶被激活的区域更多。

记不住名字是年老的大脑记忆力下降的一个例子。尽管各个年龄层的人都需要努力才能记住名字，但是这个问题在老年人中变得更显著。关于在长时记忆中储存和提取名字的难度会增加的理论，不仅把焦点放在老年人记忆功能的普遍衰退上，而且也放在情境的缺失上，而情境更容易让人回忆起名字。一个人的名字通常与他的长相、穿着或说话方式没有关系，所以我们很难形成协助检索记忆的联想。比如，一个叫作罗丝（Rose，也可指玫瑰）的女人，她有着粉红色的头发，这可以形成联想。如果没有这样的联系，名字就没有现成的记忆存储空间。此外，拥有超载的工作记忆的老年人大脑，更容易在互相自我介绍时分心。如果你第一次听到一个人的名字，同时又在想其他的事情，那么你很可能难以记住它。

心理健康

然而，也有好消息。当老年人的大脑得到有规律的心理锻炼，并且没有患有痴呆等疾病时，它就保持了抽象思维和分析思维、表达的能力以及其他高级功能。如果记忆力完好无损，词汇量和对世界的认识就会随着时间的推移而增加，交流也会变得更加复杂。在一个年老的大脑中积累的智慧宝库，成为一生积累起来的经验宝藏。老年人大脑的反应可能不如年轻人快，但它可能和年轻人的大脑一样复杂，甚至更加复杂。

＋ 10%的传说 ＋

"人类只使用了 10% 的大脑"，这是一个错误的传说。也许这个错误可以追溯到作家诺曼·文森特·皮尔，他写道（并非引述），人类只使用了 10%~20% 的大脑资源。或者，这也可能是因为人们观察到，有时候人可能会从极端的大脑损伤中恢复过来。从数学上讲，我们不可能计算出人类大脑中活跃或不活跃的神经元比值。大脑扫描仪器并不能对激活的神经元计数，也没有人知道健康的成年人大脑中到底有多少神经元。因此，代表大脑神经活动的任何比值中，分子和分母的数值都只是我们的猜测。

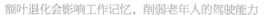

额叶退化会影响工作记忆，削弱老年人的驾驶能力

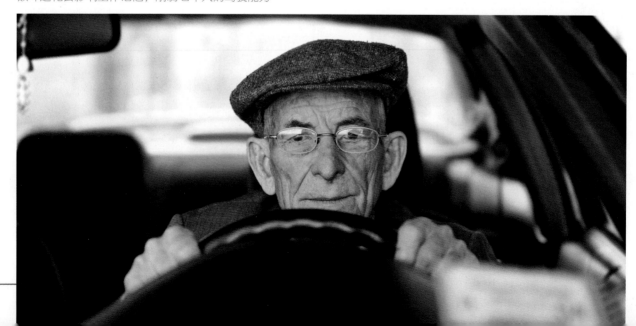

交叉参考：见『大脑的变化』，第288页

术 语 表

注意缺陷多动障碍：这是一种常见的精神障碍，患者很难集中注意力以及同时进行多项任务，很容易分心。有 4%~5% 的儿童受这种疾病的影响，并且这种疾病可能会持续到青春期和成年期。

行为抑制：一些孩子在面对陌生人或新环境时会产生的反应，他们可能表现出恐惧或害羞，可能会哭，或者向熟悉的人寻求保护。

行为主义：利用刺激和条件反射预测和控制行为的理论流派。

外胚层：发育中的胚胎的最外层细胞，会形成皮肤表皮和神经系统。

内胚层：发育中的胚胎的最内层细胞，会形成消化道。

胎儿酒精综合征：孕期过量饮酒导致的一系列发育障碍和出生缺陷。婴儿出生时可能会有异常的特征和畸形的器官，并有智力迟钝的风险。

谷氨酸：兴奋性神经递质，普遍存在于中枢神经系统。

中胚层：发育中的胚胎的中层细胞，会形成肌肉、骨骼、心脏和生殖器。

神经达尔文主义：这是由诺贝尔奖获得者杰拉尔德·埃德尔曼创造的术语，描述了接受持续刺激的神经元会生长而接受不到刺激的神经元会萎缩的现象。

神经沟：在发育的胚胎中，出现在大脑和脊髓发育的第二阶段，此时神经板开始向内折叠，形成神经沟。

神经板：出现在胚胎发育的第 3 周，随着外胚层的增厚而形成。是大脑和脊髓形成的第一阶段。

神经管：在胚胎发育的第 4 周开始出现，是由神经沟融合在一起形成的。

成神经细胞：原始的神经细胞。

神经元迁移：前额皮质产生的新神经元迁移到大脑的其他部分并承担新的任务。

音素：一种语言中最小的语音单位，可以通过它来改变一个词的意思。它本身并没有任何意义。

音素收缩：丧失听到和辨别每个语言声音的能力。

颞平面：大脑中与语言和手语理解相关的区域，在 2/3 的人中，左半球的颞平面更大。

修剪：大脑中的一种自然过程，在此过程中，弱的神经连接会逐渐消失。在胎儿发育期和青少年时期会大规模发生，在成年期以较小规模发生。

精神分裂症：一种令思维和感知发生扭曲的慢性神经系统疾病。这种疾病在男性和女性中都有发生，通常在青壮年期出现。症状包括妄想和幻觉。

"三位一体的大脑"：1967 年，由保罗·麦克莱恩提出的大脑进化理论。该理论认为，大脑有 3 个独立的区域，代表进化的发展阶段。

合子：受精卵。

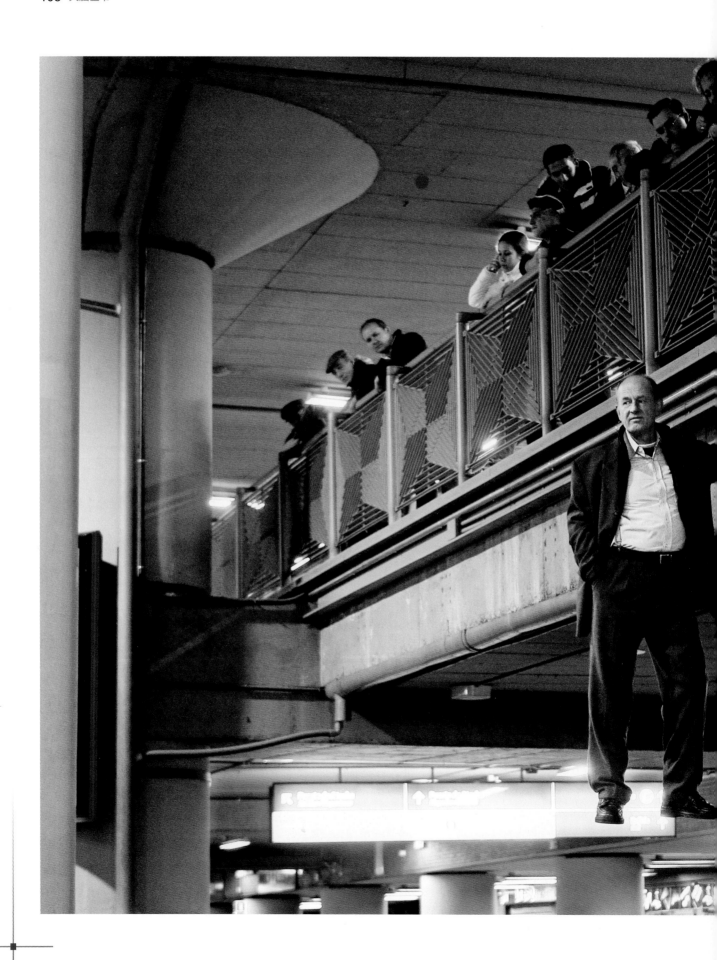

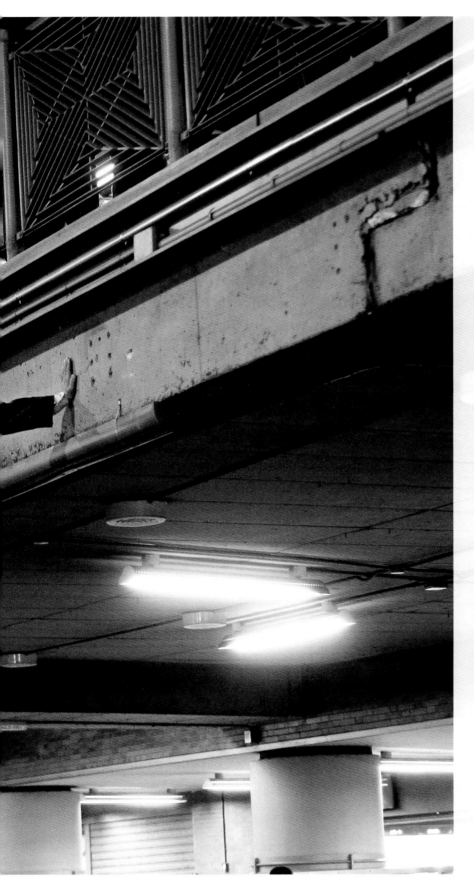

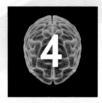

第四章
感觉

　　我们通过感觉来体验世界。我们脑中的图像，是通过声音、气味和感官收集的其他数据，加上人类独特的认知能力而变得完整的。它们创造了一个与外部世界相匹配的内部世界。大脑收集和解码身体之外的信息的能力不仅对生存至关重要，对情感、感觉和复杂的社会行为也至关重要。而这些都能赋予生命充实感和意义。

左图：
在西班牙的一个火车站中，旅客们呆呆地望着一位表演者附在墙上进行魔术表演

感知

人类大脑是如何体验外部世界的

　　大脑安稳地被关在颅骨里，通过感官体验外部世界。一个人主要有 5 种感觉，它们是我们收集环境信息的主要方式。这 5 种感觉为：视觉、听觉、味觉、嗅觉和触觉。数据被传送到大脑，大脑使用这些数据生成想法和观点、评估情况、产生反应，然后把它学到的东西作为记忆储存起来。通过感官进入大脑的信息强烈地影响了思想、情绪，以及人格。换句话说，你的视觉、听觉、嗅觉、味觉和触觉，都与你是谁以及你对世界的看法有着很大的关系。

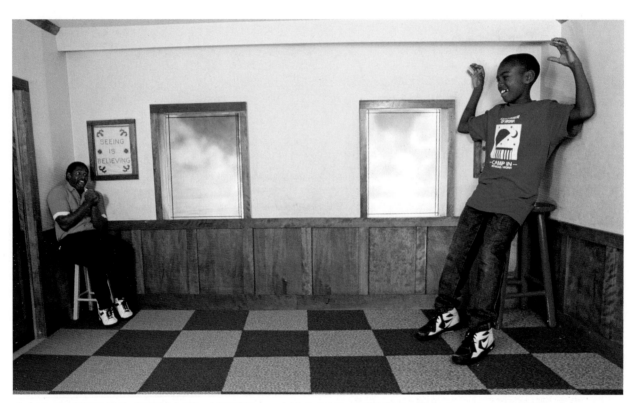

弗吉尼亚科学博物馆的爱丽丝客厅是一间视错觉室，它让参观者们质疑他们看到的东西

感觉过程

　　感觉的感受器是对环境变化做出反应的特殊神经元。环境变化在神经系统中被记录，就是人们所知的刺激。感觉是对刺激的意识，比如知道音乐的声音来自你的立体声音响。知觉是对刺激的含义进行解释的过程，比如音乐有点吵，或者这首歌很受欢迎。这两者都发生在大脑中，在信息被周围神经系统和中枢神经系统传递到大脑之后发生。

　　科学家对感觉的看法，很像是哲学家、数学家勒内·笛卡尔关于大脑的机械论观点。笛卡尔的理论是基于这样的观察：在巴黎的皇家花园里，踩到地砖会促使水流通过管道，导致雕像移动。那些科学家认为，通过一些看不见的过程，视觉、听觉信息和其他刺激进入大脑，就如同水流经过看不见的

交叉参考：见「信使」，第 052 页

管道，自动导致感知与行为。

瑞奇的大脑

　　事情要复杂得多，正如一名叫作瑞奇的女孩的经历所证明的那样。康奈尔大学的研究员弗雷德里克·弗拉赫在他 1990 年出版的《瑞奇》一书中讲述了这样一个案例，一个女孩在 3 岁时，就开始以一种不同寻常的方式感知世界。当她和父亲站在一起，通过一扇观景窗看到一排树时，她开始颤抖并且大喊："树都长到房子里来了！它们都长到这里

> **知识速递**　建筑师巴克明斯特·富勒戴着耳塞和特制的眼镜来阻挡感觉刺激，解放他的思想。

看 见 事 物

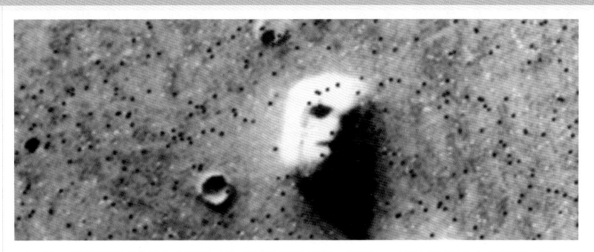

1976 年，美国国家航空航天局"海盗 1 号"轨道飞行器拍摄的一张照片，火星上的"脸"是由阴影形成的

　　伊利诺伊州罗斯蒙特的前市长好像并不想说再见。在 2007 年，前市长唐纳德·E. 斯蒂芬斯去世两个月后，当地居民在一家健身俱乐部附近一棵 15 米高的梧桐树剥落的树皮中，发现了他的"脸"。斯蒂芬斯曾经两次把这棵树从被砍伐的命运中拯救出来。太多的人挤在那棵梧桐树周围，以至于警察立起了人群控制路障。斯蒂芬斯的"鬼魂"在树皮上创造了他的形象的说法是毫无科学依据的。一种更合理的解释是幻想性视错觉，即人类会在随机图案中看到有意义的图案的心理现象。1976 年，火星表面上出现了一张巨大的"人脸"；2004 年，一块烤奶酪三明治上出现了圣母玛利亚的形象，并在一次网上拍卖中以 2.8 万美元的价格售出。幻想性视错觉为以上的事件提供了科学依据。

　　"我们天生就会注意面孔。"斯图尔特·埃利奥特·格思里在《云中的面孔：一种新的宗教理论》一书中这样写道。大脑倾向于寻找有意义的感觉刺激，这是罗夏测验的解释基础。瑞士精神病学家赫尔曼·罗夏在 1921 年创造出一项含 10 张墨迹图的测验，作为检查思维的方法。病人需要解释白色卡片上的黑色斑点，对他们所看到的东西进行描述。这种描述被认为可以反映潜在的人格问题。虽然这种卡片如今仍然被用来评估心理健康状况，但批评者说，它的效果并不比其他测验好，而且医生往往会对它进行过度解读。

来了！"她的父亲认为这只是孩子生动想象的一部分。但是，他错了。

随着年龄的增长，瑞奇在学校的学习遇到了困难，尤其是在阅读方面。有时，在她看东西的时候，世界消失了，只剩下她所关注的东西。即使在那个时候，她也必须集中精力，把那个东西固定在视野之内。

检查显示，瑞奇的眼睛没有任何问题。医生错误地诊断她患有各种心理疾病，有些人甚至建议瑞奇去做脑叶切除术，来改变她解释世界的奇怪方式。

寻找答案

当医生对这个女孩进行了一系列视力测试后，她的问题开始变得清晰起来。医生让瑞奇把目光集中在一个物体上，然后转移视线。他问瑞奇："当你看东西的时候，图像会停留多久？它会停留还是消失？"

"它会停留。我的意思是，我可以让它停留。"她回答。当医生问她后续的问题时，情况变得很明显。当瑞奇把视线集中在某个东西上时，她的大脑很快就开始屏蔽来自周围物体的视觉刺激。她不得不越来越努力，使注意的对象保持在视线之内，因为她的视野会缩小成一个"隧道"，然后这个"隧道"会坍塌。

很难描述出瑞奇看到了什么，但有人把这个过程比作从门上的钥匙孔往房间里看。在她还是个小女孩的时候，视觉处理的异常使她失去了深度知觉，导致她看到了移动的树木。

她以为所有人都是这样看待世界的，因此从来没有想过要告诉别人她看待事物的"正常"方式。这就像是一条鱼向其他鱼描述水是多么惊人的东西。

医生给她戴上了一副特殊的眼镜，可以使她长时间集中注意力，而看到的图像不会分裂。经过几个月的佩戴，并通过视觉练习调整她对视觉世界的

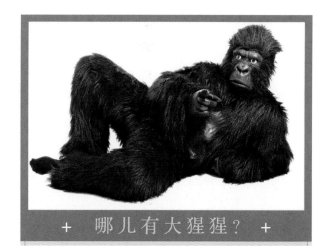

＋ 哪儿有大猩猩？ ＋

当注意力集中于某些事物时，人们会错过周围环境的一些重大变化。心理学家将其称为变化盲视。在一项著名的测试中，哈佛大学的研究人员播放了一段视频。在视频里，两个队伍分别穿着白色和黑色的衣服，在篮球场上抛球、运球。志愿者被要求数出白队的传球次数。视频播放到一半时，一个穿着大猩猩服装的人走过。大多数志愿者甚至从没看见那只"大猩猩"。

知识速递

1893 年，英国艺术学教授亚历山大·华莱士·里明顿申请了一项"彩色风琴"的专利。这是一种将颜色和音调匹配起来的装置。他基于艾萨克·牛顿的理论，发明了这一装置。

感知，她的大脑网络开始发生变化。6 个月后，瑞奇看到了大多数人眼中的世界。

感知塑造世界

瑞奇的故事告诉我们，在大脑根据 5 种感官输入的信息建造模拟的"真实"世界时，感官知觉起着重要的作用。视觉不过是我们的大脑创造的一些符号，代表了身体之外的存在。同样地，大脑也会

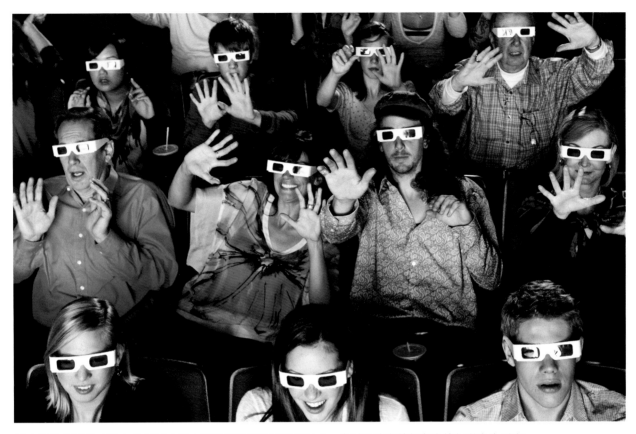

看电影的人戴着三维立体眼镜（配上特殊的蓝色和红色镜片），会对物体向他们袭来的幻觉产生反应

通过赋予听觉刺激意义的方式来解码听觉刺激，而我们也会对这种意义做出反应，例如，当我们听到汽车回火的声音时，我们会想到"枪声"。

与触觉、嗅觉和味觉等相关的部位与身体外的分子相互作用，在大脑中产生各种感觉，带来从快乐到厌恶的一切感受。在每一种情况下，我们都是对脑中的符号做出反应，而不是对它们依赖的现实做出反应。

瑞奇的案例强调了，感知的失真是如何在大脑皮质合成信息的复杂神经网络中造成失真的。最终，它们可能影响边缘系统中的情绪中枢和前额叶的决策功能。因此，一些被诊断为源于心理的问题，从严格意义上来说，可能是感知上的问题。

这并不是说，这一套感知是"正确的"，而另一套感知是"错误的"，只能说有些感知比其他感知更普遍。既然我们是对头脑中的画面而不是对世界本身做出反应，谁又能说只有一组画面是正确的呢？大脑在"决定什么是现实"中起到了至关重要的作用。

诗人兼神秘小说作家埃德加·爱伦·坡在写下"我们所见或似见的一切，都不过是一场梦中之梦"时，可能是在讨论感知在定义世界时所起到的作用。

模式与固有印象

当大脑从外部世界收集信息时，它会习惯于感知的模式。例如，当你看到一条可卡犬时，你的大脑会处理这些信息：它的形状，它毛发的长度、颜色和质地，它的叫声，它的气味，它的高度和长度以及其他的细节。然后大脑得出结论：你看到了一条特定品种的狗。如果你看过足够多的可卡犬，你的大脑会比你第一次看到这种狗时更快地建立起联系。这种快速处理感知信息的方式是有其用途

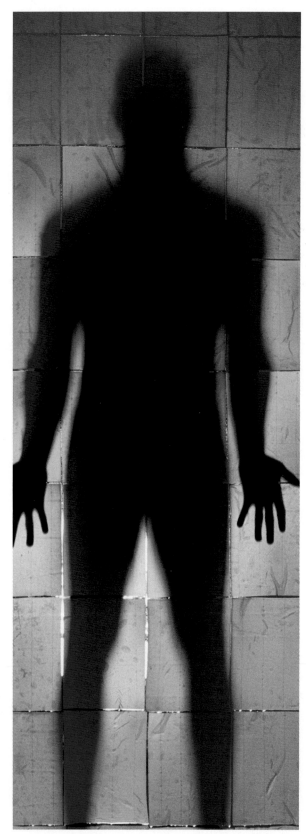

这个人的轮廓在大脑中被记录为男性，因为它符合大脑对男性的固有印象

交叉参考：见『学习』，第 246 页

的。在 20 世纪，记者沃尔特·李普曼注意到，当政治宣传在既存态度（这种态度由不断重复感官体验而形成）上发挥作用时，其效果最好。大脑会根据之前经历过的事情对新的心理图像进行分类。世界的图像通过个人的镜头进行过滤，对于一个观察者来说，拥挤的城市街道是光和声音构成的和谐场景，而对另一个观察者而言，它则是一个阴暗的垃圾场。他们两个通过不同的经历来为相同的场景进行分类。李普曼把这个过程称为"模式化"，即使用模具生产印版的过程，印版与之前存在的形式相匹配。

简化这个世界

而且，不仅仅是政治宣传依赖现有的感知容量。李普曼认为，固有印象对理解日常世界至关重要，如果每个人每时每刻都重新看到生活中的所有细节，他们就会被源源不断的感官信息所淹没。

大脑通常通过简化感知来度过每一天，固有印象让我们对世界产生期望。它们使人类能够预测行动和反应，并为此做出准备，从而最大限度地降低伤害，最大限度地获得快乐。我们对一条咆哮或狂吠的狗产生的固有印象，会让大脑将其识别为一种威胁。"我们不是先观察，然后定义。"李普曼说，"我们先定义，然后观察。"

当我们脑中的图景和外部世界不匹配时，潜在的危险就会出现——我们匆忙得出结论，而这些结论是我们缺乏关于新感知的固有印象时得出的。也许那条狗其实是狼，而不是可卡犬。也许那个在地上打滚的人是癫痫发作，而不是在跳舞。也许杯子里的透明液体是酒精，而不是水。

感受新经验

当神经元反复暴露于特定的刺激时，它们会进行自我组织，来识别并且迅速做出反应。一条狗可能会把铃声当作吃晚餐的信号，或者在看到主人在被子下摆动双腿时，认为那是早晨起床散步的信号。婴儿一次又一次地听到母亲的声音，很快就能将它和其他声音分开。一位长号演奏家在听他最喜欢的交响乐时，会将长号的音色同其他铜管乐器的音色区分开来。冲泡咖啡的气味，在睡懒觉的人喝到第一口咖啡之前，就已经让他振奋精神了。大脑皮质学习到这些经验，把它们教给大脑的较低层区域，然后这些信息就会被自动处理，不需要大脑再耗费精力重新进行认知。

新的经验增加了大脑的神经连接，建立了模式，并且改变了我们看待世界的方式。就像肌肉在反复

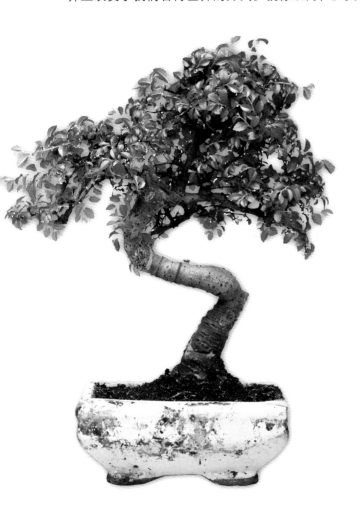

运动中会不断地增长和增强一样，神经网络对外部刺激的反应也变得更加高效。记录新的信息和新的经验可以让大脑保持健康和敏锐。对各种期望（或者李普曼所说的"固有印象"）进行创造和反应的过程中，大脑很容易产生认知失真。

保持敏锐

艺术家亨利·马蒂斯写道："'看'已经是一项创造性的工作，需要付出努力。"马蒂斯的这句话预见了现代神经科学。一个世纪以前，研究人员认为大脑对视觉信息和其他感觉信息的处理是某种程度上的被动信息合成，但现在，他们明白了一个微妙的区别。视觉体验是由不同的感觉信息流合成的。这些信息包括颜色、动作、形状等。每个方面分别同时被处理，然后进行合成。

观看艺术品——真的"看"艺术品，不仅挑战和扩展了大脑的感觉网络，也增强了大脑的创造力和记忆力。

神经学家理查德·雷斯塔克有以下建议。

√ 购买一盆盆景，通过心理锻炼来了解它的每一个枝叶。

√ 首先，把这棵小树放在地板上，从上面仔细观察。记住它的形状和树枝的图案。闭上眼睛，用你的记忆来想象它。然后睁开眼睛检查准确性。把树放在和视线平齐的位置，重复一次。

√ 在视觉上进行放大，就像拉近照相机的镜头一样，直到你可以看到所有的树枝。查看单个树枝上的叶子有多少。闭上你的眼睛，在脑海中重新创造出精确的形状。让你的思想集中在图像上，而不是文字上。

√ 随着你在睁眼和闭眼时"看"盆景细节能力的提升，你将发展你的感知能力以及和它相关的神经网络。

视觉与听觉

人们经常被问到一个假设性的问题："你宁愿失去哪种感觉，视觉还是听觉？"这是一个艰难的选择，因为这两种感觉都对我们如何感知和解释周围的世界至关重要。它们在向大脑提供信息方面所起到的重要作用是无法被低估的。眼睛和耳朵都在不断地处理数据，而数据来源几乎是无限的。

视野

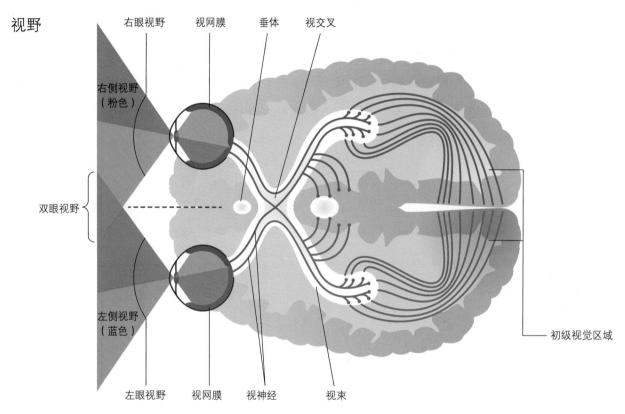

每只眼睛都只能看到一部分视觉世界。在整合成一幅连贯的图像之前，这部分信息会在另一个半球进行处理

视觉的复杂性

想想你的视觉。当你读这句话的时候，你大脑的视觉网络正在接收超过一亿比特的信息。你的眼睛不停地从一个地方扫到另一个地方，通常在任何一个字上停留的时间都不会超过 0.5 秒钟。这一页纸之外的周边视野中是模糊的色彩与形状；在眼睛的中心，有一个叫作中央窝的小区域，其包含足够多的光感受器，能够非常清晰地看到事物。

你可能认为你把整个世界看作一个清晰且无缝的整体，但是你的视网膜将信息分成不同的类别，比如颜色、形状和线条，而且只有你视野中心的一个小区域中的视觉是敏锐的。这种筛选过程可以防止大脑被过多的视觉刺激所淹没。而当你转移注意力时，它会帮助大脑收集所需的信息，以创造有用的世界景象。

100 万个小碎片

当你感受一个物体的属性时，无论是页面上的一个单词还是街上经过的一辆车，你的大脑都会自动合成信息流，将它们与储存在记忆里的图像进行匹配，并进行连接——然后你就能识别你所看到的东西。因为你是根据粗略的信息得出这些结论的，所以你的大脑填补了感知的空白。例如，在每只眼睛中，视神经的连接点上都有一个盲点，在那里没有光感受器。双眼视野的重叠填补了这一空白。在单眼视野和双眼视野中，你可能意识不到盲点的存在，直到有人移动一个物体并慢慢穿过你的视野，你才可能意识到它。

例如，当你在格子篱笆的另一边看到一只鹿时，这种感知合成填补了空隙。当你发现它在花园里觅食时，它吓了一跳，然后跑开了：你实际上通过篱笆上的多个空隙看到了 100 多块鹿，但是你的大脑把它们合成了一个整体。

对于大多数人来说，大脑依赖两只眼睛提供的信息。随着幼儿大脑的发育，他学会了把两只眼睛的信息处理为一幅连贯的图像。从进化的角度来讲，这种发展的优势是能够对事物进行深度感知。如果你先闭上左眼，然后再睁开，再闭上右眼，你会注意到左右眼看到的两幅图像的差异。靠近脸部的物体比远处的物体带来的这种差异要大得多。判断距离的能力在穿针等精细触觉工作中很有用，而且可以让我们避免潜在的威胁。

视锥细胞和视杆细胞

视觉始于波长在 400 到 700 纳米之间的光线到达眼球后部的视网膜。视网膜中的 4 种感光神经元对不同波长和强度的光起反应。其中 3 种神经元是不同种类的视锥细胞，它们对红色、绿色、蓝色的明亮光波有反应。随着光线强度的增加，这些神经元会逐渐增加电化学信号的强度。这些电化学信号最终到达位于大脑后枕部的视觉中枢。

神经网络通过将不同强度的 3 种原色（红色、绿色和蓝色）的光的感觉信号混合起来，产生其他颜色。但是这种混合方式和颜料的颜色组合不一样。

如果你将红色和绿色颜料混合，你会得到棕色的颜料。然而，混合红色和绿色的光会得到黄色。你可以通过在两个手电筒前面贴上红色和绿色的滤光片，然后将光束重叠来证明这一点。视锥细胞在记录视觉光谱的所有色调时，如果记录某一种色调的能力受损或缺失，那么这就会造成色盲。

第 4 种光敏感神经元为视杆细胞。当光强度较低时，比如在没有月亮的夜晚，它们会记录光的强度，但不会像视锥细胞那样混合原色。视杆细胞依赖一种对暗光极为敏感的化学物质——视紫红质，这种物质含有维生素 A。它集中在水果和菠菜、红薯、

> **知识速递** | 人类眼睛平均有 9 100 万个视杆细胞，但只有约 450 万个视锥细胞。

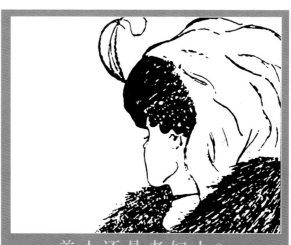

+ 美人还是老妇人？ +

视错觉的产生是因为大脑在解码刺激时，产生的意义与现实不符。当我们意识到这种错觉时，我们的大脑通常会进行补偿来创造新的意义。但事情并不总是这么简单。在看上面的图片时，大脑将图像解码为一个穿着皮草的年轻女孩或是一个老妇人。由于大脑无法同时构建相反的意义，感知就会在两者之间转换。

胡萝卜等蔬菜中，这就是为什么吃胡萝卜（就像你妈妈告诉你的那样！）确实能改善你的视力。

视觉机制

视杆细胞和视锥细胞与其他神经元一起工作。有些神经元会比较相邻两个视觉点的相对亮度，这有助于确定物体的边缘。亮度因昼夜变化而变化，使得物体在不同的光线下看起来不一样，有时还会误导大脑产生错误的识别模式。例如，在一个昏暗的房间中，一件挂在架子上的外套可能被识别为一个恐怖的人体形象。

一些神经元根据视觉线索（包括立体视觉）来记录与一个物体的距离。鹅卵石街道上的砖块就会提供这样的线索，当你看着街道的另一端离你越来越远，本来大小一致的砖块就会显得越来越小。

另一些神经元会记录运动，这是进化的重要产物，它使我们的祖先能够快速识别潜在的捕食者。有趣的是，不同的神经网络记录不同的运动方式。直线运动，比如在无风天气里，一个苹果从树上掉下来的运动，会激活一种神经网络。螺旋形运动，比如龙卷风中的碎片或是旋涡的运动，会由另一种神经网络记录。而扩张运动，比如在《星球大战》电影中，当一艘飞船跳跃到光速时星体的运行路线，就会由别的神经网络记录。

知识速递

20世纪70年代，苏联眼科先驱斯维亚托拉夫·费奥多罗夫发明了矫正视力的外科手术。这种手术被称为放射状角膜切开术，是指在角膜（覆盖在眼睛上的透明保护组织）上开一个小切口。随着伤口愈合，角膜收缩，视力得到改善。

视觉与大脑

它是如何工作的？想象一下，你漫步在卢浮宫的走廊上，突然看到了达·芬奇的《蒙娜丽莎》。光波的强度足够大，能够刺激并激活视觉神经元的突触。它通过视束向丘脑外侧膝状体和上丘发送化学信号。后者可以帮助调节头部和眼睛的运动，使得视觉输入达到最大化。前者是视觉信号到达枕叶视觉皮质的中转站。在视觉皮质中，有一个被称为V1的区域，它将电化学信息重新分配到至少30个神经网络中，来进一步处理包括颜色、形状和纹理在内的视觉属性。

大脑左右半球的每个叶只接收一半的视觉信息。这些区域整合了两幅图像，最后将一幅统一的图像发送到额叶进行分析。意识就是在那里产生的：只有在那个时候，大脑才会意识到自己在看世界上最著名的画作之一。

交叉参考：见『记忆的形成』，第256页

出了什么问题？

黄斑变性是一种影响视网膜中心区域的疾病，是导致55岁以上的美国人视力严重下降的主要原因。它影响了大约200万人。这种疾病会损害眼球后壁内侧的黄斑，即一层直径约为0.5厘米的薄膜组织。在正常情况下，黄斑中对光敏感的视锥细胞和视杆细胞中的蛋白质，会随着对光的反应而缓慢降解，然后作为废物被排出。出于未知的原因，黄斑变性会干扰废物的清除，导致黄色不透明脂肪状沉积物的堆积。由于黄斑的神经元负责视野中心对清晰细节的感知，其退化会影响阅读、驾驶、面孔识别以及手眼协调。这种疾病多发于女性、白人、老年人、超重者和吸烟者中。任何治疗都无法逆转这种疾病。但在2005年到2009年间，神

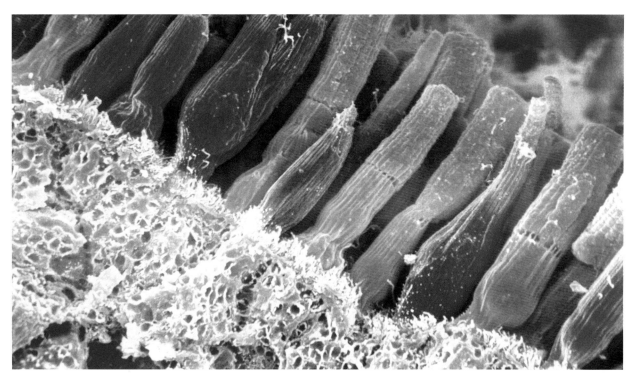

彩色扫描电子显微照片中的绿色视杆细胞和粉红色视锥细胞检测光信号，并将其传递给视神经

识别

不同的神经元对不同的视觉刺激有着选择性的反应，这引发了一项实验——将单个神经元和电极连接，以记录能够激活这一神经元的刺激。科学家曾经开玩笑说，当你看到并且认出你可爱的祖母时，"祖母"神经元就会被激活。

然而，识别你的祖母不只依赖一个细胞。大脑已经学会了在处理有关面孔的视觉信息时要特别地注意。一个人眼睛的宽度、鼻子的倾斜度、头发的颜色等方面的差异，会合成对一个人而不是对其他人的识别信息。即使是双胞胎之间的微小区别也会被注意到，并且成为识别的基础。灵活的神经网络处理各种可能变化的信息。正是这些网络使你能够认出你的祖母，尽管比起上次你见到她时，她瘦了一些，也换了发型和衣服。

识别依赖对信息的解码，每个物体都有自己的特征。艺术家安东尼·格林说："如果把叉子画得看起来像是印度橡胶做的，那你画得就不好。叉子

经学家使用MRI证实，黄斑变性患者的视觉皮质会自我重塑，以应对这种疾病。失去清晰的中心视力的患者开始关注视野的其他部分。由于可塑性，失去视网膜中心的信号的皮质神经元，开始对视网膜其他部分的刺激做出反应。如果最初从视网膜中心接收信息的神经元能够保持活跃，科学家们可能有一天会找到一种治疗方式让患者重拾光明。

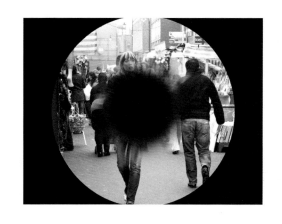

是一件坚硬的东西，它有一定的光泽，这是它的特性。它有三四个尖头，它是叉状的。这种原则适用于画耳朵、鼻子、嘴巴、胡须等身体上的任何一个部位。"

基于经验，大脑开始识别物体的本质，即使是最复杂的机器也很难做到这一点。即使重要的细节被剥离了，大脑也可以通过物体的本质对其进行识别。这就是为什么编辑过的名人漫画虽然只用几条线代表一张完整的脸，但是人们依然可以辨认。艺术家抓住了面部的基本元素，简化了那些不重要的部分。

盲人是如何"看到"的

考虑到视觉的重要性，当盲人的眼睛不收集数据时，他们是如何"看到"世界的？他们当然会比有正常视力的人更依赖其他感官。听觉变得更加重要，因为对声音的探测和分析可以帮助他们在世界中确定位置，比如通过倾听敲击手杖发出的回声来探测周围的物体。他们的记忆力也很好，尤其是在语言和空间排列方面。在有文字记录之前的欧洲，盲人诗人能够记住数千行故事和诗歌。和现在一样，盲人也会利用他们的空间记忆来绘制周围物体的方位。由于他们无法看到桌子和桌子上咖啡杯的位置，

> **知识速递** | 德国生理学家阿道夫·菲克在 1887 年发明了第一副可佩戴的隐形眼镜，它是由吹制玻璃制成的。

阅读盲文的盲人的脑部扫描显示，触摸盲文点亮了右上顶叶区域，认知活动出现在右下区域

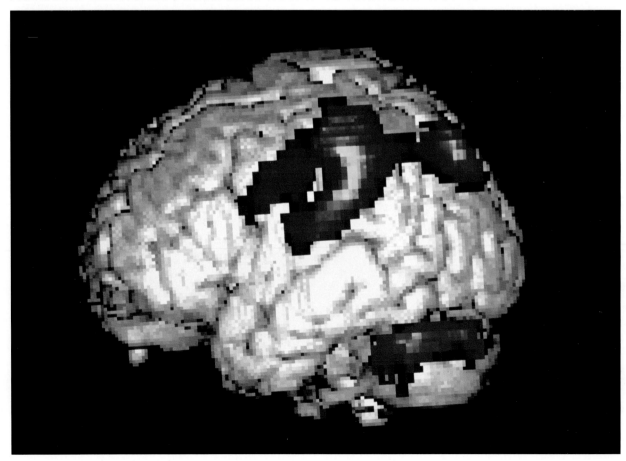

他们必须记住这些空间信息，否则就会遇到磕碰和烫伤。

但是盲人的大脑的确会对失明做出反应。未失明的人处理视觉信息时所使用的神经网络，显然是被盲人赋予了新的用途。

例如，当盲人记忆语言信息时，他们通常会调用初级视觉皮质的神经通路。当研究人员在盲人的视觉皮质附近制造磁场时，电流干扰会影响盲人选择动词的能力。这种磁场会干扰有视力的人的视觉，但不会影响他们的语言能力。

听力

除了视觉，听觉是最重要的感觉之一。大脑通过周围的噪声和其他声音收集有关环境的重要信息。嘎吱作响的地板让你知道有人在偷偷靠近你，而漏水的水龙头会让你知道需要打电话给水管工，一首你喜欢的歌会让你起身跳舞。

收集声音的主要工具是我们的耳朵。在耳朵中，有两种执行不同功能的机械感受器。第一种记录声音的存在，包括其音高和强度。第二种感受器是独立的，它不断地探测头部和身体的运动，来响应重力和方向的变化。

脑中的声音

声音是由传导介质（如空气）中的压力扰动引起的。当压力刺激大脑皮质中位于颞叶的听觉区域时，大脑会记录声音。为了到达那个区域，压力波必须通过空气将能量传递到耳中的膜、液体和骨头上，并传递到内耳中叫作螺旋器的听觉感受器上。

这是一个长而复杂的振动链。首先，声音撞击鼓膜，使其以与传入声波相同的频率振动。声音越大，薄膜来回移动得越多。鼓膜把它的能量传递到中耳，在那里，能量被集中和放大。

压力的增加会使内耳耳蜗管内的液体产生波动。这些波穿过耳朵的一些结构，到达基底膜的纤维上。长纤维会对低音产生共鸣，而短纤维会对高音产生共鸣。

所有这些不同声音的处理都发生在压力波到达基底膜上部的螺旋器之前。这个特殊的器官由支持细胞和毛细胞组成。毛细胞会在基底膜的特定振动下弯曲。当耳蜗中的毛细胞做出反应时，它们会发出电化学信号，这些信号通过听神经传到脑干。这条神经大约只含有 2 500 根纤维，远远少于与视觉相关的神经束的数量。因此，这些纤维必须有效率地工作。即使在没有声音的情况下，它们依然具备携带信息的能力。

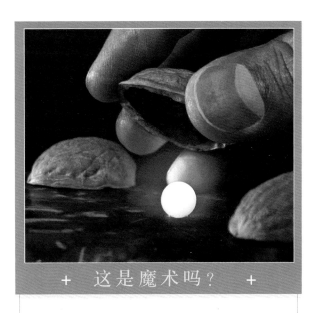

＋ 这是魔术吗？ ＋

魔术师不需要"黑魔法"，他们需要了解大脑。对于许多舞台表演者来说，误导注意力是非常重要的。突然的动作、声音、新事物的出现——任何事情都可以将感官的注意力从魔术的本质上转移。观众的大脑并没有意识到真实的因果关系，填补了感知中的空白。然后，瞧啊——"魔法"出现了。魔术师兼记者让·于加尔说："误导原则在魔术中扮演着如此重要的角色，以至于有人会说，魔术就是误导，误导就是魔术。"

处理声音

当听觉刺激到达大脑脑干，神经网络根据其音调和音质进行分类。脑干通过消除那些通常由墙壁、天花板和地板反射的声音，来简化理解。但是如果一个声音是新的或者是奇怪的，比如是一个潜在的威胁，脑干就会让它通过。脑干也开始处理音素，产生了对语言的理解。

然后，听觉冲动被传送到中脑的上丘。在那里，听觉信息和其他的感觉信息被合成，开始创造统一的对世界的体验，例如，在以前的庆祝活动上，你在看到火枪的闪光时，听到了爆炸的声音，闻到了火药味。

听觉冲动通过丘脑到达初级听觉复合体，在那里它们和其他神经网络相互作用，神经网络将声音与记忆、其他感觉和意识联系起来。听觉复合体有着大量的神经元来处理不同的声音频率。

拉威尔和失语症

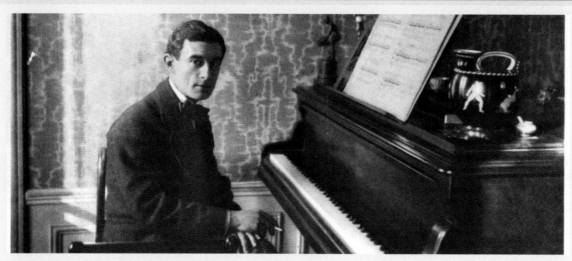

残酷的是，作曲家莫里斯·拉威尔的大脑失去了欣赏音乐的能力

经过 14 分钟的不断重复，作曲家莫里斯·拉威尔的《波莱罗》从 C 大调强烈地转到 E 大调，然后又转回去，精心打造的固定音型结构和上升旋律最终分崩离析。在 1928 年，也就是创作这首曲子的年份，这位 53 岁作曲家的精神开始走向崩溃。在他生命的最后阶段，拉威尔患上了衰弱性的综合病症：失用症（无法进行协调运动）、失语症和失乐症（分别影响语言和音乐表达或理解能力的神经退行性疾病）。失语症发生在卒中等疾病或头部损伤之后。任何会导致大脑优势半球（通常是左半球）受损的事情，都可能会引发失语症，因为优势半球是语言形成和处理的区域。由于理解音乐的能力存在于两个半球，包括左半球的布罗卡区和右半球负责音质的区域，一些患者既不理解语言也不理解歌曲，而另一些患者只患有失语症。拉威尔既有失语症也有失乐症。即使是现代的音乐语言治疗师，他们也无法帮助他。随着疾病的发展，拉威尔几乎无法分辨键盘上的音符位置。重新学习字母表的尝试也失败了。到 1937 年 12 月，他的左半球萎缩到让他崩溃的程度，他去世了。"我还什么都没说，我还有很多话要说。"他曾经哀叹道。

知 识 速 递

有时耳朵在没有外界声音刺激的情况下也会听见声音。在寂静中长期出现的振铃声或咔嗒声被称为耳鸣。听觉系统神经元的缺失会造成一种感觉上的空缺，而周围的神经元会填补这种空缺，产生被解释为噪声的信号。

反应

两个大脑半球在处理听觉信息时的分工并不相同。左半球比右半球更擅长解码音乐节奏，而右半球则专门研究音质或音色。快速的声音，比如口语中的特定辅音组合，左脑也比右脑处理得更好。

大脑的进化在大脑深处留下了对威胁生命的声音的"战斗或逃跑"反应。当没有时间去思考一个声音是否代表危险时，丘脑就会快速有效地处理声音。

大脑的上部，包括颞叶皮质的听觉复合体，需要更长的时间来反应和处理。混合的频率创造出模式，大脑皮质会与其经验库进行比较，然后采取行动。很多种声音，从婴儿的哭声到鲸鱼的歌声，会让大脑皮质中的神经元群兴奋。混合神经刺激会产生细微的差别，比如单词的"词"和思维的"思"的不同。

为了理解神经网络整合的复杂性，可以想象一下：观察某人在不出声说话时嘴唇的移动，会激活听觉复合体，而与说话无关的面部运动则不会激活它。在另一个层次的整合中，大脑的情绪中枢可以为音乐添加意义，大和弦的管弦乐作品会激发欢快的情绪，而小和弦的作品会激发悲伤的情绪。

我们是如何听到声音的

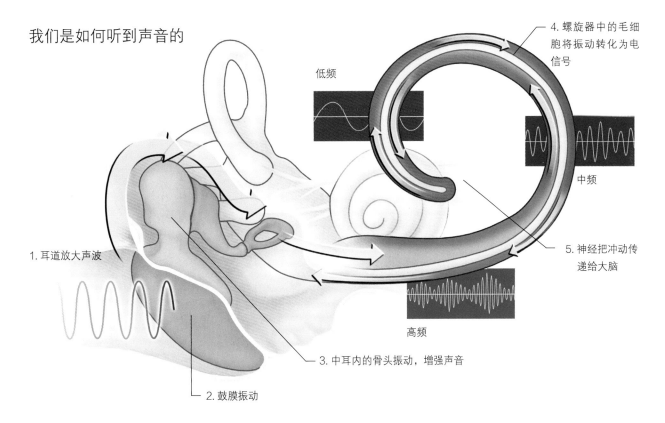

低频

4. 螺旋器中的毛细胞将振动转化为电信号

中频

5. 神经把冲动传递给大脑

1. 耳道放大声波

高频

3. 中耳内的骨头振动，增强声音

2. 鼓膜振动

声波在耳朵里被转换成神经脉冲，并被传送到大脑的听觉中枢

微调

内耳的感觉神经元大多向大脑传递信息，但是有一些耳蜗外圈毛细胞却从大脑接收信息。大脑利用这个反馈回路来保护耳朵。当大脑检测到传入的声音过大以至于会对人体产生危害时，它会向内耳传递信号，将它们的能量扩散到基底膜更大范围的区域来减弱感觉。声音太大会导致毛细胞受损，而且是永久性的，最终会导致一定程度上的耳聋。

当传入的声音包括一个以上的音高或不同的音量时，基底膜上不止有一组毛细胞会产生共振。大脑皮质会处理两种或两种以上的声音。因此，一名音乐爱好者在聆听贝多芬的《英雄交响曲》时，可以在音乐中分辨出不同的乐器或声部。

大脑的视觉处理系统将视觉属性分离然后综合处理，颞叶皮质的听觉区域也包含执行特定细小功能的神经元。一些神经元在音乐开始时被激活，另一些则在音乐结束时被激活。有一些很容易被激活，而另一些却不容易被激活。

一般来说，更大的声音会使大脑释放更多的神经递质，且频率更高，导致更多的神经网络更频繁地被激活，大脑会将这种增强的行为解释为更大的音量。脑干中的神经元可以分析声波传入两个耳朵的强度和时间差异，这有助于大脑定位声音的来源。

助听器的工作原理是放大到达耳朵的声波。这种设备的早期版本会给使用者带来一些麻烦，因为它们不加区分地放大了所有声音。这种设备的现代化版本平衡了噪声和其他声音，帮助听力受损的人专注于特定的声音。它们能够屏蔽背景噪声，来突显某些更重要的声音。

同样的事情也会在聚会上很自然地发生。当你参加一个聚会，很多人在讲话时，大脑会记录所有的声音。但你可以继续你自己的谈话，因为大脑会把一些声音记录为有意义的声音，把另一些记录为噪声。

平衡

耳朵除了在听力中起作用外，还包含保持身体直立和平稳（这种特性被称为平衡）的重要结构。所有脊椎动物的脑干下部同样起着保持平衡和感知空间方位的作用。

果冻状的耳石膜含有微小的碳酸钙耳石（otolith，希腊语中"耳中的石头"的意思）。这种膜与能够探测身体旋转运动的半规管一起，形成了大脑的前庭器官。它记录身体的空间方向变化，比如在挥动高尔夫球杆或网球拍等活动中，身体向某个方向倾斜的朝向变化。这个器官和视觉、运动复合体一起工作来维持平衡。

前庭器官在重力作用下的表现让太空科学家们忧心忡忡，因为他们认为在太空中长时间的失重状

＋ 听与不听 ＋

这就是所谓鸡尾酒会的问题。在一个喧闹的宴会上，你的朋友说："嘿，（敲鼓声）要（撞击声）还是不要？"无论怎么试，你都听不清中间这些字。你可能有高频听力损失的问题，或者是大脑试图避免被声音淹没。被声音淹没的大脑指示其听觉处理神经元减少输入，以便更好地理解。年轻的大脑有一个很好的"调节开关"，但它随着年龄的增长而变弱。研究人员正在对"调节开关"回路中细胞的退化和耳朵中对振动敏感的纤毛的损失进行研究。

交叉参考：见『无声地运行』，第156页

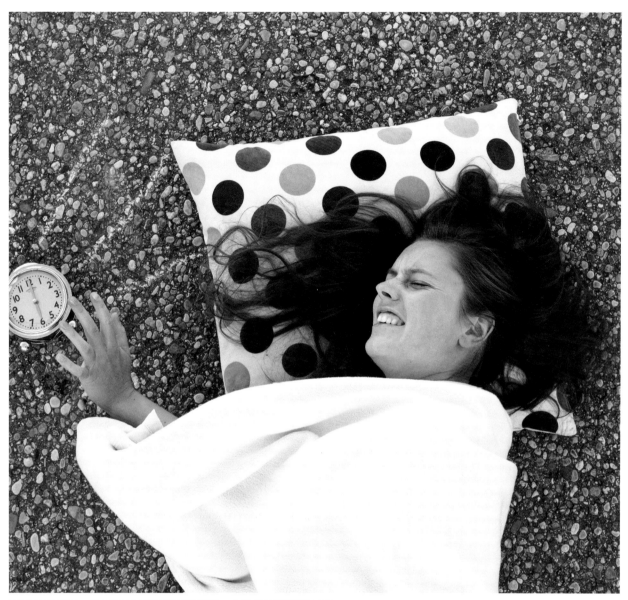

当音量增加时，更多的神经网络变得活跃，会激发更强烈的感觉

态会产生潜在影响。他们的担忧并没有必要。宇航员们习惯于不知道哪个方向是"上"，毫无限制地转弯和旋转甚至变成一件有趣的事。然而，当宇航员返回地球时，他们需要调整一段时间来恢复他们在正常重力下的平衡能力。

平衡是一种惊人的身体状态。如果你把头从一边移向另一边，你视野中出现的字依然是稳定的。当平衡被打破时，大脑会产生不愉快的紊乱感。晕船在海上很常见，当大脑从眼睛和前庭系统中接收

到相冲突的感觉信息时就会发生：在船舱中的乘客认为房间是稳定的，但是他们的耳石坚持认为他们的重心在下方移动，说明他们在运动之中。站在甲板上，海洋的运动会同时被眼睛和耳朵记录，晕船的感觉会减弱。

每年约有 200 万美国人因前庭平衡障碍寻求治疗，治疗方法因病因而异。通常，医生会用药物减轻症状，比如让病人服用缓解眩晕的药物，还可以增加物理治疗手段来解决问题的根源。

嗅觉与味觉

感官协同

嗅觉和味觉常被认为是两种不同的感觉，但它们有很多相同之处。它们分析从外部世界进入身体的分子，它们过滤掉有害的威胁。此外，它们一起努力，最大限度地帮助我们品尝食物，这是生活中的一大乐趣。

直接的感觉

与嗅觉相比，其他感觉通往大脑的道路漫长而曲折。嗅觉是最古老的感觉，走的是一条更为直接的道路。味觉、触觉、听觉和部分视觉系统通过脑干向大脑发送电化学信号，然后脑干将这些信号传递到丘脑，再传递到大脑皮质。嗅觉信息直接进入杏仁核和嗅觉皮质（它们是边缘系统的一部分），中途不需要在丘脑停留。

嗅觉同样与大脑的情绪调节中枢相连。当你闻到什么东西时，这种感觉几乎是未经过滤地涌入大脑的额叶。这种直通道路有着进化上的理由。如果你准备吃变质的食物，或者摄入有毒的化学物质，鼻子就充当了筛选系统。与嗅觉灵敏的动物相比，嗅觉不灵敏的动物在繁殖前死亡的可能性更大。

由于杏仁核直接影响着交感神经系统和家庭的养育纽带，所以气味可以引起心跳的加速和血压的升高，或者带来平静和幸福的感觉。后者是芳香疗法的基础。

嗅觉系统直接连接大脑控制情绪和记忆的中枢，使得气味能够触发对多年前的事件的强烈记忆。处理气味的边缘系统包含愉快中枢，在情绪反应中起着至关重要的作用。一种气味是如何被解释的，这是非常个性化的事情。汽油和牛粪的混合物包含的这两种通常被认为不愉快的气味，可能会勾起我和堂兄弟们在堪萨斯农场度过快乐夏天的回忆。

与味觉的关系

嗅觉在味觉中也起着至关重要的作用，这就是

> **知识速递**
>
> 鼻腔中有痛觉感受器，所以一些气味，比如辣椒或氨水的气味，实际上会引发痛觉。

重大突破

人的鼻子可以区分出成千上万种气味，但是如何用语言来表达其中细微的差别呢？德国心理学家汉斯·亨宁（1885—1946）在1916年发明了一种"气味棱镜"，试图绘制气味之间的区别。他召集了几名志愿者来闻400多种气味，将每种气味剥离到"纯粹的感官特性"上，然后对它们进行分类。亨宁记下了所有参与者的回答，并且试图将它们描绘出来，但没有成功，直到他偶然想到了棱镜的形状。他声称，所有的气味都可以被置于棱镜的表面，棱镜的4个基础边由芳香的、清淡的、辛辣的和树脂味的气味组成，而顶点的气味包括腐烂的气味、烧焦的气味等。亨宁试图将化学应用到这个系统中，比如他认为芳香的气味来源于棱镜相邻角上的苯分子环。他的理论在多个方面都受到了质疑，包括其简明性。有些气味似乎并不是在棱镜的表面，而是在其内部。还

交叉参考：见『记忆的形成』，第256页

为什么这两种感觉经常被放在一起研究。一顿饭的风味实际上是一种化学信息，它是以气味的形式从盘子或碗中扩散的，也可能是在我们咀嚼食物时飘荡出来的。如果没有嗅觉，这个世界就像是一部无声的黑白电影，而不是一部喧闹的彩色动画片。

最古老的感觉

嗅觉被认为是最古老的感觉，因为嗅觉神经网络最早出现在古代动物的原始神经索上。事实上，边缘系统被认为起源于原始大脑对于分析气味的需求，它将气味解释为可能的食物来源。边缘系统还会释放一种叫作信息素的化学信使，它能够将性和社会信息传递给其他动物。

有些信息素对于昆虫和鱼类的作用就像是魔法子弹，从性到战斗的一切都是由信息素引发的。人类虽然是进化程度更高的物种，但也会通过各种体液释放信息素。住在一起的女性的月经周期趋向于在同一天开始。有研究表明，她们甚至不需要住在同一个空间中——只是将一个女性的汗水抹在另一个女性的上唇上，有时就会引起月经同步。

随着大脑进化，视觉、听觉和其他感觉神经网络变得更加重要，它们在大脑中所占的部分也随之扩大。与此同时，在日常生活中，嗅觉依然很重要，

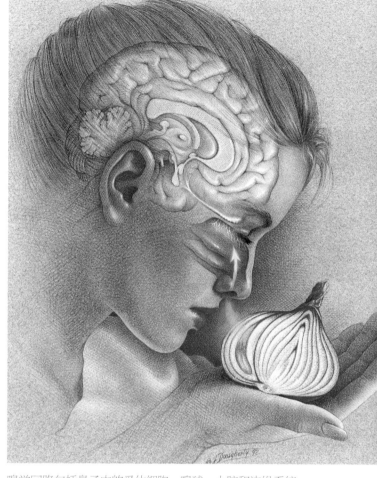

嗅觉回路包括鼻子中的受体细胞、嗅球、大脑和边缘系统

但并没有像其他感觉神经网络一样同步发展。人脑皮质中与嗅觉相关的神经元相对较少。因此，你很难想象一种气味。

有研究人员称之为内部编码可靠性的问题：在这种情况下，两个或两个以上的人在如何对气味分类上达成一致的程度，已经破坏了客观测量的意图。此外，许多生物气味绝不是"纯粹的"。它们可能会以不同的比例混合数十种或几百种气味的碎片，无法被简单地分类。尽管如此，亨宁还是为气味的科学分类铺平了道路，气味的分类系统还在不断完善中。

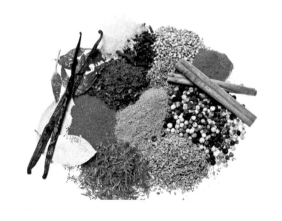

人类在出生时就可以识别一些气味，比如腐烂的食物的气味。识别其他气味的能力只能加以培养，比如某些香水的微妙气味。总的来说，嗅觉系统可以识别大约1万种气味。

气味检测

当物体表面的分子扩散到空气中并且到达鼻子时，气味检测就开始了。当空气进入鼻腔时，它会携带分子穿过嗅上皮，这是位于鼻腔顶部的一层黄色的感觉细胞。嗅上皮包含数百万感觉细胞，它们的形状就像是保龄球瓶。

到达嗅上皮的化学物质必须溶解在其黏液层中，然后与蛋白质受体结合，这样才能被检测到。当神经元的动作电位被触发时，神经元就会向嗅束远端的嗅球发出气味存在的信号。

一种复杂的神经结构被称为嗅小球，可以被特定的气味激活。正如视觉和听觉系统中的神经元可以识别视觉信息和声音的个体特征一样，嗅小球也

普鲁斯特：味道与记忆

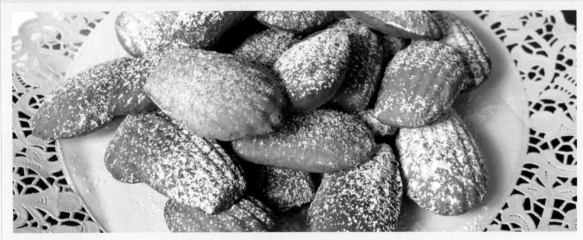

马德莱娜点心唤起了作家马塞尔·普鲁斯特对于童年的回忆

没有什么比熟悉的味道更能牵动鲜活的回忆了。《追忆似水年华》的作者马塞尔·普鲁斯特在成年之后发现，一杯茶和一块马德莱娜点心的香味能够将他带回儿时的家，在那里，他的阿姨会在星期天用同样的方式款待他。他写道："整个城镇，它的居民、房屋、花园、教堂和周围的一切都逐渐成形凝固，从我的茶杯中冒出来。"

气味有效地唤起记忆，因为嗅觉是大脑边缘系统中固有的唯一感觉。其他的感觉需要通过中间的回路。一个多年前对你有着特殊意义的人散发的香水味可能会引起你强烈的情感记忆。出于这个原因，一些房地产经纪人建议，想要卖房子的人可以在房间中放满鲜花，或是用新鲜出炉的面包或饼干的香味来增加潜在买家的购买热情。

神经学家理查德·雷斯塔克建议与朋友或家人一起探索愉快的气味，以此作为增强情感记忆的一种方式。他的女儿珍妮弗建议做一种气味练习，让三四个朋友聚在一张桌子旁，带来他们最喜欢的气味，比如檀香、皮革和新鲜饼干。每个人都对气味进行取样，描述、解释哪种气味最令人愉悦，并通过谈论或写下气味所唤起的感觉来分享与气味相关的记忆。

具有特殊的功能。嗅小球不像味觉感受器那么简单，味觉感受器只能识别5种基本味道，但它们也没有复杂到对每种气味都有一个特殊的受体。它们也许有1 000个左右的"嗅觉基因"编码受体蛋白，每个受体蛋白对不同气味都有反应。

与此同时，每种气味都与各种受体相结合。有些感受器非常敏感，以至于在只有几个分子存在的情况下也会发送信号——在1立方厘米的空气中存在100亿个分子，而几个分子只是其中非常小的一部分。当嗅小球被激活时，它们的信号被称为僧帽细胞的神经元放大和细化，然后通过嗅束传到边缘系统。

人的鼻子远不像狗的鼻子那么有效率。狗的嗅觉感受器覆盖了鼻子内部更大的区域，处理气味的能力至少比人类嗅觉系统强1 000倍。人类的鼻子设计得很糟糕，在鼻腔的急转弯处内部只有一个相对较小的嗅上皮。为了更好地闻到悬浮在空气中的分子，我们通常需要用力吸气。

就像巴甫洛夫的狗一样，人类也会对外界刺激做出反应，比如引起食欲的味道会让我们分泌唾液，或是刺激我们的消化道。

味觉的力量

还记得你上一次患重感冒的症状吗？你的眼睛发痒，打喷嚏，发热，鼻子被鼻涕堵住。你的晚餐可能基本上没有味道，因为你鼻子中的堵塞物可能阻碍了食物的香味到达鼻腔内的嗅觉感受器。

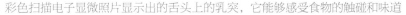

彩色扫描电子显微照片显示出的舌头上的乳突，它能够感受食物的触碰和味道

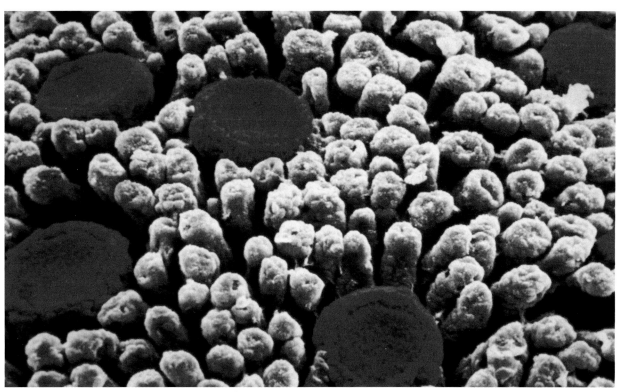

大脑感知的味道中，大约有 3/4 是通过鼻子感知到的。在鼻子被堵住的时间里，舌头上的味蕾可以感知到一部分特殊的味道，也可以感知到食物的质地和温度。

英语单词"taste"来自拉丁语"taxare"，意思是"接触"或"判断"。品尝与验证之间有着古老的联系。《诗篇》的第 34 篇说："你们要品尝主的慈爱。"味觉就像嗅觉一样，可以与环境密切互动。构成我们周围环境的化学物质在进入人体前，会在接触舌头时被仔细分析。人体通过食物中令人不愉快的气味和味道来识别潜在的威胁，从而产生保护性的反应，比如屏息或呕吐。

味蕾

人类大约有 1 万个味蕾，大部分味蕾覆盖在舌头上，形成一层像钉子一样的突起。另一些位于软腭、面颊内侧、眼部和会厌。每个味蕾含有 50 到 100 个上皮细胞，包括味觉细胞。这些味觉细胞通过一个味孔将绒毛"投射"到上皮表面，这些绒毛被唾液浸透，充当味觉细胞的受体。由于味蕾中的细胞不断承受着咀嚼食物所带来的摩擦作用与热量，它们经常受到损害。幸运的是，虽然上一次你被热马苏里拉奶酪烫伤舌头，但这并不会使你永远尝不到西西里比萨的味道。味蕾中的基细胞不断分裂和分化，形成新的味觉细胞，大约每周会替换一次表皮细胞。

+ 辣椒 +

辣椒素让人精神振奋。这种无味的化学物质会刺激舌头上的感受器，并被记录为辛辣的灼热痛。这些受体也记录单纯的热——换句话说，它们可以识别两种"热"。当受体检测到辣椒素时，它们将这两种信号传递给神经系统。大脑就会被欺骗去感知身体的热量，通过排汗来降低皮肤温度。辣椒素能促进内啡肽的释放，内啡肽会激发良好的感觉。这有助于解释为什么人们喜欢辛辣食物。

5 种味道

舌头上的感受器能区分 5 种基本的味道：甜、酸、咸、苦和鲜味。每种味道都可以映射在某个区域，舌头上味觉感受器的划分只是一种大致的区分。舌头上含有味蕾的表面在一定程度上都能够尝出所有的味道。此外，大多数味蕾对两种或两种以上的味道有反应，这就让一个人能够同时尝到多种不同的味道。

+ 5 种味道 +		
味道	**感知的部位**	**食物**
苦味	舌后侧	含有生物碱的食物：咖啡、柑橘皮、无糖巧克力
咸味	舌前侧部	含有钠离子的食物：凤尾鱼、咸爆米花
酸味	舌中侧部	含有酸的食物：柠檬、葡萄柚
甜味	舌尖	含有糖的食物：糖果、成熟的水果
鲜味	集中在咽部	牛肉、羊肉、帕尔梅桑干酪、酱油、鱼露

舌头前部的味蕾对甜味的反应最强烈，甜味是由糖、糖精、酒精和一些氨基酸产生的。这就是为什么享受含糖量高的棒棒糖的最好方式是用舌尖舔它。

酸的味道，比如柠檬汁的酸味，来自氢离子。就像来自金属离子的咸味一样，酸味最容易被舌头两侧感知。苦的味道来自生物碱，比如咖啡因和尼古丁，在舌根产生最强烈的反应。第 5 种味道是鲜味，直到 20 世纪才被发现。它由谷氨酸和天门冬氨酸等氨基酸产生，与牛肉和奶酪的独特口味有关。鲜味的受体集中在咽部。

味觉是如何工作的

当你喝一口橙汁时，让它产生味道的化学物质与唾液混合，接触到味蕾的味孔和味觉细胞上的绒毛。产生味道的化学物质被称为"味觉物质"，与味觉细胞上的受体相结合。如果橙汁没有被稀释，那么橙子中的化学成分，包括酸和糖，就会使受体释放神经递质。神经递质与感觉神经元的树突相结合，信号开始沿着 3 种神经通路——面神经、舌咽神经和迷走神经进入大脑，使其识别橙子的味道。

这些神经纤维将味觉信息传递到延髓的孤束核，并从那里传递到丘脑和味觉皮质。味觉中枢也与下丘脑和边缘系统相连。在那个与情绪有关的区域中，大脑形成了对味道的理解。即便没有和大脑下层区域的连接，橙汁依然会产生味道，但是不会引发"嗯……好喝"的反应。

感受器的敏感度随着味道的不同而不同。苦味的识别阈限极低，这是进化的产物，因此大脑能够快速地识别出变质的食物，以防止食物中毒。

味觉区域

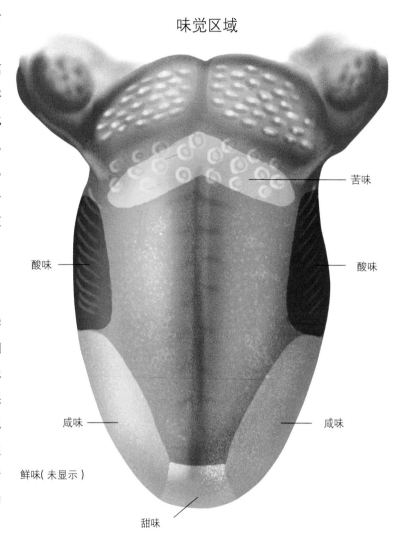

苦味

酸味　　　　　　　　　　　　　　酸味

咸味　　　　　　　　　　　　　　咸味

鲜味（未显示）

甜味

味觉感受器遍布舌头各处，但是集中在不同的区域

触觉

你认为触觉不如视觉和听觉重要吗？再想想吧。对于新生儿来说，它可能意味着生和死之间的区别。

研究人员认为，人类之间的接触对儿童的发展起着至关重要的作用。缺乏这种接触会带来严重的后果。发展心理学家詹姆斯·W.普雷斯科特说："在婴儿或儿童身上诱发抑郁或者使他们产生疏离感的最简单、最快速的方式就是不要触摸他，也不要抱着他。"他认为，社会上频繁发生的暴力事件是由不充足的母子接触造成的。

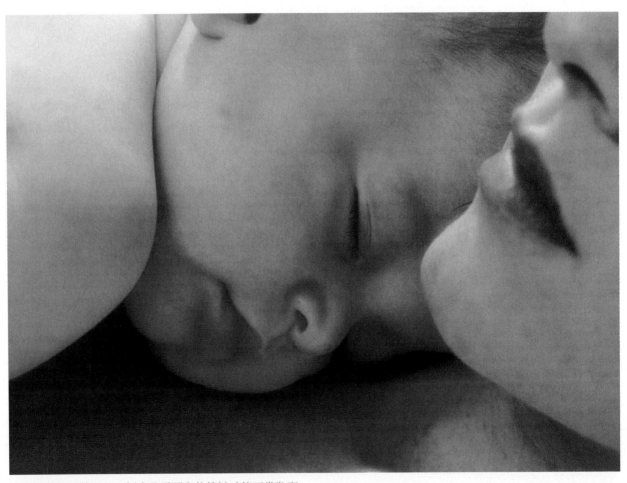

母亲抱着熟睡的婴儿。新生儿需要身体接触才能正常发育

轻柔的触碰

在 20 世纪 60 年代一组著名的实验中，心理学家哈利·哈洛测试了幼年恒河猴。猴子可以选择两个"妈妈"中的一个。第一个模型上面覆盖着毛巾布，但是不提供食物。第二个模型上面是一堆裸露的铁丝，但有一个婴儿奶瓶。猴子们更喜欢依附在裹着毛巾布的"妈妈"身上，它为它们提供了一种安心的触感。哈洛说，毛巾布的柔软感在一定程度上体现了母子之间的情感联系，这对母子关系的建立至关重要。后来，他继续进行研究，发现被社交孤立

交叉参考：见『一个全新的大脑』，第 082 页

的猴子的心理状况完全恶化了。

触觉的重要意义

不幸的是，无论是有计划实行还是自发产生的类似实验，都表明人类同样如此。13 世纪，神圣罗马帝国的腓特烈二世开始寻找人类的原始语言，他下令让一群新生儿在没有语言的环境中长大。此外，喂养他们的护士也被禁止触摸他们。所有的婴儿在会说话之前就死去了。同样地，1989 年在罗马尼亚孤儿院里面的婴儿也缺乏接触。他们被塞进婴儿床，用撑在婴儿床上的奶瓶喂养。婴儿们的心理压力很大，智力发展水平较低，只有他们那个年龄应有水平的一半。

> **知识速递**
>
> 人们可以通过触摸物体来感知其质地和硬度等特征。如果你触摸口袋中的 5 角硬币和 1 元硬币，你是能把它们区分开的。但是如果硬币在桌面上，而你闭着眼睛，那么你可能得不到足够的信息来将它们区分开。

第一种感觉

触觉先于其他感觉发展。婴儿在子宫中开始体验触觉，出生时他们的触觉神经网络比视觉和听觉神经网络要发达得多。一种"觅食反射"会让婴儿在他们的脸颊被抚摸时转动头部，寻找母亲的乳头。婴儿也会反射性地抓住触摸他们手的手指。当新生儿接触环境时，大脑皮质就会发育。触觉实际上与智力发展的初始阶段有关。

感觉

感受器能够接收各种各样的刺激。压力、热量、振动、疼痛等都会被存在于皮肤和器官中的特定感受器记录。和触觉相关的感受器不均匀地散布在皮肤各处，分布最稀疏的部位在背部，而最密集的部位在指尖，然后是脸部。这就是为什么当你的指尖划过一个表面时，你会得到最多的触觉信息，这也是为什么一个吻可以引起大量的神经活动。大脑并不根据身体部位的大小来分配分析触觉信息的脑区，而是基于身体部位上有多少感受器。因此，用于分析面部皮肤（相对较小的区域）接收的信息的神经元，比分配给其他几个身体部位的总和还要多。

皮肤上的受体将大量信息传递给中枢神经系统，这对大脑和身体都有好处。想象一下，如果不是这样的话，那么当你光着脚在碎玻璃上或炙热的沙漠中行走，你不会有任何疼痛或灼伤的感觉；你的大脑不会知道失血和感染会对身体造成潜在威胁，也不知道需要急救；你的身体不会感知到周围环境温度上升或下降到对生命造成威胁的程度。当天气变冷时，你的血液会失去热量。受体细胞检测到体温的下降，并向大脑发出信号，使其收缩身体中的血管来保持体温。每根毛发的根部都围绕着细

在哈利·哈洛的实验中，幼猴更喜欢用布包裹的"妈妈"，而不是用铁丝做成的"妈妈"

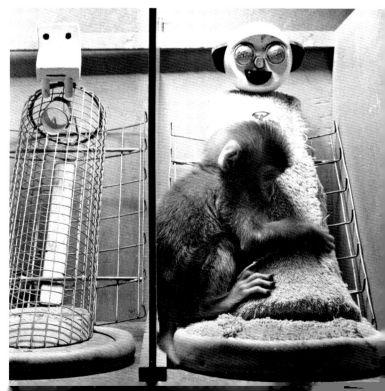

减轻压力

压力会伤害身体，压力会伤害大脑，压力甚至可以致命。如果你认为这是一个坏消息，那么还有另外一个坏消息在等着你：现代人需要承受的压力将会越来越大。

21世纪的生活节奏越来越快，信息时代的喧嚣与躁动，缓慢而宁静的时光的缺失，使我们承受的压力水平不断上升到新的高度。约2/3接受调查的美国人说，他们的压力过大。报告还表明，他们比几年前承受了更多的压力。不仅仅是成年人面临压力问题，自1950年以来，美国青少年的自杀率增加了4倍。

压力过大的症状

压力过大的症状包括持续的精神疲劳、注意力不集中以及难以做出决定。压力会增加下丘脑中产生促肾上腺皮质释放激素的神经元数量。这种激素会刺激促肾上腺皮质激素的释放，而促肾上腺皮质激素会刺激肾上腺皮质释放一种叫作糖皮质激素的应激激素。在紧急状态下，糖皮质激素在动员身体产生"战斗或逃跑"的反应中起到重要作用。然而，这种激素过多会使神经元储存能量的能力降低，进而破坏神经元。

海马是受这种压力影响的一个特殊部位，海

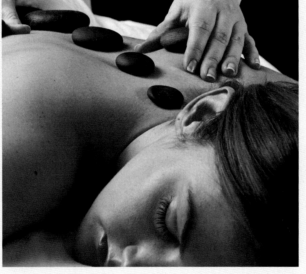

一些护理方法，比如按摩或是在背部敷上滚烫的石头，可以帮助缓解危险的压力

马会启动记忆的编码。此外，长期的压力会引发一系列的生化反应，使脂肪沉积在冠状动脉中。

压力是生活的一部分。托马斯·霍姆斯和理查德·拉合两位医生在其提出的生活事件压力程度量表中，将结婚和获得新家庭成员（比如孩子出生）等令人愉悦的事件都纳入了"十大压力源"名单。与我们最亲近的人的去世毫不意外地被列为带来最大压力的事件。其次是离婚和分居。妻子或丈夫的死亡以及严重的抑郁发作都与癌症的高发病率有关。

掌控局面

压力也与社会地位和控制力有关。在东非塞伦盖蒂平原的狒狒群落中，社会地位最高的动物压力最小，糖皮质激素水平最低。处于社会最底层的灵长类动物忍受着慢性压力和随之而来的不健康状态：高血压、胆固醇水平增高以及较弱的免疫系统。在美国大型企业的钢铁丛林中也有同样的现象。根据大都会人寿保险公司在1974年对死亡率进行的一项研究，在《财富》500强企业中，男性高级管理人员的死亡率远低于同辈群体。造成这种差异的一个关键原因似乎是人们对生活的控制程度。动物和人类都倾向于在承受压力时做出选择，并对压力做出有意义的反应。科罗拉多大学的一项实验提供了证据。两组大鼠会接受电击，一组可以通过转动轮子来躲避电击，而另一组没有办法，只能忍受痛苦。因为对电击没有丝毫的控制力，后一组大鼠会进入"习得性无助"的状态，导致其免疫系统变得越来越虚弱。事实是，对人类而言也是如此，且我们的压力是大鼠和狒狒做梦也想不到的。没有什么比身体或情感上那些无法控制的痛苦更能让人产生压力了。

放松的力量

现在有个好消息。压力在一定范围内是可以被控制的。降低血压和减缓心率的方法可以诱导大脑和身体放松，减少压力的影响。氧气的使用量减少了，二氧化碳的排放量也减少了。肌肉放松，大脑进入平静状态。几个世纪以来，宗教思想家和冥想修行者都知道放松的好处。有的人观看禅宗的呼吸控制练习，以及进行 14 世纪基督教减少身体活动以及摒除杂念的练习，以达到更靠近心灵的状态。

你不必成为一个宗教神秘主义者就可以练习放松。如果你可以改变压力状况，那就去改变吧。如果你不能，那么就改变你的态度，尽你所能去弥补。

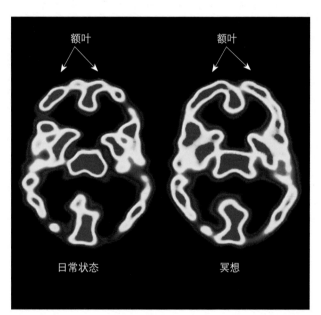

在冥想的时候，大脑的前部，也就是负责注意力的部分，会更加活跃（红色区域增加）

（图中文字：额叶　额叶　日常状态　冥想）

与压力作战

你如果在压力来临时想要反击，那么有很多方法可以尝试。首先，控制你的呼吸，从"胸式呼吸"改变为"腹式呼吸"，就像新生儿一样。试着躺下，把一本书放在肚子上。腹部肌肉放松，深呼吸，让书升起来。这样的深呼吸方式可以让空气进入肺部的各个部位，最大限度地让人体吸收氧气。试着慢慢吸气 5 秒钟，然后慢慢呼气 5 秒钟。

下一步，理清思路。然后慢下来。试着读一点经典的文学作品，同时听一段它的朗读录音。你会发现很难跳过前面的部分。缓慢的朗读节奏将使你的思维与一个更平静的世纪中讲故事的节奏相一致。

还有一个有关触摸的策略：请一个知道如何按摩的人为你按摩。按摩已经被证明可以降低抑郁儿童、癌症患者和试图戒烟的人的压力和焦虑水平。它能让肌肉和软组织放松下来，甚至会增强免疫系统。

最后，在有压力的情况下要积极思考。例如，如果你在公开表演或在一大群人面前演讲时感受到了压力，不要一直想潜在的负面结果。这种负面想法往往会变成现实。如果你把消极的想法和焦虑转换成积极的想法，你的大脑就为最佳表现做好了准备。

运动及感觉区域

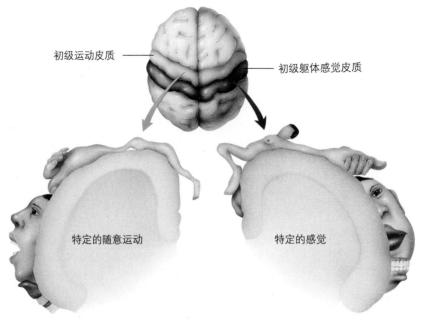

初级运动皮质

初级躯体感觉皮质

特定的随意运动

特定的感觉

初级运动皮质（蓝色）控制特定的随意运动，初级躯体感觉皮质（紫色）控制特定的感觉。某个身体部分被代表的区域越大，参与控制的皮质组织就越多

小的肌肉，它们将毛发竖起来，在皮肤附近形成隔绝空气的保温层。温度的升高会使感受器感受到热量，并发出信号，使皮肤中的血管相应扩张。任何一种极端温度都是致命的，正如任何一个学习过高中化学的学生都会告诉你的那样，高温会加速化学反应，这会杀死细胞，而低温会减缓化学反应，并可能让细胞停止活动。

触摸的好处

鉴于触摸的重要性和皮肤上丰富的感受器，触摸可能对任何年龄段的人都有着治疗价值也就不足为奇了。全身按摩已经被证明可以缓解糖尿病和注意缺陷多动障碍的症状，提高人类免疫缺陷病毒（HIV）感染者的免疫力。按摩可以缓解偏头痛，帮助哮喘患者呼吸，帮助有注意缺陷多动障碍的儿童集中注意力。按摩会刺激神经网络，使得大脑降低与压力相关的激素（如皮质醇和肾上腺素）的水平。

触摸也是基本层面上的交流方式，比语言更加深刻。温柔的爱抚比语言更能表达"我对你的爱"。

计算机与触觉

触觉也被应用在令人惊叹的新技术中。例如，想象一下，在非洲南部住院的病人接受一项精细的手术，而手术中的外科手术刀是被美国的一家医院操控的。

这并不是一个不切实际的想法。2008年，匹兹堡的卡内基梅隆大学机器人研究所的拉尔夫·霍利斯演示了一种计算机界面，该界面允许用户在一个虚拟的三维世界中操纵物体时拥有高度复杂的触

✦ 挠自己的身体 ✦

即使你是世界上最怕痒的人，挠自己时也不会觉得痒。你的大脑通过本体感受器追踪你身体的运动，并预测由此产生的感觉。这就是为什么你在挠自己时不觉得痒：你知道你会在哪里扭动你的手指，也知道这是什么感觉。小脑将你的手指和其他人的手指区分开来，但是却无法预测其他人的动作，因此会在他人挠自己时产生痒的感觉。

觉体验。物体的质地、形状、运动和硬度都会被使用者所感知，使得计算机与计算机之间的连接可以将人的触觉延伸到地球的另一端。

霍利斯所谓的"触觉界面"——这里的触觉指的是一种触觉科学，其原理是利用强大的磁体使一个金属手柄悬浮在一个装置内。这个装置看起来就像是一把倒置的雨伞，它与计算机相连。用户用手柄来操纵计算机屏幕上的物体。

磁斥力使手柄自由浮动。当用户移动手柄来控制屏幕上的物体时，磁性系统会产生触觉反馈，比如模拟固体带来的阻力。尽管有其他的虚拟系统，但磁感应的好处在于，手指和手掌上的皮肤与手柄产生的即时反馈之间存在直接的联系。

知识速递	在社交场合中，法国人会在 0.5 小时内互相触摸 200 次，而美国人只会触摸 2 次。

针刺

针刺是一种古老的技术，人们为了减轻疼痛，达到治疗目的，将针插入身体。这种技术似乎对很多病人有效，但没有明确的科学解释，它依赖几个世纪以来中医的观察与提炼。

尽管这种做法已经被记录了 2 000 多年，但一些历史学家认为，它的首次粗略成形是在石器时代。早期的医生可能使用石刀和其他锋利的工具来穿刺和引流脓肿。这些工具被称为"砭"。用石头和陶器制成的针头，还有后来用金属制成的针头，替代了锋利的石刀等工具。这就产生了一种现代的做法：把细针插入身体上非常具体的穴位，以减轻各种疼痛。针刺的英文单词"acupuncture"是 17 世纪访问日本的荷兰医生威廉·滕·莱因创造的。

中国哲学认为针刺作用于"气"，即一种身体能量的形式。当针被插在经络的关键点上时，它可能会阻碍或重新平衡能量的流动。西方科学无法证明气的存在，因此很难解释针刺的成功率。也许，对一些病人来说，它有着安慰剂的效果——大脑期望身体会感觉更好，这种期望足以带来解脱。

1971 年，《纽约时报》记者詹姆斯·莱斯顿在为理查德·尼克松总统开创性的中国之行做准备时，报道了医生们成功地用针刺疗法治疗了他的严重腹痛。这种做法第一次在西方得到了广泛的新闻报道。1978 年，加利福尼亚授权第一批针刺师作为初级保健的提供者。今天，成千上万的美国医生在使用针刺疗法。

人体的主要穴位位于生命能量线上

整合

把感觉集中在一起

　　所有的感官一起工作，创造了身体周围的完整世界。每一种感官都提供了自己的维度，使大脑能够收集和解释关于一个情境、一个地点和一段时间中尽可能多的信息。每一种感觉都是离散的，它们都依赖共同的神经网络和受体来感知和响应各种各样的刺激。

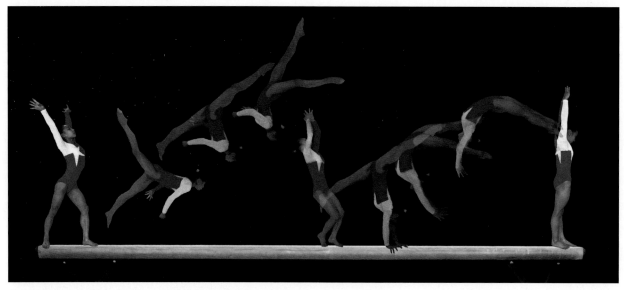

体操运动员利用视觉、触觉等多种感觉在平衡木上做手翻

感觉感受器

　　视觉、嗅觉、听觉、味觉和触觉都依赖一类叫作外感受器的结构。这种奇特的感受器能对身体以外的事件产生反应。这些感受器记录皮肤上的触摸、疼痛、压力和温度，还有味觉、视觉、嗅觉和听觉信息。另一种感受器是内感受器，它位于人体内部，对血液化学变化、饥饿、口渴和组织伸展等刺激做出反应。还有一种感受器是本体感受器

交叉参考：见『神经系统中的细胞』，第 020 页

重大突破

　　遇到新情况时，大脑会将它与经验联系起来。新的感觉刺激扩展了大脑中与其相关的神经网络。这就是可塑性：神经连接起源于触觉、视觉、听觉、嗅觉和味觉的交互作用。20 世纪 80 年代，加利福尼亚大学旧金山分校的神经学家迈克尔·梅策尼奇提出了这一理论。他获得的大脑处理新信息的图像，为研究可塑性的物理变化提供了一个窗口。梅策尼奇将电极植入 6 只松鼠猴的大脑皮质，这些电极围绕着与手指有关的神经网络。然后他把盛有香蕉味食物球的杯子放在每只猴子的笼子外面。当猴子们学会从杯子里拿出小球时，他就把杯子弄得更窄。梅策尼奇用了 4 种杯子，每种都比前一种窄，直到猴子们能够轻易地从最后一种杯子中

（proprioceptor，proprio 来自拉丁语中的 propria，意为"自己的"），对内部刺激有反应，主要作用于骨骼肌、肌腱、韧带、关节，也可能作用于内耳的平衡区域。大脑解释为身体位置和运动的感觉由它们记录下来。

如果没有本体感受器，你就不可能在走路时保持平衡，也不可能在网球比赛中扣球而不摔倒。影响本体感受器及大脑相关区域的疾病会造成与自身身体分离的感受。受到此类影响的患者报告，他们有一种奇怪的症状：看着自己的手和脚，却感觉不到它们属于自己。

知识速递　印度古代哲学认为，人类所有的感觉都来源于一个单独的统一体。

合作

尽管有些神经网络会独立对光、声音以及其他信息进行记录，但是它们经常合作。当物体被各种各样的感官所感知时，不同感官会配合得尤其认真。例如，在另一个人走路时，你观察他移动的身体，大脑会将其记录为视觉刺激。走路者的脚后跟发出的碰撞声也会以听觉刺激的形式被记录下来。

你在对一把硬币进行检查的时候，感官不仅会记录硬币正反面的视觉图像，还会记录坚硬、圆形、光滑或凹凸不平的硬币所带来的触觉刺激。当多种感觉结合起来时，大脑会形成丰富的感觉图景，产生对艺术和美的欣赏。

重新连接感觉

感觉刺激与大脑的特定区域有关，但这些区域显然不是由基因决定的。在 1990 至 2000 年间，一

	+ 感 受 器 的 种 类 +	
种类	**功能**	
外感受器	负责记录外界的感觉刺激，比如触摸、疼痛、压力和温度	
内感受器	对内部变化做出反应，比如血液化学变化、饥饿和口渴	
本体感受器	记录与运动和位置相关的感觉，帮助保持平衡	

捞出小球。当一个杯子换成下一个窄杯子时，扫描结果显示，它们与手指有关的神经网络明显扩大了。但是，当猴子掌握了从最后一种杯子里拿小球的方法后，神经网络就缩小了。梅策尼奇得出的结论是，在那时，猴子的大脑皮质不再需要使用那么多的神经元去处理相同的眼睛和手指感觉信息。这些信息一旦被学会后，就会被转移到大脑控制运动技能的较低部位。这释放了大脑上部的空间，来处理新的事物。

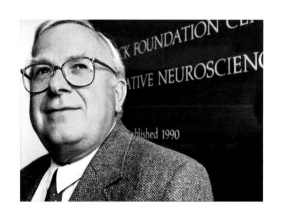

系列的经典可塑性实验证明了这一点。麻省理工学院的神经生理学家莫瑞甘卡·苏尔对新生雪貂进行了大脑重塑手术。

苏尔将雪貂的视觉冲动传送到大脑中通常与听觉处理相关的区域，雪貂很快就开始使用通常用来聆听世界的脑组织来观察世界。

新的线路并不是一个完美的替代品。雪貂失去了一些视觉敏锐度，它们的视力变为 0.3，而原来的视力为 1.0 左右。尽管如此，这个实验提出了一个有趣的想法：在出生时失明而大脑仍然保留着对视觉刺激做出反应的能力的人，可以通过手术将视觉信号重新定向到视觉区域以外的健康神经网络，以此进行矫正。苏尔在接受《纽约时报》采访时表示，他的研究团队正在探索神经化学活动改变人类大脑发育和成熟过程的方法。在受损的神经元周围

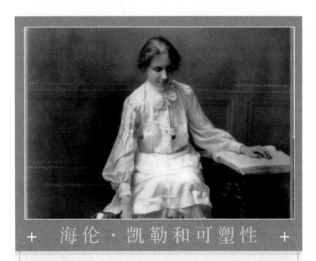

海伦·凯勒和可塑性

海伦·凯勒（1880—1968）在学会说话之前，就因为脑膜炎失去了全部的视觉和听觉。6 岁时，安妮·沙利文老师用她的手指在女孩的手上写字。有一天，在水管旁，沙利文在手上拼出"w-a-t-e-r"（水），海伦的大脑将两者联系起来。她学会了阅读盲文和说话。由于失去了两种感觉，她的大脑通过触觉来弥补这种损失。可塑性让她在没有视觉和听觉的情况下学习语言。

创造迂回线路将为治疗卒中和其他疾病开辟新的途径。

共通感

古希腊人观察到，人类虽然有许多种感觉，但是似乎对世界有统一的体验。他们问道："这种统一的体验是如何从不同的实体中产生的呢？"

古希腊哲学家亚里士多德认为存在着一种看不见的身体机能，它把感觉整合起来。他称之为"共通感"，它感知并整合了视觉、听觉以及其他感觉的共同元素。亚里士多德从来没有探究过共通感的物理位置，而且，他忽略了大脑是一个可能的候选者。然而，他的观点有足够的持久力，足以影响 13 世纪的意大利哲学家和神学家托马斯·阿奎那的思考。

托马斯·阿奎那假设大脑中存在 3 个处理外部刺激的腔室。根据阿奎那的说法，第一个腔室包含着共通感，它整合 5 种感官收集的信息。第二个腔室容纳了理性、认知和判断的能力，它与第三个腔室，也就是包含着先前感知所形成的记忆的腔室一起，对信息进行评估。

共通感的概念在人类的理解中始终是固定不变的，即使它无法被确认是否位于大脑中的一个固定区域。今天，一些神经学家认为边缘系统是感官信息整合的候选者，因为来自外感受器的神经纤维会在那里汇聚。

知识速递

20 世纪 90 年代的一项研究发现了盲人阅读布莱叶盲文时所使用的大脑区域。结果显示，触摸字母凸起的圆点不仅激活了触觉网络，还激活了视觉皮质。视觉皮质的神经元通常处理视觉刺激，它们现在被用来帮助识别页面上凸起字母的形状。

感知的理论

20 世纪初，德国心理学家提出了人类的格式塔知觉理论。他们认为，当你透过窗户看向海边时，你建立的感知并不是基于上千种不同的颜色、声音和其他感觉刺激。相反，你一眼就看到了这一切，并将其定义为沙滩、天空和海洋。只有当你的注意力集中在细节上时（那一小块云是什么颜色的？），你才看到了组成大脑中关于外部现实的图景的马赛克碎片。

在 20 世纪中叶，法国哲学家莫里斯·梅洛 - 庞蒂注意到格式塔知觉的差异。他将格式塔知觉的差异追溯到人体和大脑的个性。

梅洛 - 庞蒂说，每个人在对收集到的信息进行解码时，都有独特的优势和弱势。充斥于感官的印象存在于各种层次，包括一些在意识之下的层次。他说，只有一些感觉会上升到意识层次，就像每个人是不同的，头脑基于感官形成的感知也是不同的。

在大脑中，神经网络共同整合感觉。许多神经网络实际上有双重功能，负责对一种感觉的主要反应和对其他感觉的次级反应。例如，猫的上丘细胞对图像和声音都有反应。亚里士多德关于人类大脑的感觉之间存在着共同元素的理论，正在获得新的支持者。耶鲁大学心理学家劳伦斯·马克斯认为，所有的感觉都是从皮肤的触觉功能进化而来的，并且依然与触觉保持着联系。他认为，亚里士多德也许也会相信，像"亮度"这样的刺激会存在于各种感官之中。

感觉联合

人类的大脑似乎自然地将各种感觉联系在一起。例如，视觉和听觉常常是成对出现的。我们会认为悲伤的音乐是蓝色的，而铜管乐器在演奏大和弦时，发出的快速而激烈的高音给我们的感觉是火红的。17 世纪的英国哲学家约翰·洛克注意到了后一种现象，他曾写过一篇关于盲人的文章，这位盲人将猩红色描述为小号一样的声音。今天，神经学家们认识到一种"联觉"的情况，即感觉是相通的，不过这种情况极少出现。有这种情况的人在听音乐的时候，会描述自己看见了颜色，反之亦然。此外还有其他的感觉组合。

从某种意义上说，我们都是天生的联觉者。视觉、嗅觉、听觉和味觉都是我们出生时感觉"大杂

本体感觉形成了身体在空间中的位置感。我们若缺乏这种感觉，就像是在迷宫中漫步，会感到不安

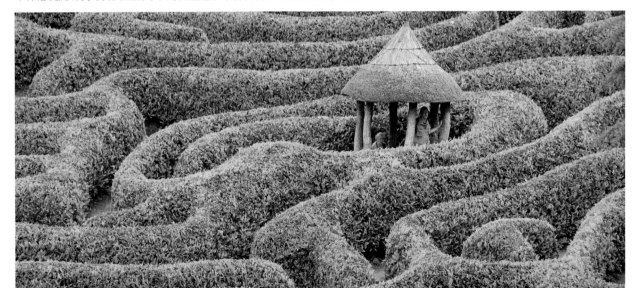

烩"的组成部分，尽管一开始我们没有办法区分它们。大多数人在 3 个月大的时候就能分辨不同的感觉，但是对于联觉者来说，感觉皮质中两个或两个以上通常独立的区域依然是交叉连接的。科学还没有完全解释其中的原因。

据保守估计，联觉者在人群中的比例为 1/20 000。然而，由于大多数联觉者并不知道他们的"状况"，这个数字可能会更高。研究人员最近对 1 700 名志愿者进行的测试表明，多达 1/23 的人具有某种联觉能力。

联觉的迹象

在 2008 年，心理学家们在志愿者中诱导出了联觉现象，这一惊人的证据证明了先天的感觉交叉。突然间，志愿者可以把数字看作颜色。神经学家认为，新生儿大脑中与感觉相关的区域里存在多种联系。成年人很少有这种联系的一个解释是，大多数人因长大而失去了这种联系。然而，在一个未知的过程中，联觉者保持了这种联系，或是产生了新的联系。

另一种理论认为，随着年龄的增长，联觉联系会萎缩，但是可以在外界刺激下重新出现。通过催眠可以产生联觉现象的实验支持了这种理论，尽管诱导出的联觉现象和自然发生的联觉现象是否是相同的仍然是一个问题。

马克斯是研究联觉但并没有参与 2008 年实验的人，他说："他们可以如此迅速地诱导出这一现象，说明大脑没有产生新的神经元或是建立新的连接。也许连接总是存在的。"

在实验中，伦敦大学学院的研究人员罗伊·卡多什和西班牙穆尔西亚大学的路易斯·富恩特斯对 3 名女性和 1 名男性进行了催眠，然后让他们认为数字 1 是红色的，数字 2 是黄色的，等等。

数字是用黑色墨水打印的，当背景色与被暗示的数字颜色相匹配时，在催眠状态下的志愿者们很难将这些数字挑出来。例如，如果在红色背景下打印数字 1，他们就无法找到，因为他们将黑色数字 1 看成红色的。然而，在催眠状态结束后，志愿者们失去了联觉能力。研究人员认为，催眠打破了分离感觉区域的屏障。

如果联觉起源于大脑的发育，那么谁又能说这是一种"错误"的感知呢？也许联合的感觉和普通感觉在丰富程度上的区别，就像是正常感知到的颜色和色盲者感知到的颜色之间的区别。马克斯说："如果你在非常基本的层面上，把它定义为一个超乎寻常的东西，一个当你感觉不到光亮的时候会照亮你的东西，那么这就是联觉。如果能够让我设计这个世界，我会把联觉能力给所有人。"

+ 音乐的颜色 +

对一些联觉者来说，字母和音乐是有颜色的。当代作曲家迈克尔·托克无法想象没有色彩的音乐。例如，G 大调是明黄色的，而 G 小调是淡赭色的。作家弗拉基米尔·纳博科夫认为，字母 q 比 k 更偏棕色，而 s 不是 c 那样的浅蓝色，而是一种天蓝色和珍珠母贝色的奇特混合。

术语表

失乐症：影响音乐理解或表达能力的神经退行性疾病，常与失语症同时发生。

失语症：影响语言理解或表达能力的神经退行性疾病，通常由卒中或脑损伤引起。

失用症：神经系统的紊乱。一个人的肌肉和感觉都能正常工作，但不能进行已习得的协调肌肉运动。

毛细胞：位于内耳，负责处理声音。它们会对进入耳朵的声波产生弯曲反应，并通过听神经将信号传递给脑干。

视锥细胞：视网膜上提供色觉的感光细胞。它们对红色、蓝色和绿色的光有反应。

嗅上皮：嗅黏膜表面的上皮。由支持细胞、基细胞和嗅细胞组成。

外感受器：对外界刺激产生反应的组织结构，是感觉的基础。

嗅小球：位于嗅球的微小结构，对特定的气味有反应。

内感受器：记录内部刺激，比如体内的化学变化。

外侧膝状体：它位于丘脑，是信号传递到枕叶视觉皮质时的视觉中继站。

僧帽细胞：嗅球中的神经元，负责细化和放大来自嗅小球的信号，并将信息传递给嗅束。

耳石：位于耳朵中的耳石膜上的碳酸钙晶体。这些结构在保持平衡中起着重要作用，它们既能探测重力，又能帮助感知头部的空间方位。

知觉：对刺激的意义做出解释的过程。

信息素：昆虫和其他动物产生的化学物质，可以向其他个体传递信息或影响其他个体的行为。

本体感受器：负责自我感觉，以及对身体位置和动作进行感知。

视网膜：在眼睛内部排列的膜。它由数层构成，其中一层上有着视锥细胞和视杆细胞。它接收由晶状体形成的图像，并把它转换成信号，将信号传送给视神经。

视杆细胞：能够记录昏暗光线的感光细胞。它们位于视网膜上，在低光照条件下也能看到东西。

觅食反射：在被触摸腮帮时，新生儿会向刺激源做出转头张嘴吮吸的动作。被认为有助于喂食。

感觉：大脑对刺激的记录和感知。

刺激：引起大脑反应的环境变化。

上丘：位于中脑，这一区域通过调节头部和眼睛的运动来获取最大的视觉输入。

联觉：一种感官的刺激同时由另一个或多个感官感知的状态。

味觉物质：刺激味蕾中味觉细胞的化学物质。

耳鸣：一种听觉障碍，特征是在安静的环境中，耳朵里会产生持续的振铃声或咔嗒声。

鲜味：第5种味道，与含有谷氨酸和天门冬氨酸的食物有关。

前庭器官：内耳的非听觉部分。负责身体对头部朝向和运动的检测，保持身体的平衡与姿态。

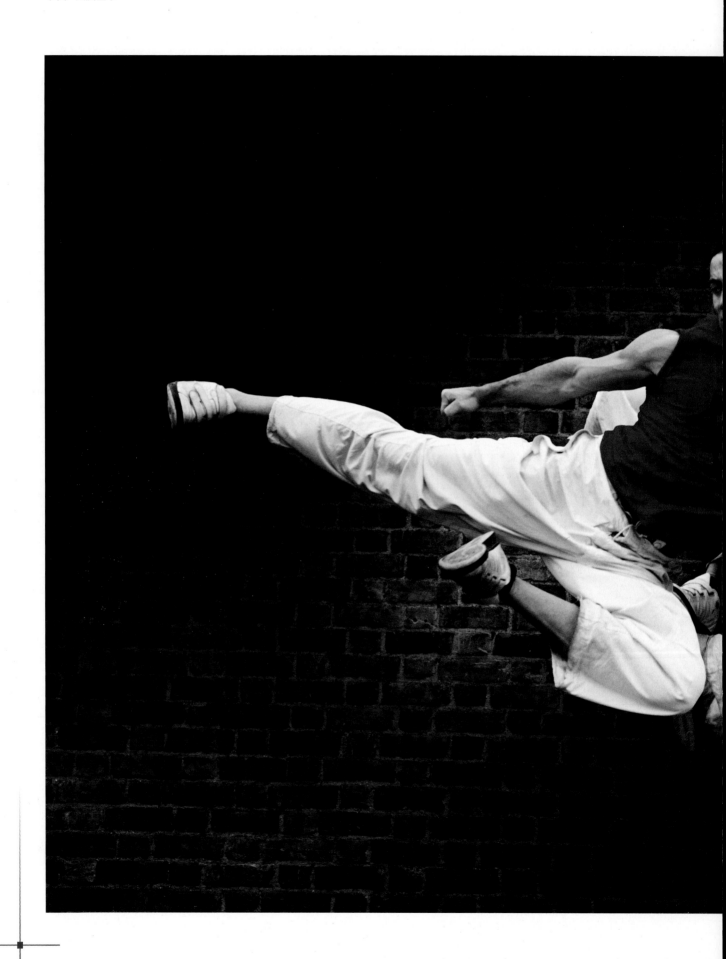

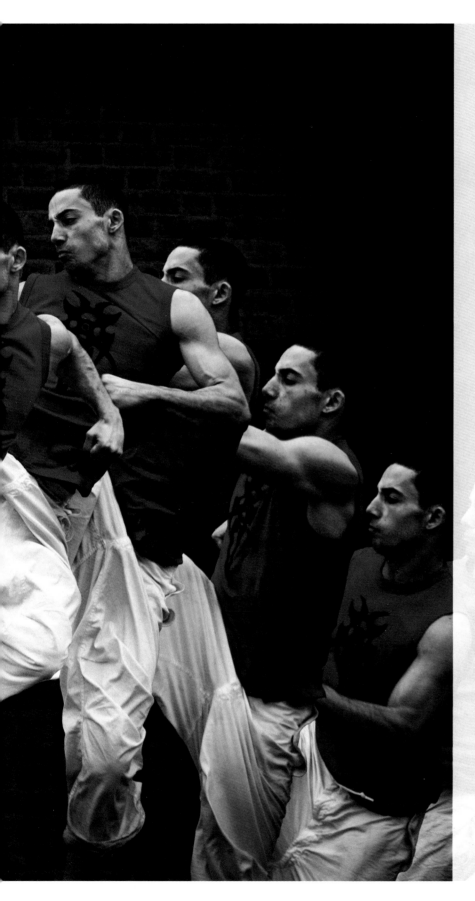

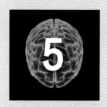

第五章
运动

146	行动中的大脑
156	无声地运行
162	共享角色
170	运动疾病

　　神经会执行让人体运动的指令，让每一个喷嚏或武术招式都成为大脑的延伸。大脑每天都会在排练许多动作之后，发出执行动作的信号。它通过重复来学习很多事情，并不需要你去思考它们。研究人员发现，运动深刻地影响着记忆、学习和情感，加强了连接身心的纽带。

左图：
一个练习腾空侧踹的人执行了由大脑计划的一系列精确动作

行动中的大脑

思考与运动

人体能够执行各种惊人的运动。轻叩手指、噘起嘴唇等待亲吻、心脏的跳动和快步行走，都是通过肌肉响应大脑指令完成的。

从表面上看，运动似乎是一件很简单的事：大脑通过神经网络发出适当的刺激，然后，瞧，肌肉动了。

但事实证明，运动要复杂得多。它可能是自发的，也可能是非自发的，或者两者兼有。它可能涉及由中枢神经系统激活的骨骼肌，或者，在肌肉蠕动（例如肠道内肌肉有节奏地收缩，可以推动食物通过消化道）的情况下，它也可能会自动调用内脏中的平滑肌。它可能是有意识地发生的，也可能只是在潜意识状态下发生的，甚至在反射的状态下根本不涉及大脑。人体可能通过一组在出生时就可用的连接执行动作，也可能在大量的实践后学习和完善动作。

大脑的扫描图（额叶在上方）显示移动左手时的右半球区域

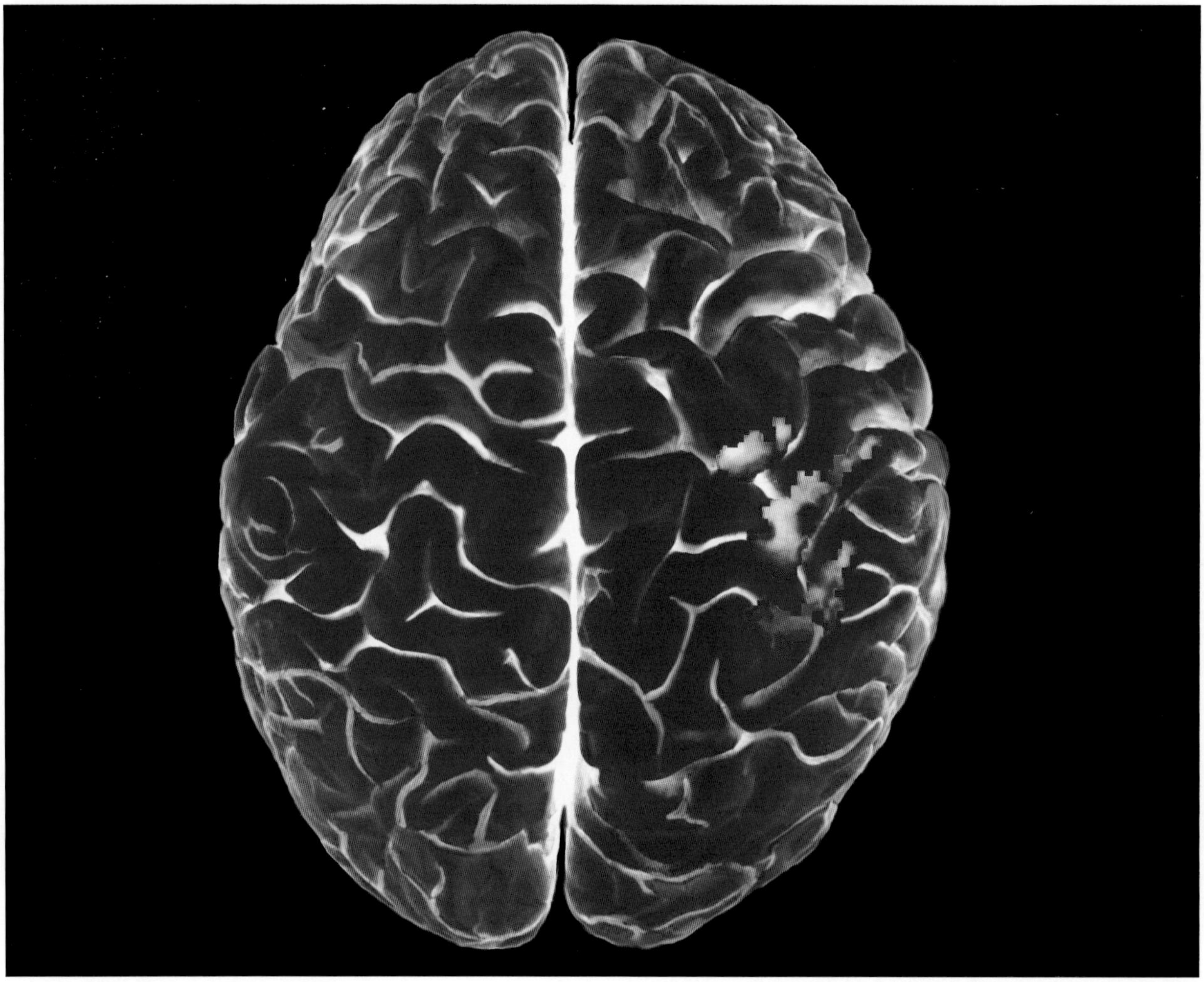

交叉参考：见『信使』，第052页

运动对学习、情感和记忆都有至关重要的作用。它有助于弥合思考和行动的鸿沟。简而言之，作为大脑的延伸，身体的运动有助于我们认识自己。

几乎所有的人体运动都是由神经诱发的肌肉收缩引起的。很久之前，有人观察到皮肤下的这种收缩方式像是一只疾走的老鼠，并将这种收缩的组织命名为肌肉（muscle），这个词语在拉丁语中是"小老鼠"的意思。肌肉有 3 种类型：骨骼肌、心肌和平滑肌。附着在骨骼上的骨骼肌是唯一能对意识指令产生反应的肌肉，尽管它们也会不由自主地产生反应。当大脑告诉手指打字时，大脑通过神经元网络发送电化学指令来收缩肩膀、手臂、手腕和手指的骨骼肌。心肌将血液从心脏泵入血管网。平滑肌使体液和其他物质通过内部器官。

所有这些动作都需要按照顺序进行。大脑一个接一个地下达命令。它从正在进行的动作中接收感觉反馈以完善这些动作，并为接下来的动作做好准备。然而，令人惊讶的是，思维的顺序也涉及大脑中负责行为排序的部分。当你唤起记忆、制订计划，或因为一部悲伤的电影而泪眼蒙眬时，你的大脑会按顺序工作。神经回路会一个接一个地被激活。这一过程将电信号和神经递质传递到整个大脑——当大脑思考动作时，这些激活模式看起来与执行实际动作时的模式相似。

即使身体看起来是静止的，它也处于运动之中。从肺的扩张到肠道的收缩，再到在数万亿个突触之间电化学信号的传递，大脑在喧闹的身体帝国中监视、控制着一切。

大脑中的运动

想想你房子的布局。在你的脑海中创造一个前门的形象。当你走过门廊，穿过门框时，你看到了什么？房间的一侧可能有一个楼梯间，也可能是一个铺着地毯的客厅，壁炉周围是书架。走廊的一端通向厨房或卧室。走进你想象中的卧室，想象床上毯子的细节，床头柜上的书，放眼镜的抽屉，衣柜中挂裤子的钉子。现在，想想你的床下有多少双鞋。

当你在做这个脑力任务的时候，你可能没有移动任何肌肉，只是扫视眼前的书页。但是你的大脑"动了"。仅仅思考从一个房间走到另一个房间，以及放大细节，比如卧室里鞋子和家具的摆放方式，就会激活大脑的认知和运动区域。

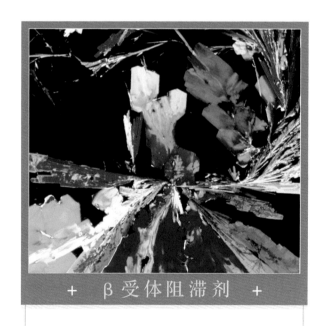

+ β 受体阻滞剂 +

β 受体阻滞剂的作用机制是，通过减慢心率，减弱心肌收缩力，降低血压，降低心肌耗氧量，改善左室重构及心脏功能。这些药物会阻断肾上腺素的受体，肾上腺素是大脑应对压力时产生的化学物质。肾上腺素依然在血液中循环，但它找不到足够多的开放受体来改变心跳和血压。

知识速递

神经学家理查德·雷斯塔克说："人们提出的所有大脑区域划分方式都是高度人为的，都是根据我们的需要，将事物分成简洁、容易理解的单元的方式。但我们必须永远记住，大脑是作为一个整体运行的。"

你的大脑会产生思维图像，想象你从一个房间走到另一个房间，也许还会跪下来掀开床单，数一数床下的两双球鞋和两双拖鞋。这时你的枕叶、顶叶和额叶都有突触被激活，就像你真的走过这一段路程一样。为了得到"四双鞋"的答案，你必须使用你大脑中监督计数的部分，还有监督运动的部分。

保持敏锐

在亿万年来生物对稀缺食物的竞争中，自然选择偏爱那些有适当的身体脂肪，能够在饥荒中生存的个体，而不是它消瘦的同类。今天，大脑依然认为体重对生存非常重要。它用十几种神经递质来增加体重，并使用同样多的神经递质来减少它。在两者之间，内稳态倾向于给每个个体一个体重"设定值"。

如果你想通过节食来减肥，你的大脑会用各种各样的技巧来反击，让你的体重回到那个设定值。大脑会降低你的代谢率，在你休息的时候消耗更少的能量，而且会释放化学信号告诉你摄入更多的能量。换句话说，在你节食时，你会感觉更饿。脂肪细胞通过释放一种叫作瘦素的化学物质来帮助大脑传递代谢信息，瘦素在血液中循环。当神经系统感受到瘦素水平的变化时，大脑会产生饥饿感或饱腹感。

现在，你怎么才能突破大脑的防御机制并减肥呢？这些变化会重置你的设定值：

√ 每天锻炼以提高你的代谢率。

√ 减少身体储存的能量。

√ 吃低热量的食物。

√ 少食多餐，而不是吃几顿大餐，否则会增加脂肪。

√ 终生致力于合理饮食和锻炼。如果你回到原来的模式，你的大脑将会囤积脂肪作为应急储备，来恢复最接近我们祖先生活方式的内稳态。

思考是为了行动

几十年来，研究人员一直认为，运动皮质类似于一种运动输入和输出处理器——它执行运动指令，然后根据感觉反馈调整它们。

一个多世纪之前，心理学家威廉·詹姆斯有一个激进的想法。"思考是为了行动。"他写道。这句简单的话包含着很多信息。他的意思是，首先，思考一个行动会增加这个行动产生的可能性，任何一个节食者在思考打开冰箱并吃掉最后一个苹果派的行动时，都会证明这一点。但是詹姆斯也提出了一个在当时看来不可思议的观点，即思考特定的动作会激活大脑中的神经网络，而该神经网络在执行这种动作时也会被激活。换句话说，思考和行动之间的界限是可渗透的，也许这种界限只是一种幻觉。

20 世纪 90 年代，人类大脑的 PET 数据证明了詹姆斯的观点。神经学家指出，大脑中有一个区域叫作前扣带回，它可以在个体思考一个词语或动作，以及说出这个词语或执行这个动作时被激活。其他部位在个体思考或行动时也有类似的激活方式。

现在，不断有研究表明，运动在一系列认知功能中起着至关重要的作用。这些功能包括语言、记忆与学习。就连情绪（emotion）——它的名字包含了它所依赖的运动（motion），也会以部分依赖大脑的运动处理能力的精神状态出现。

锻炼、合理饮食、保持健康的体重对身心都有好处

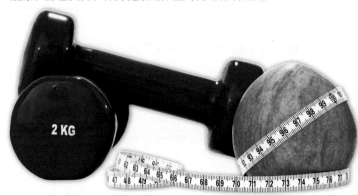

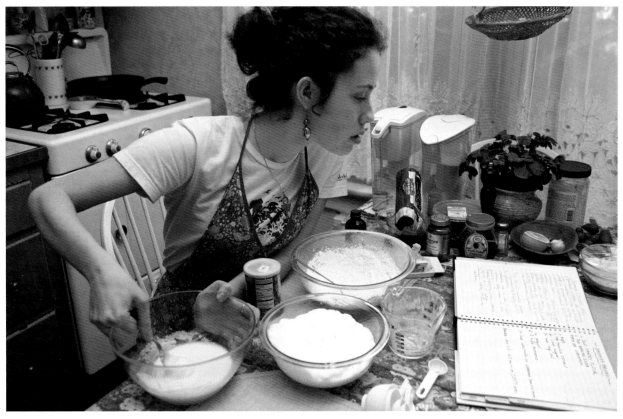

一个遵循蛋糕食谱的青少年正在执行一系列的运动功能，包括分析和预测

正如位于人脑顶部和前部的大脑皮质已被证明能够整合思维和行动一样，位于人脑后部和底部的小脑也是如此。它一直被认为是一个协调一系列身体动作的区域，比如，在自行车上保持平衡所必需的动作。然而，它似乎也在思维的排序中起着关键作用。当你想象着从家里的一个房间移动到另一个房间时，你的小脑会被激活，来帮助你以一定的顺序形成这些记忆，并允许你进行这场虚拟旅行。你的行为——你决定以某种方式行动并执行这些行动，仅仅是由你的头脑决定的一系列心理和身体上的动作。

> **知识速递**　神经元需要大量的能量。在大脑皮质中，只有不到1%的神经元可在任何时候被激活。

思考一下烹饪

例如，你决定去做一顿特别的晚餐。当你决定是否是今晚做这顿饭时，你的大脑会处理一些事实（"这里有一个我一直想尝试的食谱""我有所有的烹饪材料"）、意见（"我觉得我可以做好"）、想法（"这看起来能够让每个人都吃好几天"）、记忆（"在我还是个小孩的时候，我妈妈会做这样的东西"）和预测（"我一定会做得很好"）。你的大脑会制订一个计划，把所有的材料都放在台子上，然后一步一步地按照食谱来做。这个智力拼图的每一块都依赖运动功能——权衡选择、事件的顺序、晚餐的完成，以及对晚餐是否可口的预测。当你真正开始做饭时，同样的神经网络也会按照同样的顺序启动。

如果这是你第一次做这个特别的食物，你可能不得不用你的前额皮质积极地思考这一动作。你会仔细地阅读食谱，给配料称重，并且尽可能地遵循食谱。然而，在你做了很多次这个菜之后，你就不用想那么多了。你可能都不需要看食谱，因为你的烹饪技能会变得自动化。当你不再为你掌握的细节感到烦恼时，烹饪所涉及的技能就会从进行决策的额叶，被推到脑部较低区域，在那里，它们被作为自动序列储存起来。

习得的运动技能会变成不假思索的习惯。当你第一次坐在键盘前时，你必须标出每个键的位置。在几个月的打字之后，你不再思考，你只是用手指敲击。脑部已经将打字所需的运动序列从前额皮质转移到小脑，在那里，它们会根据需要被回忆和执行。此外，如果你试图集中你的活跃思想来定位你脑中的"R键"，你可能很难说出它到底在哪里。但你坐在键盘前开始打字的时候，你的手指会直接指向键盘——第3排，左数第5个，这要感谢你的小脑储存的便于自动检索的信息。

表现

根据神经学家约翰·雷蒂的说法，"一个人若要成为一名超级运动员或是钢琴演奏家，就可能需要一个有效的机制来传输和储存这些程序。一个人如果能将越来越复杂的运动序列向下推（入小脑、脑干和基底神经节），他就可以从事复杂的运动，同时还拥有安静的额叶皮质"。这样的人可以将更多的大脑皮质用于对正在展开的比赛和交响乐进行观察和反应。

如果"肌肉记忆"能够满足所有的基本需求，那么这位明星运动员和音乐家就可以把注意力集中

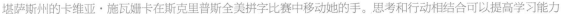

堪萨斯州的卡维亚·施瓦姗卡在斯克里普斯全美拼字比赛中移动她的手。思考和行动相结合可以提高学习能力

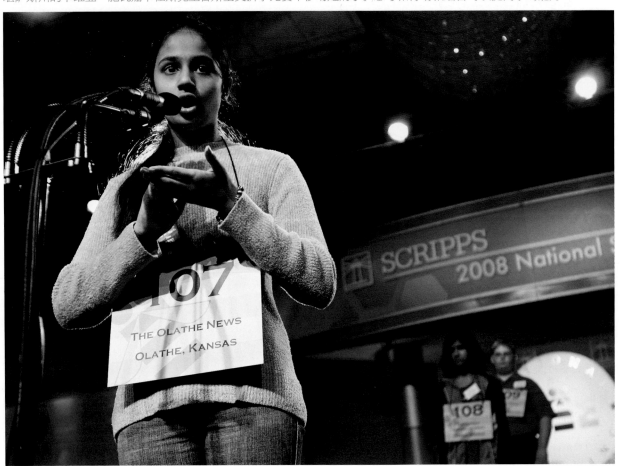

交叉参考：见『记忆的形成』，第256页

在额外的事情上：预测下一个传球，或是在进行一段高难度的演奏时，注意与演奏不同乐器的乐手之间的默契配合，从而使他们的表现远远超出正常水平。

你如果想探索运动和思想之间的密切联系，那就去散步。经常散步的人说："我在散步时思考得更好。"这句话可能是真的。步行或慢跑等运动能够让身体和大脑活跃起来，让血液流动，让思想活跃。作家们有时候会在森林里、溪流边、山谷中或者附近的人行道上散步时，得到他们最好的灵感，其原因是大脑功能的并行整合。大脑（cerebrum）的初级运动皮质、小脑和中脑一起工作，不仅协调身体的运动，也协调一个想法到另一个想法的运动。行走和跑步会触发大脑深处神经网络的激活模式，很可能这些激活模式刺激了复杂思维模式中的相似活动。当身体开始运动时，创造性的想法和令人烦恼的问题的答案有时会进入意识思维中。如果你遇到身体上的问题，试试让精神发挥作用，反之亦然。当读者第一次遇到一个不同寻常的单词时，他们有时会大声地读出来。他们没有意识到这样做会激活有助于认知的多种运动功能。在 2006 年的电影《阿基拉和拼字大赛》中，一个来自洛杉矶南部的 11 岁女孩通过跳绳的节奏学习拼写单词，成为拼字比赛的冠军。阿基拉在一场重要的比赛中，在困难的问题上挣扎了一会儿，她模仿着跳绳的动作，发现单词在她脑海的迷雾中浮现出来。电影制作人在全美拼字比赛中，观察到参赛者会重复如踢腿、踩半个圆圈等动作而产生了这样的灵感。

> **知识速递** 小孩子在会说话之前，就已经能够用手势和其他动作进行交流了。比如，在掌握单词和短语之前，婴儿可以摇头表示"不"，用挥手表示"再见"。

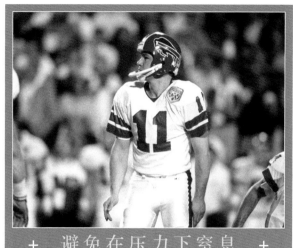

＋ 避免在压力下窒息 ＋

在压力大的时候，把注意力集中在潜在的坏结果上——比如，"不要错过这个关键的点球"，往往会给思考者带来他们不想要的结果。运动员之所以会"窒息"，是因为他们无法保持对积极表现的专注，惊慌失措地向"战斗或逃跑"反应屈服，从而导致身心障碍。运动员会在巨大压力下无法保持专注，这太自然、太符合人性了，然而因为这个原因输掉比赛并不能安慰球迷和队友。在 1991 年的"超级碗"比赛中，水牛城比尔队的罚球队员斯科特·诺伍德在最后 1 分钟的点球失误充分说明了这一点。

大脑区域与运动

科学家对大脑控制运动的观察可以追溯到 19 世纪。第一批实验中的其中一个实验引发了许多问题。在 19 世纪 50 年代早期，英国陷入了唯心论的泥潭，其中包括一种神秘的流行风潮，叫作"倾斜的桌子"。参加降神会的人坐在一张较轻的桌子周围，把手放在上面。尽管他们承诺不会用手移动任何东西，但是桌子还是旋转了起来。一些观察者把这种现象归因于"超自然"的力量。化学家和物理学家迈克尔·法拉第是现代电池的前身的发明者，他试图证明他们是错的。他认为，降神会的参与者在不知不觉中，通过他们的手施加了力量。他发明了一种装置来测量侧向压力，并把它们放在参与者的手和桌面之间。这些仪器不会说谎：这些人的手一直朝着某个方向推，直到桌子开始旋转，尽管他们发誓他们只是在垂直向下按。法拉第将这种现象称为"准不随意肌肉动作"。他发现这是一种有意识的行动（"不要把手移开"）和无意识的动作执行之间的分离。参与者可能暗中想要桌子移动，并且无意识地按照这个愿望行事。这项实验证明了现代神经学家所称的认知无意识，即大脑对信息的处理超出了意识层面。有些行动是自主的，有些是非自主的，有些介于两者之间。法拉第的发现并没有改变这个时代对自由意志的理解，但它启发了未来的人们对强迫症或亨廷顿病患者如何行动和运动的理解，尽管这些行动和运动并不是出于患者的意图。

> **知识速递** ｜ 当大脑每次专注于执行一项任务时，它的工作效率最高。

运动研究

1864 年，科学家首次发现了大脑区域和运动之间的直接联系。那一年，德国医生古斯塔夫·特

奥多尔·弗里奇医治了普鲁士－丹麦战争的伤者。在他包扎头部伤口时，弗里奇碰了碰伤者的一个大脑半球，这个半球已经暴露在伤口中。男子身体的另一侧抽搐了一下作为回应。弗里奇与一位名叫爱德华·希齐格的柏林医生分享了他的观察结果。他们决定一起更深入地探索这一现象。他们在希齐格妻子的梳妆台上安置好了装置，开始用电刺激狗的大脑半球。无论是狗还是人，结果都是一样的：刺激大脑的一个半球，会使身体的另一侧抽搐。他们假设身体一侧的运动是由大脑的另一侧控制的。

他们的理论是第一个关于运动控制的大脑定位理论。他们把这项理论的完善工作交给了同时代的英国医生约翰·休林斯·杰克逊，他在癫痫的临床描述方面做出了开创性的工作。他仔细观察了肌肉是如何失去控制的，因为他深爱的妻子经历过癫痫发作，最终死亡。癫痫总是以一种精确、重复的模式从身体一个部位发展到另一个部位。杰克逊的结论是，这种模式是由于癫痫发作时的电流"风暴"从一个脑区传到另一个脑区，刺激了身体的一系列部位。这意味着大脑中现在被称为运动皮质的区域代表了特定的身体部位。今天，研究表明，运动皮质与布罗德曼 4 区和 6 区（见第二章）相关，而初级运动区域与中央前回中的 4 区有关。

这一结论震惊了神经科学界，并且为临床神经

出了什么问题？

肌肉接受大脑的指令。这在被称为脑瘫的神经系统疾病中表现得尤为明显。这种情况会发生在新生儿和幼儿身上，并持续一生。随着他们的成熟，这种情况既不会变坏，也不会变好。

虽然脑瘫表现为控制能力差或骨骼肌群瘫痪，但是其根源不在于肌肉本身，而在于大脑中调节运动的部分。脑瘫最常见的原因之一是难产导致的大脑暂时缺氧。由于缺氧，一些脑细胞会死亡，并且无法被替代。研究人员不仅研究了婴儿出生时的意外事故，还调查了其他可能的原因，比如遗传因素、癫痫发作、循环问题和异常出血。这些都是可能导致疾病的原因。

交叉参考：见『了解自己』，第 012 页

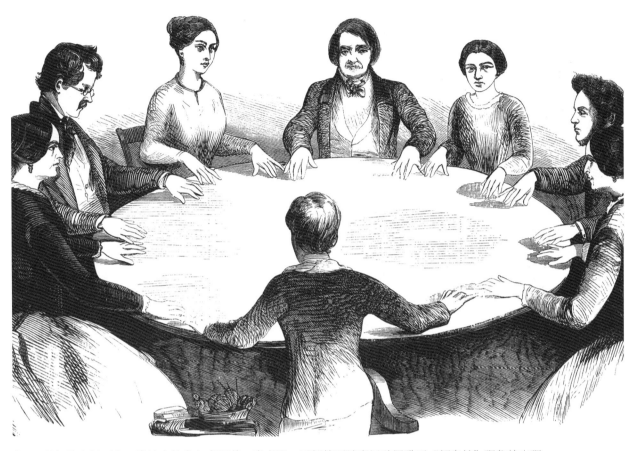

在 19 世纪的木版画中，降神会的参与者围着一张桌子。手部的不随意运动导致了"超自然"现象的出现

生理学奠定了基础。神经科学界曾认为大脑只负责认知。杰克逊对此嗤之以鼻："对于'大脑半球是用来控制运动的'这个观点，人们似乎总能听到一种无法忽略的反对意见。我认为原因是，大脑皮质的卷曲结构被普遍认为起到思考的作用，而不是运动的作用。"杰克逊认为，大脑功能遵循某些组织规律。他是一个非常骄傲的人，可惜他不够长寿，没能看到自己的理论被确实的科学依据证明的那一天。

　　每 1 000 名儿童中就有 3 名患有脑瘫，脑瘫是导致儿童身体残疾的最常见原因，尽管其产生的原因可能在患者出生后几个月甚至几年内都不明确，但大多数患者都是从出生就有这种疾病。少数人由于后来的脑损伤或感染患上这种疾病。

　　脑瘫的典型症状包括缺乏协调性、僵硬、反应过度或步态异常。有些人在视觉和语言方面也有困难。脑瘫患者有 50% 的概率患有智力迟钝，50% 的概率会经历癫痫发作。

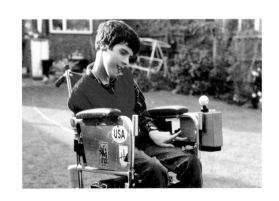

彭菲尔德的进步

20 世纪中期，一位移居加拿大的美国神经外科医生怀尔德·彭菲尔德的工作和著作提供了依据。他为癫痫发作的病人做了脑部手术。由于大脑中没有痛觉神经元，彭菲尔德在没有麻醉药的情况下做了手术。他的病人会因为局部止痛药变得迟钝，但他们能够听到并回答他的问题。当他用电刺激他们的大脑，试图找到问题区域时，彭菲尔德聆听病人告知的想法和故事，观察他们的身体是如何运动的。

他有了第一个惊喜。1934 年，一位女性患者在接受颞叶手术时告诉他，她仿佛重新体验了自己分娩的那一刻。在接下来的 20 年中，彭菲尔德从病人那里收集了大量的故事，这些故事将特定大脑区域的刺激与特定结果联系起来。这让他首次绘制出了运动皮质和相关区域的图谱。在他"切除右侧颞叶前半部后，刺激右侧颞叶表面的一个点时"，一名患者听到了管弦乐的声音。病人认为彭菲尔德的手术室中一定有一台录音机。当彭菲尔德再次刺激同一个部位时，病人听到了同样的音乐片段，从同一个音开始。他注意到，当他刺激大脑另一侧的中央前回时，身体对侧非常小范围内的肌肉会抽搐。

> **知识速递**　运动类游戏让幼儿发展社交技能，掌握身体动作。

约翰·休林斯·杰克逊

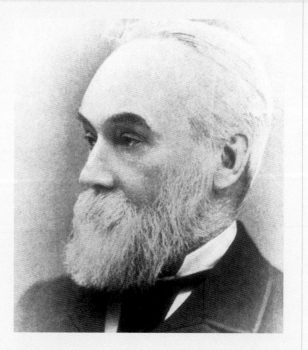

自学成才的神经学家约翰·休林斯·杰克逊（1835—1911）把他在科学上的成功归功于他敏锐的观察力和他的妻子。杰克逊指出，他妻子的疾病（现在被称为杰克逊癫痫）的特征是总是起源于手部的痉挛，它沿着前臂、肘部和肩部向脸部蔓延，接着，抽搐沿着躯干向下蔓延，最后到达同一侧的腿部。

杰克逊偶然发现了运动皮质定位理论，从根本上表明大脑半球中的区域是按照运动而不是按照思维来安排的。

杰克逊说，大脑的每个区域都对应着身体的一个部分。一些区域，比如控制手和手腕的区域，与这些身体部位一样紧密相连。

他妻子的癫痫症状在全身蔓延的情况可以被这样解释：在一次卒中发作期间，邻近皮质区域会被不可控地激活。

约翰·休林斯·杰克逊通过观察他的妻子偶然得出了他的神经组织理论

交叉参考：见『信使』，第 052 页

运动映射

通过对运动功能映射的研究，人们绘制了可视图，上面覆盖了大脑影响的身体部位。这种所谓的"运动小人映射图"扭曲了人体的大小和形状，当身体部位被更多的神经网络控制时，它们就会显得更大。手指看起来很大，与手眼协调的精细运动控制区域保持一致。躯干和臀部看起来相对较小，因为大多数人（可能除了芭蕾舞演员）不会花太多精力去控制这些身体区域的精细动作。

以彭菲尔德的研究为开端的映射理论与颅相学这种伪科学是不太一样的。大脑太复杂、太非线性了，我们无法标记一个点，然后说"这就是计算2+2=4"的位置。更新后的大脑图谱将其划分为不同的影响区域，其中有一些区域的功能更为局限。

然而，总的来说，这片广袤边疆的图谱绘制者意识到，大脑是一个整体，运动是其健康运作的基础功能。我们对大脑运动的理解，是最终理解这一宇宙中最复杂事物的关键。

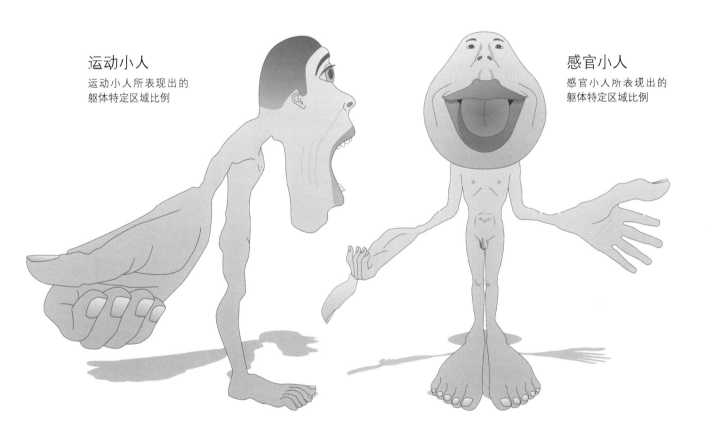

运动小人
运动小人所表现出的躯体特定区域比例

感官小人
感官小人所表现出的躯体特定区域比例

在运动小人和感官小人中，身体部位越大，控制这个区域的神经回路就越多

无声地运行

不随意运动

　　谢天谢地，人体在做很多动作时都是没有经过思考的。想象一下，如果你必须将一部分注意力放在如何走路和喝水上，当然还有如何呼吸上，那会是什么感受。

　　在最基本的层面上，物质通过自主神经系统和躯体神经系统的活动在你的体内移动。自主神经系统通过激活心肌、器官和腺体的运动神经元网络来调节身体的内部状态。这些内部组织不断地向中枢神经系统发送信息。顾名思义，自主神经系统自行调节身体活动来维持内稳态。例如，在检测到体温下降时，自主神经系统可能会使心跳加快，并且改变血管直径。这些行为大多数发生在意识之外，只有当自主行为对知觉有着明显影响时，比如，当你跑步后听到心跳的怦怦声，或者你满满的膀胱表示它的需求时，意识才会产生。

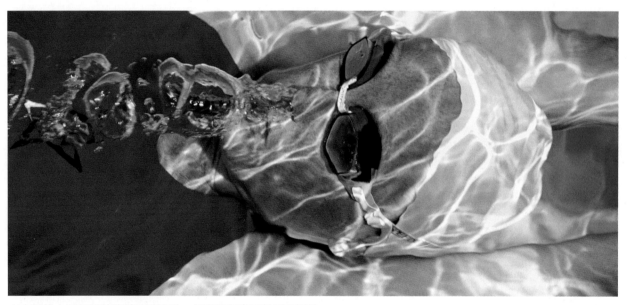

在水下的人不仅要使胳膊和腿运动，还要抑制自然的呼吸运动

出了什么问题？

　　多发性硬化症是一种免疫系统疾病，它会导致身体吞噬保护神经的髓鞘脂肪层。随着保护鞘的退化，大脑失去了与身体有效沟通的能力。这个过程类似于电话绝缘线的腐蚀过程。当线路失去保护鞘时，沿着它发送的电子信息可能会变慢、中断或者丢失。在人体内，失去保护鞘的神经开始退化，髓鞘变成坚硬的、无功能的组织，这被称为硬化。

　　患者通常在20到40岁之间被确诊，他们会失去走路或说话的能力。他们可能患有视觉障碍，肌肉无力或者表现笨拙，经历尿失禁，最终瘫痪。

　　发病的原因还不清楚，但遗传和儿童时期的感染已被确定为可能的原因。增加罹患多发性硬化症风险的

运动时的网络

控制这些行为的几个区域遍布人脑，包括脑干、下丘脑和大脑皮质。下丘脑处理传入的刺激并且向中枢神经系统发出反应信号，大脑的这一小部分调节心脏、血压、体内细胞的正确含水量、内分泌活动和体温，并在情绪和生理冲动中发挥作用。虽然大脑皮质常被认为是意识的来源，但它也在潜意识水平上通过边缘系统调节自主神经系统。然而，一些有意识的想法的确通过自主神经系统改变了身体。试想一下，比如，回忆起一部恐怖片会让你的心跳加速，回想妈妈做的汤的味道会让你垂涎三尺。一些研究甚至表明，志愿者可以通过生物反馈等方法来控制他们的心率和血压。

不随意和随意的运动由大脑的不同网络控制，即使它们都连接到了身体的同一部位。卒中患者如果嘴部部分麻痹了，就无法命令他们的两侧脸颊产生笑容。然而，当这些病人听到一个有趣的玩笑，不由自主地笑起来时，他们面部两侧的笑容是一样的。科学家们指出，即使大脑皮质失去了对随意行为的控制，基底神经节依然拥有自主反应的能力。

相反，躯体神经系统是通过激活嵌在骨骼肌内的运动神经元来工作的。这些神经元的胞体位于中枢神经系统，它们的轴突最远可延伸到脚趾和手指。它们的纤维很厚，被髓鞘很好地包裹着，可以快速有效地传导电信号。所有的躯体运动神经元，即那些对外界刺激和精神指令做出反应的神经元，都是

> **知识速递** | 一名成年人在静息状态下，每分钟会呼吸 12 到 20 次。

✤ 主 要 的 肌 肉 反 射 ✤

反射是对刺激产生快速、自动的反应的活动。一个特定的刺激总是引起相同的反应

反射	描述
牵张反射	通过收缩使得肌肉保持一定的长度
屈肌（退缩）反射	使身体的某个部位从疼痛刺激中迅速抽离，比如使被割伤的手指远离锋利的刀
对侧伸肌反射	经常和屈肌反射一起工作，负责快速撤回动作以及重新分配重量

因素包括北欧血统和 EB 病毒感染。此外，女性患病的概率是男性的 2 倍。至少有 30 万美国人被确诊患有这种疾病。包括干扰素和免疫调节剂在内的新药在减缓病情发展和减少并发症方面显示出了一定效果。

著名的多发性硬化症患者包括女演员泰瑞·加尔、作家琼·迪迪安、女演员兼歌手丽娜·霍恩和主持人蒙特尔·威廉姆斯。

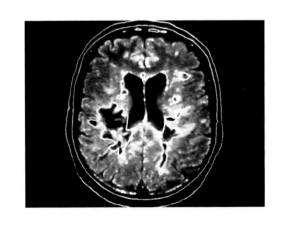

通过向它们的突触释放乙酰胆碱来工作的。当乙酰胆碱浓度到达一个触发点时，周围的肌肉就会收缩。当你坐在计算机前伸展你的腿时，你可能会认为你在拉伸你的肌肉纤维，但事实上，此时其他地方的纤维变短了。

反应和反射

一些肌肉收缩是对极其简单的神经连接做出的反应——简单到永远无法接近大脑本身。其中一种是医生用锤子敲击膝腱引起的膝跳反射。它是一个连接了膝盖和脊髓的闭合回路，就像白天之后是黑夜一样，是一种可以预测的联系。

随着越来越多的神经元被用来形成对外部刺激的反应，反射性反应变得没有那么自动化。由于进化的原因，原始的"战斗或逃跑"反应能够被迅速地处理，更复杂的刺激，比如诱发打喷嚏的刺激物，需要更长的处理时间，并从脊髓传递到大脑。

以前庭反射为例。它发生在脑干，自动调整身体的肌张力，以保持头部的姿势。内耳中的耳石不断向脑干发送关于头部重力朝向的信号。这种关系的改变，以及突然的线性加速所引发的冲动会通过神经连接传递到脑干。与此同时，耳朵中的半规管检测到头部从一侧转向另一侧的加速运动。如果你在走路的时候被绊到了，头部的突然运动会导致脑干自动收缩颈部和四肢的肌肉，以保持头部的水平和身体的平衡。

周围神经系统收集的信息被整合到潜在反应的

> **知识速递** 查尔斯·达尔文说，表情变化"比语言更加真实地揭露了思想"。

复杂网络中。如果你躺在沙滩上，阳光变得越来越强烈，你会决定在什么时候、如何进入室内呢？考虑到大脑不可思议的复杂程度，没有人可以准确地预测你是如何分析皮肤温度、环境温度、风、晒伤初期的疼痛以及其他外部因素的，更不用说分析你的想法（你难道不是想要在室外待得足够久来晒出古铜色吗？），还有你决定进入你的湖边小屋的时刻。神经科学越来越趋向于研究认知过程，而不是简单的因果反射。

交叉参考：见『神经系统中的细胞』，第020页

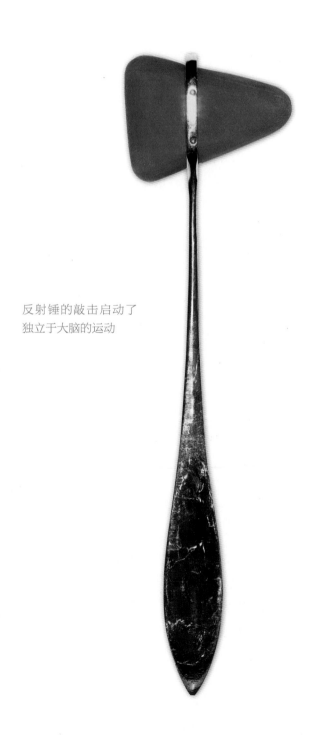

反射锤的敲击启动了独立于大脑的运动

不随意运动

但即使是我们有意识的思想，还有这些思想所影响的行为，也包含着许多无意识的动作。长期以来，训练肌肉记忆一直是培养优秀运动员的关键。1887 年，A.T. 达德利在《哈佛月刊》上发表了一篇有关优秀运动员的文章："如果你问他，在一些复杂的运动技巧中，他是如何完成某个动作的，以及为什么在某个具体的时刻去推或者拉，他会告诉你他不知道。他凭直觉做了这件事，或者更准确地说，是他的神经和肌肉自己做的……"

总统与脊髓灰质炎

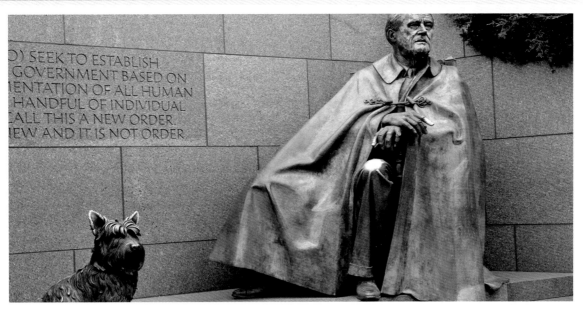

在华盛顿特区的罗斯福纪念堂里，罗斯福的雕像端坐着

在富兰克林·罗斯福 30 多岁的时候，他是"世界上最英俊、最强壮、最有魅力、最有活力的父亲"。这是罗斯福的儿子詹姆斯回忆中的那个喜欢打网球、打高尔夫球以及骑马的父亲。这种活力在一夜之间就消失了。1921 年 8 月，在游泳之后，罗斯福筋疲力尽地上床睡觉。第二天，在发热之后，这位未来总统的腰部以下永久瘫痪。

罪魁祸首是脊髓灰质炎，罗斯福摄入了被污染的水。脊髓灰质炎病毒攻击大脑下部和脊髓的神经元，就像间谍切断电报线一样，它破坏了连接大脑和四肢的通信线路。

20 世纪 50 年代开始的疫苗项目几乎消灭了这种疾病。不幸的是，一些幸存者现在患上了一种新的疾病——脊髓灰质炎后综合征。其诱因尚不明确，但医生普遍猜测是因为人体的衰老。人类随着年龄的增长会失去神经元，脊髓灰质炎的幸存者的神经元储备已经耗尽，他们比起正常人，可以失去的神经元更少。

罗斯福试图通过锻炼和在佐治亚州的温泉浴场洗浴来恢复双腿的功能，但毫无效果。然而，这种疾病可能让他成了一个更好的政治家。历史学家多丽丝·卡恩斯·古德温认为，瘫痪增加了富人对穷人和弱势群体的同情，"命运让这些人更加艰难"。换句话说，当罗斯福的身体萎缩时，他的灵魂却在不断丰富。

这种不随意运动是在大量的训练和实践中产生的。重复的动作，无论是自发的还是对他人动作的反应，最终都会变成自动的，即使它们可能包含着复杂的序列。一个篮球中锋做一个向左的假动作，然后向右旋转，同时用手指将篮球拨进篮筐，他每次都选择了这些动作。经过大量的练习，这个中锋在几乎没有意识参与的情况下完成了这些动作。因此，不随意运动和随意运动之间的界限就不那么明显了。

> **知识速递**
>
> 鼻腔内的刺激物（花粉、灰尘），以及疾病，比如普通的感冒和花粉热，都能引发喷嚏。打喷嚏也可以通过快速看一眼明亮的物体被触发，比如看太阳。这一现象被称为强光喷嚏反射或"阳光喷嚏"。这一现象及其原因一直困扰着研究人员。

自由意志？

自由意志的概念进一步模糊了随意运动和不随意运动之间的界限，对它的研究越多，这个概念就越模糊。人类把自己视为有选择能力的生物。所有的社会机制，比如教会和法律制度，都体现了我们对奖惩机制做出选择的能力。然而，人们利用脑部扫描发现了一些有趣的问题。

1985 年，旧金山的神经学研究人员本杰明·利贝特给志愿者的头戴上电极帽，来记录他们的脑电活动。他让他们做一个简单的决定：选择在某个时刻移动一根手指。他发现 EEG 记录了志愿者手指移动前 0.5 秒到 1 秒的大脑准备电位。

利贝特决定改进他的实验。他要求他的志愿者看一个钟面，并记下他们决定移动手指的确切时刻。

然后他们移动手指，告诉利贝特他们做出决定的时间。他将这些自我报告与仪器记录的准备电位进行了比较。他得出了一个奇怪的结论：在志愿者意识到他们的决定之前 300 毫秒，他们的脑电活动就表现出他们做了这个决定。这种相关性变得如此精确、如此可预测，以至于利贝特可以通过观察 EEG 中的脑电活动，确定志愿者是否将会移动他们的手指。尽管有这样的结果，志愿者们依然相信他们是在选择行动的时候行动的。不然怎么可能呢？

利贝特的发现表明，大脑在一个人做决定之前就知道他会做什么。但如果是这样的话，这个世界不仅要重新评估区分随意运动和不随意运动的概念，还要重新评估自由意志本身。利贝特的研究表明，只有在大脑活动开始后，人们才会有意识地做出行动的决定。大脑产生运动，但是在有意识的思维意识到决定之前，部分决定已经被做出了。

观察者把心灵、大脑和身体视为分离的实体时，就会出现这种悖论。然而，根据神经学家理查德·雷斯塔克的说法，一旦我们意识到"我们就是我们的大脑"，这种问题就消失了。我们对行为进行选择的力量在于大脑对大脑本身的影响。

> **✦ 喷嚏中的解剖学 ✦**
>
> 被鼻子中的感受器感知的刺激物会触发打喷嚏这种强烈的反射。这种恼人的感觉信号通过连接面部和脑干的三叉神经传递。在脑干中，这种感觉信号最后会到达外侧延髓，它会触发喷嚏，就像是引发爆炸，将刺激物从上呼吸道排出。外侧延髓的损伤会使动物失去打喷嚏的能力。由于三叉神经也携带来自眼睛的信号，明亮的灯光有时会导致感觉冲动蔓延到其他神经纤维，导致 1/4 的人会因此打喷嚏。

交叉参考：见『意识』，第 188 页

术 语 表

乙酰胆碱：导致肌肉收缩的神经递质。

手足徐动症：运动障碍，与过度活跃的基底神经节有关，以缓慢的连续扭转运动为特征。

基底神经节：由尾状核、壳核和苍白球组成的一组核，被认为在运动调节和协调中起作用。

β 受体阻滞剂：通过阻断肾上腺素的作用来降低血压的一类药物。

小脑：对流畅、协调的肌肉运动影响最大的脑部区域。

舞蹈症：一种以不自主、不规则的四肢和头部抽搐运动为特征的运动疾病。

认知无意识：这种心理状态会吸收大部分无关信息，让个体有意识地行动并了解他们的环境。

脑震荡：一种对大脑的高速撞击损伤，可能会干扰运动、平衡、语言和记忆，并可能会产生短期和长期的影响。

亨廷顿病：引起基底神经节和大脑皮质神经元退化的遗传病。它最终会致命。

杰克逊癫痫：一种癫痫，其特征是身体某一部位开始抽搐，随后按一定顺序逐渐向其他部位扩展。

瘦素：脂肪细胞产生的一种激素，帮助调节新陈代谢和食物消耗。

镜像神经元：在想到和观察别人做一个熟悉的动作时激活的神经元。

运动盲视：失去检测运动变化的能力。运动中的物体会表现为一系列不同的静止图像。

运动小人：一张示意图，将身体部位和相应的运动皮质区域联系起来，身体部位的大小与神经连接的数量成比例。

强迫症：以强迫观念和强迫动作为特征的神经症。患者有意识地自我强迫和反强迫之间的强烈冲突使其感觉焦虑和痛苦。

膝腱：帮助腿部伸展。进行膝跳反射测试的部位。

选择性 5- 羟色胺再摄取抑制药（SSRI）：抑制 5- 羟色胺再吸收的药物。用于治疗抑郁、焦虑症、强迫症和饮食失调。

颞上沟：大脑中包含负责运动检测和分析的神经网络的区域。

抽动秽语综合征：以重复和不自主的抽搐和发声为特征的神经系统疾病。

三叉神经：负责面部感觉和运动控制。

前庭反射：自动调节身体的肌张力，以保持头部的姿势。

前庭眼反射：使眼睛肌肉自动调整，无论头部怎样运动，都可以保持稳定的凝视。

共享角色

不同区域在运动中联合起来

利贝特和德国神经生理学家 H.H. 科恩胡贝尔对患者的大脑扫描表明，没有一个大脑区域会独立负责特定的动作。当你的手指拿起铅笔时，有意识的动作主要是由大脑皮质控制的。大脑皮质处理感觉信息，然后选择特定的行为。然而，运动的冲动显然源于皮质以下区域的运动神经元网络。在那里，多年的神经发展已经创造出一些路径，它们可以执行超出感知范围的精细运动指令。

你可以选择拿起铅笔，但你无法清楚地表达神经元的活动，这些活动让你的手指伸出、弯曲，然后抓住铅笔。连接思想和运动的机制超出了意识的思考范围。这并不意味着我们不应该研究大脑和运动之间的联系，弄清这种联系是如何建立并发生的对于人类有着重要意义。从面部表情到身体运动，再到用语言表达一个人的思想，行动是定义一个个体的要素。行动就是一种运动。

大脑皮质功能

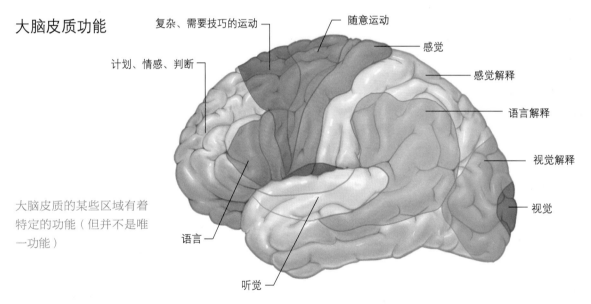

复杂、需要技巧的运动　随意运动　感觉　感觉解释　语言解释　视觉解释　视觉　听觉　语言　计划、情感、判断

大脑皮质的某些区域有着特定的功能（但并不是唯一功能）

多个区域

脑部扫描表明，运动的冲动来自协同工作的多个区域。在第二章的"房子"的比喻中，神经网络在大脑的高低区域之间释放电流。大脑没有单一的运动"决策中心"，信息不断地在各个层级之间流动，从脑干和脊髓所在的地下室，通过中间两层楼的基底神经节、小脑和运动皮质，到达最顶层具有执行功能的大脑前额皮质。

当一个人决定移动手指或脚趾时，研究者在脑部扫描中观察到的活动几乎同时发生在小脑、基底神经节和大脑皮质，而且这些放电活动出现在屏幕上的时间，远远早于移动手指或脚趾的时间。这一发现动摇了约翰·休林斯·杰克逊等先驱的理论基础。这表明并不是一个"高级大脑"下达运动的命令，而是许多脑区共同下达——包括一些在进化术语中所谓的最原始的大脑区域，它们在分配运动冲动方面，即便不是起着同等重要的作用，也是起着非常重要的作用。

交叉参考：见『和谐』，第 044 页

协同工作

在运动和情感的结合中，我们可以通过神经网络之间的协同工作观察到不同脑区的紧密结合：当你真诚地微笑时，你会感到快乐；当你感到快乐时，你也会微笑。同样，在你阅读或写作时，保持良好的身体姿势可以帮助你集中注意力。

知识速递	"肌肉记忆"是神经肌肉系统学习技能的方式的统称。

雷斯塔克以书写行为为例，来说明大脑功能分布模式以及意识和无意识运动混合的好处。如果你用手写字，你必须激活神经元来控制你的手指、手掌、手臂、脖子和头部的肌肉——后两者可以让你的视线在你写的字和纸页之间转移。如果你使用键盘，你仍会调用那些控制手指的神经元，但是用键盘打字的行为和使用笔尖在纸上划过的行为是不一样的。

你还可以选择对着录音机或者你的秘书口述，就像患有阅读障碍的阿加莎·克里斯蒂在写许多悬疑小说时所做的那样。你甚至可以用莫尔斯电码敲出你的信息。因为选择写作的目的没有改变，所以无论你用哪种方法，交流中所包含的信息是相同的。

然而，每一种形式都激活了完全不同的大脑区域——手写激活的神经网络与打字和口述激活的神经网络是不同的。另外，不同的写作目的会唤起大脑的不同活动，包括打字这样的程序技能，以及无法在大脑中定位的随意活动，如"应该写什么"这种随意活动。雷斯塔克说："随意活动与反射活动的结合给人类大脑带来了权力与力量，我们不是简单的反射性生物体，但我们的行为也不是完全不受约束的。"

小脑

在一个特定的运动过程中，人脑每一个区域的活跃程度取决于运动的特定形式、强度以及随意或

保持敏锐

长期以来，竞技运动员一直渴望着超越对手，而一些现代运动员已经开始使用小剂量的药物：合成激素，如促蛋白合成（"组织生成"）类固醇。这些药物非常危险，如果被滥用，会导致许多身心问题。

这种人工合成物质在体内的作用类似于睾酮，它通过与细胞中的受体结合来发挥作用。促蛋白合成类固醇与大量细胞受体结合，促进超出正常水平的蛋白质的合成，使得运动员能够更加努力、长时间地工作，并且有着更短的恢复时间。有些前职业运动员，比如足球运动员比尔·罗曼诺夫斯基和棒球运动员何塞·坎塞科，承认服用过类固醇药物，然后从更健壮的体型和更强的力量中获取优势。但是类固醇的使用有着很高的精神和身体成本，可能会造成严重的损伤。职业摔跤手克里斯·伯努瓦在 2007 年自杀前杀死了他的妻子和儿子，他体内的睾酮水平是正常水平的 10 倍，在他家中还藏有大量类固醇药物。

美国国家药物滥用研究所称促蛋白合成类固醇为"危险药物"，并将它们的滥用与包括愤怒、攻击性、躁狂和妄想在内的精神异常，以及对心脏、肝脏和肾脏的损伤联系起来。2002 年，美国东北大学进行的研究探讨了它们对大脑可能存在的影响。研究人员相信，青少年发育中的大脑会对类固醇表现出极高的敏感性。研究人员发现，仓鼠摄入高剂量的促蛋白合成类固醇后，神经递质 5-羟色胺的水平显著降低。在大脑中与攻击性和暴力相关的区域中，这种降低尤为明显。

不随意运动的触发因素。虽然人脑是一个整体，但是在某些特定的活动中，某些区域似乎比其他区域发挥着更重要的作用，比如左侧颞叶的语言中枢。神经学家把他们的注意力集中在小脑上，因为它在意识以下的层次中协调运动。小脑位于脑后部古老的"爬行动物脑"中，靠近脑干，通过脑桥中的神经纤维与大脑皮质相连。菜花状的小脑有两个高度卷曲的半球，这两个半球由蠕虫状的蚓部相连。

和大脑（cerebrum）一样，小脑也有由灰质构成的外皮质，由白质构成的内皮质，以及成对的深层灰质团块。白质看起来像是一棵树的树枝，因此得名"小脑活树"或"生命之树"。小脑参与调节身体的运动和感觉。

每个半球又分为 3 个叶：前叶、后叶和绒球小结叶。前叶和后叶协调身体的运动。躯干的肌肉受这两组叶的内侧部分影响，而手部、脚部以及熟练动作受两组叶的中间区域影响。两个半球最外侧的部分与大脑皮质一起工作，整合信息，而且似乎有助于计划运动。绒球小结叶与内耳相连，在人体站立、行走以及坐着的过程中保持平衡。

小脑的损伤，例如在战时受伤或终生酗酒造成的损伤，可能会导致一个人在做抓痒这样简单的事情时摇晃、失去平衡、胳膊或腿胡乱摆动。

> **知识速递**　我们所学的运动技能有两类：精细运动技能和大肌肉运动技能。精细运动技能，比如打字，主要涉及手部。大肌肉运动技能，比如划船，涉及全身的大量肌肉。

小脑的功能

小脑的工作是将信息与一系列事件整合起来，这些事件在本质上是时间和空间上的运动。我们对序列和时间的感觉对于学习、思考和记忆非常重要。如果没有正确的时间概念，你就不知道你是否能将车安全地驶入车流中。你对于踩下制动器还是油门的正确判断，取决于你对高速公路匝道上发生过的事情的记忆，以及你对时机的感知，这种感知是通过你一生中收集的活动反馈（包括车辆信息和生理信息两方面）形成的。

小脑就像是一个图书馆，储存着你学过的动作的信息，这些动作是你不需要思考就可以完成的。不同的运动姿势就是一个很好的例子，可以说明在小脑中储存的运动技巧是如何与大脑皮质共同启动动作的。

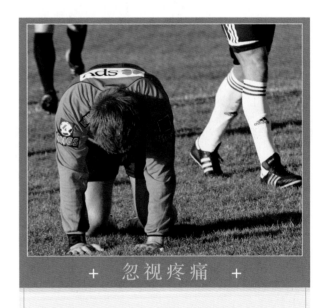

＋ 忽视疼痛 ＋

在激烈的比赛中，一个被训练为专注于比赛成绩的运动员可以暂时克服或忽略疼痛。这种精神上的坚韧暂时抑制了通往大脑的疼痛通路。他的态度起到了作用，尤其是在重新评估疼痛上起到了作用。古罗马皇帝马库斯·奥雷柳斯曾写道："如果你因为外界事物而苦恼，这种痛苦不是来源于事物本身，而是来源于对它的预估，那么你随时都有能力撤销它。"运动项目结束后，当集中注意力的需求减少时，运动员可能会感受到疼痛。

小脑的横截面显示出菜花状的结构

对高尔夫挥杆动作的剖析

职业高尔夫球员泰格·伍兹在打高尔夫球时，如果没有小脑持续地从眼睛和耳朵中收取信号，自动做出调整来保持稳定，他甚至都无法将双脚分开得与肩同宽以及保持平衡。伍兹选择他的球杆以进行一次击球，并不假思索地形成了正确的抓握方式。当他站在球上方，等待挥杆时，他必须做出一个带有意图的决定，开始将球杆头部拉回到它特有的弧线上。

神经学家认为，这一决定需要伍兹的大脑皮质激活与运动相关区域的突触，这些突触将冲动发送到小脑外侧。小脑产生一个动作程序，通过丘脑将其传送给两个半球的运动皮质。这种程序是一种神经激活的模式，伍兹之前已经重复过很多次，所以他不需要思考一个好的高尔夫挥杆动作的机制是怎样的。

然而，每一次击球都是新的挑战。也许有侧方来的风，或者有一半的球埋在泥土里。然后伍兹可能会使用大脑皮质来调整模式，让他像往常一样挥杆，但是有意识地减弱力量或者将球打上果岭。当他挥杆击球时，他的大脑皮质根据小脑处理的感觉反馈，时刻调整挥杆动作。

伍兹在尝试任何击球动作之前都会进行技术视觉化练习。他在脑海中排练他的挥杆动作，想象球的飞行。这种视觉化是一个有着完美结果的挥杆动作在脑海中的重建。

伍兹之所以是伍兹，就是因为当他击球的时候，他的动作可能与他想象的动作版本没有太大的不同。现在有一个科学的解释，来解答为什么这样的技术可以提高他的表现。

视觉化

当一个人将他之前的经验视觉化时，心理意象与对原始事件的感觉有着很多相同的神经回路。一个人想象在山顶俯瞰到的壮丽美景时，会重新创造出在山顶上体验到的平静感。在那里曾被激活的同一片大脑区域通过想象被激活，他可能会开始放松，减缓呼吸速率。而且，如果记得这场旅行的这个人被要求形容下面山谷的景色，他的大脑就会让他的眼睛向下看。科学家们将这种现象追溯到大脑皮质

见证成功

职业高尔夫球员杰克·尼克劳斯每次都会击两次球。第一次尽管有着丰富的细节，但只是在他脑海里发生。一旦感觉对了，他就会第二次击球，这次是真实发生的。

尼克劳斯在《我与高尔夫》一书中说："即使在练习中，我每一次击球时，脑中也会浮现出清晰的、对焦的图片，就像是一部彩色电影。首先，我'看见'球在我想要打到的位置，漂亮的、白色的球端坐在明亮的绿草地上。然后场景很快发生了变化，我'看到'球飞向那里——它的轨迹和形状，甚至它落地后的样子。然后是这一场景的淡出，下一个场景显示着，我做出一个挥杆的动作，它会让刚才的场景变为现实。"

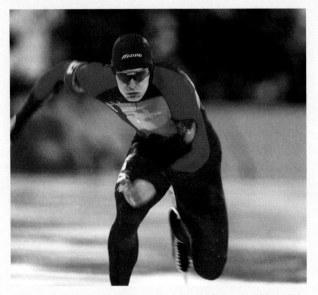

速度滑冰运动员丹·詹森参加 1994 年的挪威利勒哈默尔冬季奥运会

尼克劳斯后来赢得了 18 项主要赛事的冠军。紧随其后的是泰格·伍兹，他借用了尼克劳斯的技巧，在击球前，在脑海中"看见"每一次动作。

坚韧不拔的精神

心理视觉化的力量加强了其他许多运动员的竞技能力，他们使用了类似的"成像"技巧。不过，美国速度滑冰运动员丹·詹森有着高超的技术，但在 1988 年和 1992 年冬季奥运会上都没有获得奖牌。

1994 年，在挪威利勒哈默尔举行的冬季奥运会上，詹森再次试图夺取奖牌，但是在他的第一项比赛——500 米速度滑冰中，他滑倒了，未能赢得比赛。然后他在 1000 米比赛项目中就位的时候（人们普遍认为这是他最后一次夺金的机会），承受着在之前本可轻松获胜的项目中屡次失败的心理压力。但他最终还是赢了，打破了一项世界纪录，然后带着 8 个月大的女儿绕场一周，庆祝胜利。

帮助训练詹森的运动心理学家詹姆斯·洛尔说，他知道詹森有足够的意志力去完成他的身体所能完成的动作。他只是需要承担压力。洛尔说："坚韧的精神是一种能力，只要你需要，它就会把你所拥有的任何天赋与技能带到你的人生中。这种能力可能是一种战胜困倦的能力，一种保持放松和冷静的能力，一种在困境时不屈服的能力。"

正向思考

正向思考的力量帮助了许多成功者。即使你把视觉化的技巧应用在自己的行动中，你也不可能永远避免失败，因为人类并不完美。不过，你可以把失败转化为成功。回想一下你之前实现目标时自己的表现，然后再次创造一个你以同样的高水平表现的新画面。通过放松的技巧，你可以保持正向思考，避免消极心态带来的压力。无论是在运动场上还是在公司里，这都是增加你获胜机会的可靠方法。

简而言之，像个冠军一样思考。你的身体会相信你的大脑并且做出反应。如果你跑了很长一段时间，来到了一个陡峭的山坡，告诉自己你有多喜欢跑步上山。你会比叹息着说你永远做不到时要表现得更好。如果你在挥棒之前在脑海里演练着打一个弧线球，那么当棒球落入击球区时，你击中球的概率就会提高。

洛尔将这种思维的效果比作运行计算机的软件。你的身体就是你的硬件，可能有着强大的工具来处理数据。但是除非你的大脑加载并运行了适当的软件，即你的态度，它才可以正常地工作。

成功的策略

以下是犹他州立大学健康、娱乐和体育教授理查德·戈丁与坦普尔大学体育教授迈克尔·萨克斯建议的可提升表现的一些心理锻炼：

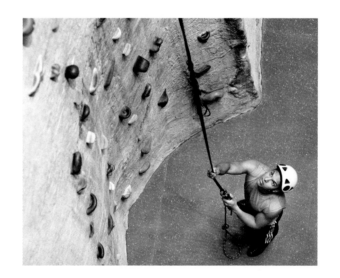

自信地对动作进行可视化，比如对攀岩所需的步骤进行可视化，可以让大脑为它们的发生做好准备

保有动力。你如果有动力去好好工作，会比你没有好的理由时表现得更好。找到一个好理由，继续努力工作。

在开始行动之前对自己的表现感到满意。身体和精神上的健康会改善你的态度，一些很小的事情也可能带来好的影响，比如穿了一件漂亮的衣服或者配套的运动服，或是有了一个新的球杆或球拍。在你走入场地之前，不错的状态会帮助你建立自信。

感觉你属于这里，并与周围的人和谐相处。比如，在和其他人使用健身房时，如果你有被欢迎的舒适感，这就会促进你的表现。和积极的人在一起，他们会支持你的工作，他们的"良好氛围"会推动你前进。

探索之前成功的记忆，直至最细微的细节。例如，试着回忆你额头上流汗的感觉，以及当你达成一项运动成就时，汗水滴入口中的味道。如果可以的话，回忆一下空气中的气味和温度，你穿的衣服的触感，以及任何能让你回忆起过去胜利的东西。

出演只属于你自己的心理电影。想象你要创造的动作，确保电影从你的角度播放——就好像摄像机在你的脑袋里。实时播放电影，而不是慢动作，这样你就能看到你的动作以正确的速度呈现出来。不要在关键时刻停顿，坚持到最后，然后再播放一遍。

设定具体目标。有必须达成的目标会激励你去实现它。挑战自己：如果你告诉自己要去做大量的仰卧起坐，而不是尽最大努力去做，你会表现得更好。

最后，不要痴迷于此。应用前面的所有建议来获得最佳表现的诀窍是了解它们并应用它们，而不是把它们列入死板的列表中。当一项体育活动变得自然和有趣时，你会把它做得很好，因为它会成为自己的奖励。

的镜像神经元。它们不仅对动作做出反应，还会对这些动作的心理意象和动作语言产生反应。

当我们在头脑中演练已经学习过的身体动作时，镜像神经元就会被激活。演练一项体育运动的动作，比如武术招式，会使大脑准备好与这个招式有关的肌肉。大脑对招式的想象越逼真，对心跳和呼吸的控制就越强，就像劈砍、出拳和踢腿是真实发生的一样。

当大脑给这些动作赋予特别的重要性时，镜像神经元就会变得更强大。例如，一个空手道黑带选手的大脑对他人招式的观察和对自己招式视觉化的反应，会比一个初学者大脑的反应更强烈。

类似地，当一个钢琴演奏家在观看另一个人演

奏肖邦的作品时，他大脑中的神经元会比另一个没有受过音乐训练的人活跃得多。

熟能生巧

人类的大脑如果将它观察或想象到的行为进行镜像反映，那么在行动之前进行视觉化可能会改善表现。但是，练习是这个方法的重要组成部分，因为只靠视觉化是无法将它实现的。当然，我们总会掌握这项技术——没有人在第一次跳水的时候就能跳得那么完美，也没有人能够在刚刚开始玩篮球时罚球命中率就达到 90%。

然而，身体机能的扩展需要精神上的自律。"我们在夏天学滑冰，在冬天学网球。"威廉·詹姆斯说。他指的是大脑在身体休息时会整合经验。

当头脑放松时，它可以演练一些动作，这些动作可以在以后被调用。这种演练让选手在没有竞争压力的情况下完成动作，选手对此进行的编码可能会在之后的现实生活中展示出来。

看即做

在执行任何动作时，保持稳定的视野非常重要。否则，虽然眼睛和身体可以协调，但实现起来非常困难。如果你在眼前挥舞你的手指，它们看起来会是模糊的，但如果你保持手不动，前后摇晃你的头，内耳前庭结构参与的前庭眼反射会将这种模糊降到最低的程度。即使是在最激烈的比赛中，它也能让运动员调整自己的方向。

大脑对运动的识别和重现的重要性可以通过进化来解释。动物的大脑天生就可以分析运动以及探测潜在威胁，比如，一只大型猫科动物在灌木丛中蹑足而行。的确，大脑可以识别黑豹的形状和它特

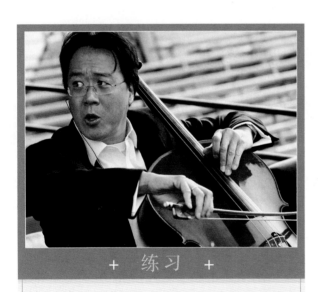

＋ 练习 ＋

传奇田径明星吉姆·索普是职业棒球和橄榄球运动员。著名大提琴家马友友很早就在大提琴和钢琴上展现才能。民间音乐家戈登·莱特富特小时候学过钢琴，15 岁开始学吉他，后来非常擅长拾音。为什么在一项运动中非常成功的运动员在其他运动中也有远超一般人的水平？为什么一个音乐家在另一种乐器上的表现，往往超过了一个在成年后才开始学习音乐的人的表现？答案是练习。伟大的运动员和音乐家需要许多年来发展他们的才能。

> **知识速递** 社会性哺乳动物，比如狼、狗和熊，会通过玩耍来学习。这也加强了社会联系。

交叉参考：见『学习』，第 246 页

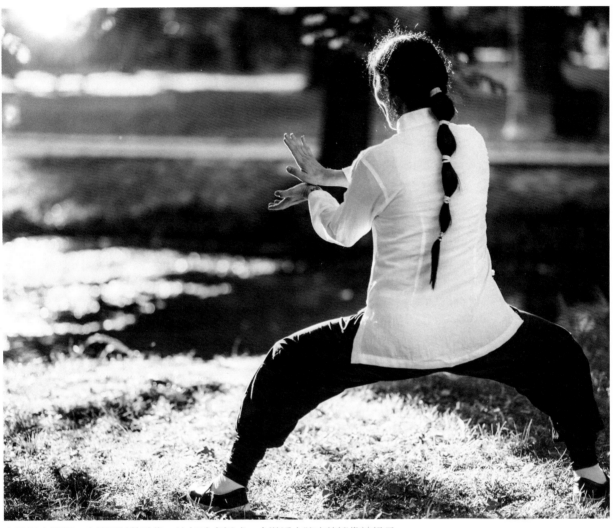

在脑海中演练一个练习过的动作，比如武术招式，会激活大脑中的镜像神经元

有的行走姿势，但是大脑在识别这个生物的外形之前先识别了它的动作。

影像学表明，大脑的颞上沟包含对运动识别最重要的网络。它整合来自枕叶视觉中枢的两种信息流。上层信息流处理运动信息，被非正式地称为"在哪里"路径。下层信息流通过物体的形状识别物体，被非正式地称为"是什么"路径，它每时每刻都在进行对物体的识别。从"在哪里"路径获取的信息比从"是什么"路径获取的信息早20毫秒到达颞上沟，表现出了大脑对运动而不是对形状的进化偏好。

为了进一步证明大脑对运动的固有关注，你可以试着一个人去酒吧，坐在电视机旁，忽略屏幕上闪烁的图像。随着商业广告的播放，你很难将它完全忽略。你的注意力会被转移，尤其是在那些运动画面出现的时候。电视广告商和电影宣传短片的制作者们都知道运动对于吸引观众的重要性。他们用一个接一个的动作来填补自己的镜头，避免观众在安静的时刻转移视线。

大脑感觉运动的区域受损会导致一种被称为运动盲视的疾病。大脑不再处理一个瞬间到另一个瞬间的物理变化。一个人走进房间时，似乎是从一个位置突然出现到另一位置，这个过程就像是一组快照，而不是电影中那样流畅的动态影像。

运动疾病

许多损伤和疾病会扰乱大脑对运动的正常控制。其中一些问题可能是人体受伤的结果，比如跌倒或头部受到打击。还有一些问题来自大脑本身，像亨廷顿病和帕金森病这样的神经系统疾病会导致不同类型的运动问题。

大脑损伤

头部遭受物理打击后可能会患脑震荡，这是一种对大脑的冲击性损伤。脑震荡是一种由运动引起的疾病，也经常对运动产生影响。大脑是柔软的，位于脑脊液的缓冲层中，脑脊液将它与颅骨的保护层隔开。高速撞击，比如在足球比赛中的猛撞，或是在汽车紧急制动时头部撞到汽车的仪表盘上，会使得大脑内部受到冲击，神经和血管会被撕裂。

有时候，这种撕裂会导致不良甚至致命的后果。就像是电影女演员娜塔莎·理查森在 2009 年 3 月的一次滑雪事故后所发生的那样。由于接触性运动的性质，运动员和其他大部分人相比面临着更高的风险。一次脑震荡会增加下一次脑震荡产生的可能性，无论第一次是如何发生的。此外，脑震荡会使一个人在 5 年内患癫痫的概率增加一倍。

大脑受到的损伤可能是严重的，也可能是轻微的，有时受伤者甚至没有意识到他受到了伤害。这种打击通常会导致一种即时的混乱感和短期的遗忘。脑震荡也有长期的影响，取决于打击的严重程度和大脑受伤的区域。脑震荡会干扰运动、平衡、言语、记忆、反射和判断。

> **知识速递** | 帕金森病患者的症状可能会通过规律练习太极拳而得到改善。

大多数脑震荡都是轻微的，大脑通常会恢复。但即使是常见的运动性脑震荡也不是什么小事。蒙特利尔大学的研究人员在 2009 年报告，前运动员在遭受脑震荡 30 多年后，他们的精神和身体功能表现仍低于标准水平。研究人员发现，那些只经历过一次或两次脑震荡的人与没有经历过脑震荡的同龄人相比，动作更慢，记忆力和集中注意力的能力下降。脑震荡的症状包括头晕、头痛、说话含糊不清、

出了什么问题？

在为新英格兰爱国者队效力的 10 个赛季中，当时的美国国家橄榄球联盟后卫特德·约翰逊遭受了 100 多次脑震荡，2005 年因伤病被迫退役。退役后，约翰逊陷入了严重的抑郁。他认为这可能是由他长期的脑震荡引起的。从那以后，约翰逊成了一位积极的倡导者，呼吁对像他一样的运动员进行更多关于头部损伤会带来的长期影响方面的教育。

在脑脊液的包围下，大脑通常漂浮在起保护作用的头盖骨中。然而，在头颈部突然遭受撞击时，这种天然的护盾会转变为武器。大脑皮质，也就是均匀的胶状物质，会撞向颅骨，造成脑震荡。其冲击力可能扭曲或撕裂脑组织。脑震荡可能严重到造成意识丧失，也可能轻微到让人觉得似乎只是一场梦。其他症状包括头晕、

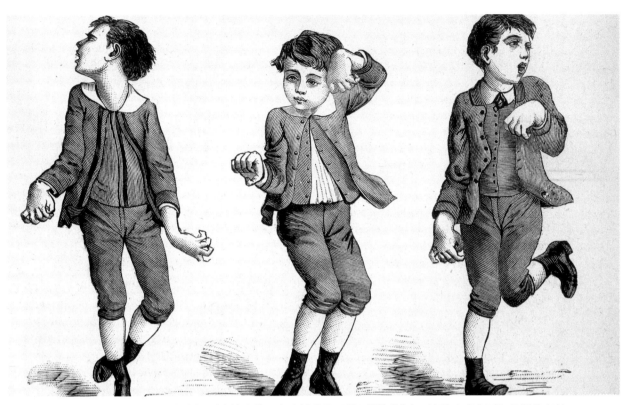

一个男孩无法控制地抽搐，表现出小舞蹈症的症状，它也被称为圣维图斯舞蹈症。这种病症有时与风湿热有关

耳鸣和恶心。任何被怀疑患有脑震荡的人都应该停止体育运动并寻求医疗帮助。

失去控制

　　当某些运动脱离了意识的控制，可能会产生尴尬或危险的结果。一些运动疾病起源于基底神经节的损伤或者其分泌的过量或不足的多巴胺。这些疾

病包括帕金森病（在第二章中有描述）、偏侧投掷症、舞蹈症和手足徐动症。

　　基底神经节的一部分被称为底丘脑核，它的损伤（通常由卒中引起）会导致偏侧投掷症，患者的手臂和腿会不受控制地运动。无论患者如何试图停止这些运动，它们都会继续。通常情况下，类似于投掷棒球的动作在病人休息时会变弱。

耳鸣以及平衡障碍等。

　　波士顿大学医学院的研究揭示了脑震荡造成的长期损伤。那所学校的神经学家分析了几名去世运动员的大脑，其中包括安德烈·沃特斯，他曾是美国国家橄榄球联盟的球员。他的重性抑郁以及最终于44岁自杀的悲剧都被认为与长期脑震荡有关。研究发现，沃特斯的大脑中含有微小的蛋白质缠结，与年龄是他2倍的阿尔茨海默病患者的大脑非常相似。

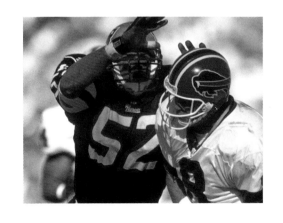

死亡之舞

舞蹈症（chorea）在希腊语中是"舞蹈"的意思，是指四肢和头部不受控制地抽搐的一类疾病。最著名的疾病是亨廷顿病，这是一种遗传疾病，患者的尾状核会萎缩。事实证明，亨廷顿病患者不受控制的活动甚至比帕金森病患者还要严重。更糟糕的是，帕金森病在治疗下能有所缓解，但亨廷顿病并没有缓解或治愈的方法，患者会逐渐失去对运动的控制，然后死亡。

手足徐动症的特征是一种缓慢的、不间断的扭转运动，通常涉及手部和脚部，有时也影响脸部。过度活跃的基底神经节被认为是一种致病因素。阻断特定多巴胺受体的抗精神病药物已经对该病和某些舞蹈症显示出治疗效果。

伍 迪 · 格 思 里

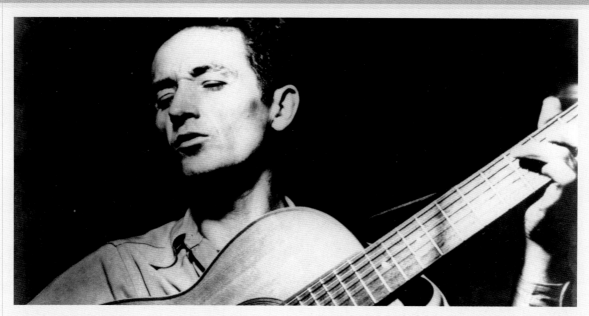

在一张未注明日期的照片中，著名词曲作家伍迪·格思里正在演唱歌曲和弹奏吉他

民谣歌手兼词曲作家伍迪·格思里在他快到40岁的时候开始表现得很奇怪。作为《这片土地是你的土地》和《向前吧，哥伦比亚》的创作者，他一直都有一种带些讽刺的幽默感和好斗的个性。但随着年龄的增长，他开始表现出抑郁、情绪波动以及不可控制的奇怪抽搐动作。不论他如何努力阻止这些动作，它们都变得越来越严重。接着他患上了痴呆。医生诊断他患有酒精中毒和精神分裂症，后来才确诊他患有亨廷顿舞蹈症，1930年，他的母亲就死于这种疾病。今天，这种疾病也被称为亨廷顿病。

患者的基底神经节和大脑皮质的神经元会退化。这种疾病是通过基因遗传的，亨廷顿病患者的孩子有50%的概率会患病。该基因的位置在1993年被确定。当它通过一种尚未被完全理解的方式表达自己并损伤大脑时，它让肌肉运动摆脱了意识的控制。药物可以治疗这些症状，但是没有什么能够阻止神经功能的衰退。伍迪·格思里有8个孩子，5名活到了成年，其中有2名死于亨廷顿病，其他3人，包括歌手阿罗·格思里在内，摆脱了这种可怕的遗传病。

交叉参考：见『微妙的平衡』，第 062 页

1982 年，一种不寻常的疾病强调了基底神经节在运动中的关键作用。一名 25 岁的巴黎人几乎死于一氧化碳中毒。吸入这种有毒气体破坏了他基底神经节的一个叫作苍白球的区域。当这个人醒来时，他发现这种损伤已经夺走了他自行移动的能力。除非受到另一个人的触摸或者言语的刺激，否则他会整天躺在床上，一动不动，也不说话。他告诉采访者，尽管他看起来非常懒散，但他的脑子里充满了他无法诉诸行动的想法。

影响运动的疾病，比如帕金森病和亨廷顿病，

知识 速递	英文单词 "choreography"（编舞）与 "chorea"（舞蹈症）来自同一个希腊语词根。

经常会干扰患者的记忆和对时间的感觉。例如，一项研究发现，在帕金森病患者中，他们对运动功能失去控制的程度，与他们在回忆某些具体任务时的困难程度之间存在联系。这种身体和认知的联系是因为基底神经节与小脑并不只是协调运动。它们还通过处理认知的感觉输入和控制运动功能，来影响思维和记忆。

当基底神经节出现功能障碍时，它们可能无法抑制不必要的动作和想法。不再被抑制的神经冲动会导致不必要的抽搐动作，尽管意识努力去控制它们。即使是强迫症患者的行为，即专注于不必要的想法和执行仪式动作（尽管患者尽最大努力去避免它们），也可以部分追溯到大脑下部区域的异常，不过确切原因尚未得到确定。

彩色的脑部扫描图描绘了强迫症患者的活跃脑区。随着症状的加重，上面一行呈现了活动增加时的脑区，而下面一行呈现了活动减少时的脑区

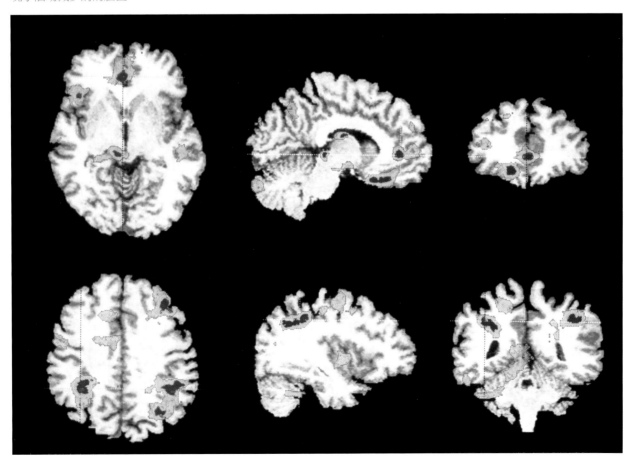

强迫症

加利福尼亚大学洛杉矶分校精神病学教授杰弗里·M. 施瓦茨在他的《心智与大脑》一书中，讲述了一位中年妇女在韦斯特伍德大学医学中心向他所在的强迫症研究小组寻求治疗的故事。多蒂（化名）倾诉了她的悲伤故事，从她还是个女孩开始，数字5和6就让她充满恐惧。当她长大到可以开车时，她看到另一辆车的牌照上有5或6的数字，她就会把车停在路边，等待牌照上有"更幸运"数字的车开过来。如果她没有发现这样一辆车，她就会一直感到自己的行为给母亲带来了难以言喻的不幸。后来，在她生出一个儿子后，她陷入了一种新的非理性恐惧：她的某些行为或不作为会导致她的儿子失明。

多蒂患有强迫症。症状包括一系列侵入性的、不想要的想法（强迫观念），这些想法会带来强烈的冲动，促使患者去做一些与之对抗的仪式动作（强迫行为）。强迫性的想法可以支配大脑，但患者报告，这种想法似乎来自自我之外，就像是一个局外人劫持了一部分大脑。他们可能会被迫一遍又一遍地检查一扇门是否锁上了，即使他们知道自己刚刚已经上了锁。

就像著名的电视剧角色侦探艾德里安·蒙克一样，患者可能会计算步数，执着于防范细菌，反复列出清单，或是坚持按照特定的顺序进行生活中的日常活动。这种疾病并不像是《神探阿蒙》的创作者让你相信的那样罕见，事实上大约每40个美国人中就有1个人患有某种程度的强迫症。通常，症状首次出现在青春期和成年早期。与上瘾者的反复行为不同，强迫症患者从他们的重复仪式动作中得不到快乐。

PET 显示，强迫症患者眼睛正后方的眶额叶皮质的活动水平极高，尾状核和扣带回的活动也有增强的趋势。关于眶额叶皮质作用的研究表明，它起着错误检测器的作用。例如，在大脑期待一个刺激但接收到另一个刺激时，它会提醒大脑。就像你正要喝一杯水，结果发现那是杜松子酒。当期望与现实相符时，眶额叶皮质会平静下来。

施瓦茨假设，眶额叶皮质的问题可能会造成在错误检测方面的困难，造成一种出了问题（即使并没有）的感觉，也会带来不必要的纠正行为。当所谓的焦虑回路与错误感觉锁定时，强迫症就会产生。

弗洛伊德认为强迫症的根源在于压抑的性冲动

重大突破

从20世纪60年代末到90年代初，用于治疗强迫症最常见的心理疗法是迫使患者面对问题的根源。

20世纪60年代中期，伦敦米德尔塞克斯医院的心理学家维克多·迈耶率先提出了一种名为暴露与反应预防（ERP）的行为疗法。迈耶让他的病人接触引发他们强迫观念和强迫行为的事物。他从会引起病人较低程度焦虑的事物开始。例如，如果病人对细菌有强迫行为，但在接触有细菌的物体时感觉到的压力程度相对较低，迈耶可能会让病人触摸公共建筑内的所有门把手，但之后不让他们洗手。随后，治疗进展到引发更多压力的事物——触摸被吃了一半的苹果或者与他人握手，最终患者能够在某种程度上接受诱因的存在，并控

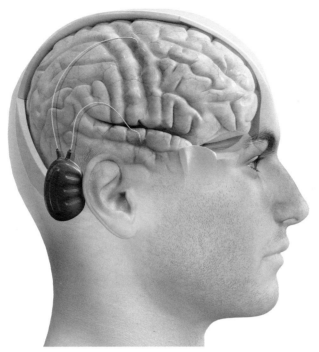

帕金森病患者通过植入电极进行治疗

与童年记忆。如今，神经学家认为，这种疾病部分源于生物化学活动，遗传因素起了一定作用。在 20 世纪 60 年代和 70 年代，一种用于治疗抑郁的药物——盐酸氯米帕明，偶然被发现可以缓解强迫症症状。

该药物的众多反应之一是使 5- 羟色胺在突触中滞留。研究人员随后又发明了一种叫作选择性 5- 羟色胺再摄取抑制药的新药物，这种药物可以提高 5- 羟色胺的水平，但不会产生盐酸氯米帕明的一些不良反应。选择性 5- 羟色胺再摄取抑制药包括氟西汀、舍曲林和西酞普兰。所有这些药物似乎都能减轻 60% 强迫症患者的症状。施瓦茨在使用认知疗法时也取得了不错的成果。在认知疗法中，患者了解了自己的强迫观念出现的原因，然后将这种观念重新标记为大脑功能的一般表现，并重新评估自己的行为方式，使他们的神经处理产生变化。他告诉他的病人："大脑会做大脑想做的事，但你不必让它左右你。"

制自己的反应。

对患者强迫行为的预防包括温和的强迫和实际的身体约束等。不足为奇的是，在治疗的最初阶段，患者往往变得非常激动。许多人在了解了第一次治疗的内容后就拒绝接受治疗。医生们声称治疗的成功率很高，但这只包括那些一开始就同意完成治疗的人。

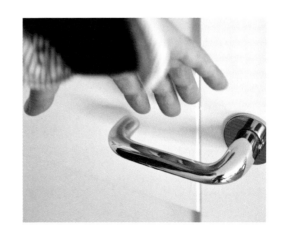

这些似乎无法解释的行为。侯爵夫人的疾病一直持续到她80岁去世。

在1884年，乔治·吉勒·德拉图雷特医生描述了9个病人的病情，包括侯爵夫人，他们都有这样的强迫动作和突然发声。今天，他所描述的疾病以他的名字命名：图雷特综合征（即抽动秽语综合征）。在过去的几十年里，它被诊断为某种独立性神经障碍，但医学界在将其与其他疾病区分开的细节上还存在争议。其症状包括过度紧张、奇怪的动作和习惯、做鬼脸、骂人以及有古怪的幽默感。

近年来，神经学家证实了图雷特医生的直觉，即该病是由中枢神经系统引起的。抽动秽语综合征既影响动作也影响情绪，其病灶似乎是在丘脑、下丘脑、边缘系统和杏仁核区域。这种疾病是帕金森

受神经生长因子刺激的神经元发出神经突起，以后会变为轴突和树突

抽动秽语综合征

法国贵族妇女丹皮尔侯爵夫人在7岁的时候就开始表现得很奇怪。她的手臂在短时间内突然乱舞，直到她能够重新控制它们，然后它们又开始自行移动。她的这种抽搐一直延伸到脖子和脸上。她也开始尖叫和胡言乱语，但她依然能清醒地意识到自己

重大突破

位于丹佛的科罗拉多大学的研究让斯蒂芬·戴维斯相信，由脊柱创伤引起的瘫痪的有效治疗方法在几年之内就会出现。"我不能保证完全康复，但是也许主要的功能会恢复。"戴维斯说。他的工作在一定程度上是由演员克里斯托弗·里夫创办的基金会资助的。里夫的基金会给了戴维斯15万美元，戴维斯用这笔钱从美国国立卫生研究院获得了120万美元的资助，以进行关于治疗脊柱损伤的突破性研究。不幸的是，对于扮演超人的演员来说（即克里斯托弗·里夫），这些研究来得太晚了。

戴维斯的研究表明，如果没有受到瘢痕组织的阻碍，在大鼠的受伤脊柱中，轴突可以沿着脊柱生长很长

病的另一极，帕金森病来源于大脑突触中多巴胺的缺乏，而抽动秽语综合征则是源于多巴胺过量。

大多数症状相对轻微的患者可以在没有治疗的情况下度过一生。氟哌啶醇等药物已经被证明对某些症状有抑制作用。

未来的治疗方法

运动障碍的治疗科学正处于浩瀚大海的边缘，准备起航。传统观点认为，中枢神经系统的局部损伤会破坏与该区域相关的生理功能。现在，研究人员有了能够带来希望的新案例。脑部和脊柱严重损伤的病人已经可以康复，这种恢复程度令人惊讶、堪称奇迹。神经可塑性和一系列让人震惊的运动障碍疗法正在带来新的希望。

将神经细胞从一个大脑移植到另一个大脑是最有希望的，也是最具争议的治疗方法。外科医生可以将流产胎儿的健康神经组织植入患者的大脑和脊柱，用以接管受损神经细胞的部分功能。帕金森病

> **知识速递**　患熊猫病（与链球菌感染相关的儿童自身免疫性神经疾病）的儿童由于链球菌性咽喉炎而产生强迫行为。

和亨廷顿病患者最有可能从这种移植中获益，它可以帮助患者大脑中的神经递质混合物恢复平衡。

在医学研究中使用胎儿干细胞的伦理问题使美国公民和政党内部产生了严重分歧。2009 年 3 月，奥巴马总统向胚胎干细胞的研究人员提供了联邦资金。与此同时，研究人员继续研究其他类型的干细胞，包括一些从成人体内提取的干细胞。尽管成人细胞显示出了一些潜力，但对于帕金森病患者的大脑来说，胚胎干细胞似乎仍然是产生多巴胺最有效的细胞。

植入物

电子植入物很快就可以用于治疗神经损伤患者。无线电刺激器可以使瘫痪的肢体恢复随意运动，不久之后，纳米技术可能会创造出能够像神经元一样放电的微芯片，并修复受损脊髓中的沟通通道。已经有一种叫作迷走神经刺激器的设备可以被植入病人的颈部，通过刺激迷走神经来缓解抑郁和癫痫发作。

电刺激在治疗和运动相关的疾病方面也有前景。对于强迫症患者来说，外科手术通过破坏内囊前肢可以缓解病情，但是无需破坏性损伤手术的电刺激也可能会产生类似的结果。

的距离。他研究过一种叫作饰胶蛋白聚糖的化学物质，患者若在受伤后立即使用这种物质，可以阻止瘢痕组织的形成，从而为神经生长打开通道。他还发现了从一种特殊的、干细胞样的胶质细胞前体中制造出一种特殊的星形胶质细胞来支持细胞的方法。这种胶质细胞前体被注射到脊柱受伤的大鼠体内后，就会在中枢神经系统中产生新的神经连接。治疗后的大鼠的脊髓功能几乎可以恢复到正常水平。

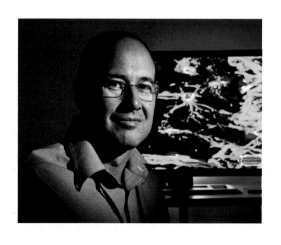

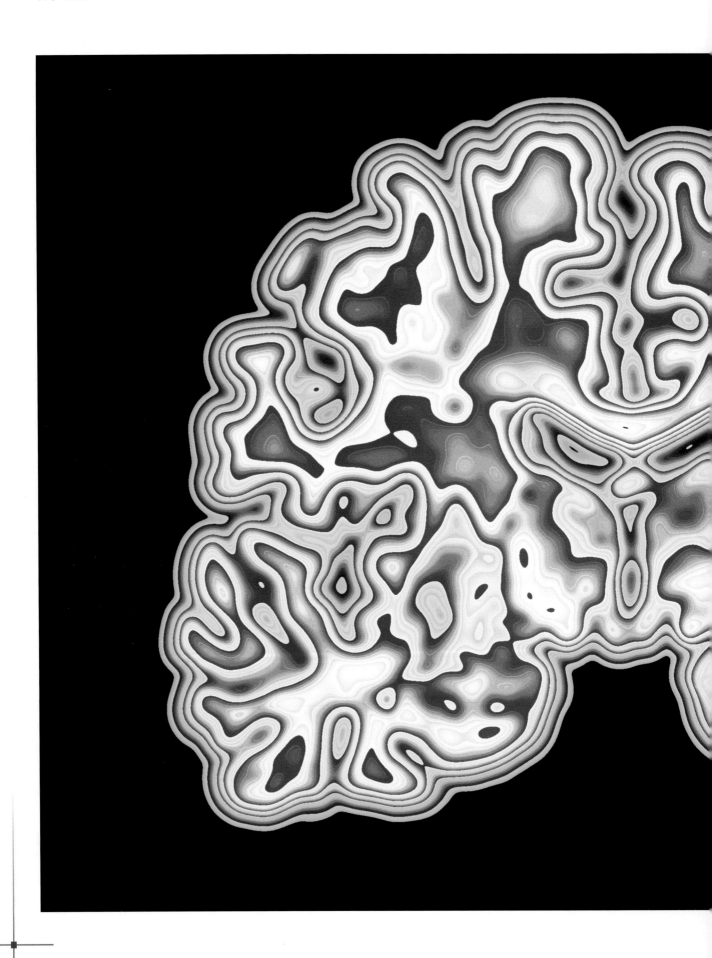

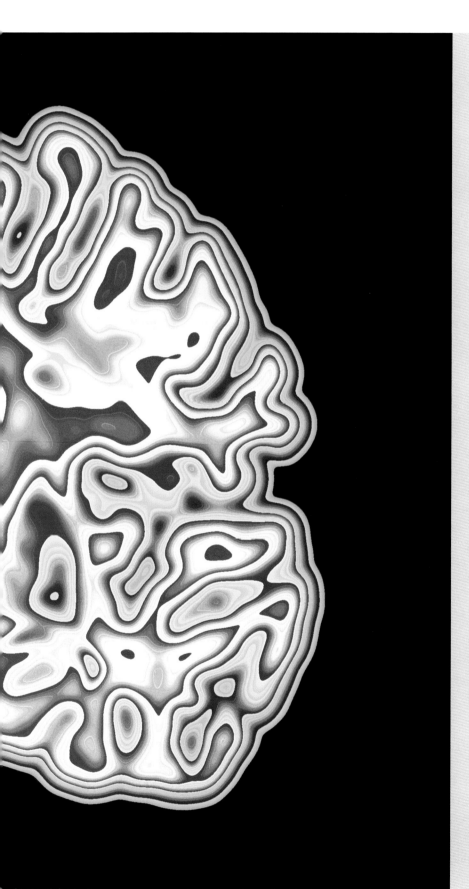

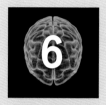

第六章
心理状态

无论是睡着还是醒着，大脑总是活跃的。在极度警觉的时候、在梦境的混乱中、在较低的自我意识的水平上，它都起着作用。即使身体处于深度昏迷状态，无法感知和思考，大脑也会泵血，将空气吸入或排出肺部，消化食物。而在精神活动状态的另一个极端，药物可能让大脑进入过度活跃的状态，或出于使用者的各种目的改变感知状态。

左图：
CT 显示的人脑冠状面，描绘出了大脑（cerebrum）——我们意识的家园

日常生活

有意识与无意识的思想

　　当一座冰山从格陵兰冰川上瓦解，漂入北大西洋时，过往船只上的乘客会把它海面上的那部分看作一座坚如磐石的冰山。但这只是冰山最上方的 10%，冰山的 90% 处于海面之下。

　　大脑就像那座冰山。人类是唯一能够思考思维本身的动物，当他们思考时，他们把大部分注意力集中于大脑是如何感知世界和处理信息的，以此达到意识状态。我们把这种意识状态称为认知。

　　然而，过去一个世纪的研究表明，大脑的大部分工作类似于冰山被淹没的那部分。在一天的大部分时间里，大脑在意识之外的状态下工作。在清醒的时候，大脑依然会对无意识处理的信息做出反应并进行整合。

　　精神状态包括昏迷等无意识阶段，意识阶段（包括感官知觉的处理），以及超意识阶段（包括药物引起的状态改变）。所有这些都起源于大脑功能的表达，这是一个多世纪之前首次出现的理解飞跃。心理学家威廉·詹姆斯说："无论我们的心理状态是否活跃或健康，无一不存在着某种有机过程。"

那不勒斯斯卡拉蒂大道上的行人在他们的日常生活任务中，需要随时转移注意力

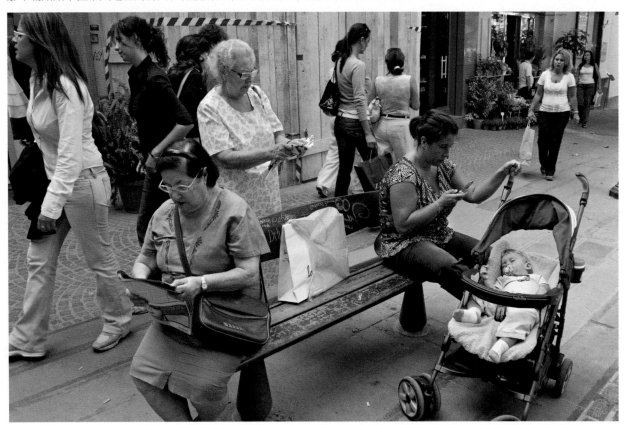

灰色区域

虽然大脑的活动是机械的，但它与电动机或灯泡完全不同。除非是在最极端的情形下，否则它并不是简单地开启或关闭。

思考一下麻醉这件事。1964 年以前，在手术前麻醉病人的医生都认为病人在无意识状态下无法感知任何东西。然而，在那一年，加利福尼亚大学旧金山分校的内科医生 D.B. 奇克研究了在手术前会给医生带来麻烦的病人们。当这些病人处于麻醉状态时，给他们做手术的医生自由地分享一些不太讨人喜欢的言论。奇克发现，病人醒来后，在催眠的影响下有时能够逐字逐句地回忆起医生说过的话，而那时他们应该是没有感觉的。在一年后的另一项研究中，医生们在手术期间进行了模拟演练，并大声表达了他们认为病人可能死亡的担忧。事后看来，这个实验虽然有些不道德，但是它产生了神奇的结果。病人醒来后，当被要求回忆手术中发生的事情时，一些病人变得非常激动。

知识速递	美国许多学校早上上课较晚，以配合青少年的昼夜节律。

这些研究强调了区别大脑状态时，做出一些非黑即白的区分是非常困难的。许多普通的观察者会在清醒和睡眠之间、有意识和无意识之间画一条清晰的界线。然而，如果人们认为的无意识的大脑能够记录感觉并储存记忆，那么我们就很难肯定地说，它是由一个警觉且有意识的大脑发生状态转变而产生的。注意力、意识和记忆共同创造了心理状态。

在平常的一天中，每个人都会经历两个明显的状态——清醒状态和睡眠状态，而每个状态都有着基于受控心理过程和自动心理过程的次级意识。大脑每天都要经历许多转变，一些是自然发生的，而另一些转变，比如由时差引起的疲劳和易怒，是对外部环境变化产生的反应。

心理状态的范围

早上，闹钟在 7 点响起，你使劲按下"关闭"键。当你从床上爬起来，摇摇晃晃地寻找你的拖鞋去做早餐时，有那么几分钟，你的大脑就像你跌跌撞撞的身体一样，从睡梦中慢慢醒来，表演大脑自己笨拙的舞蹈。在你睡觉的时候，你的大脑会播放一两个奇怪的故事，把你记忆中的图像和声音结合起来。

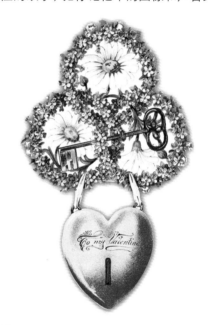

✦ 心脏与心灵 ✦

古人相信灵魂与思想存在于人的心中。科学早就证明了事实并非如此，但是这种古老的观念在语言中依然存在。完全学会了什么，是"熟记于心"。因为失去浪漫的爱情而感到痛苦就是"心碎"。而要在潜意识层面上理解某件事，就是要"在心里"知道它。

这些陈述实际上暗示了对大脑中意识层次的无意识理解——大脑在意识之外的层面上工作以理解世界。

它们看起来是如此真实，使你感到真正的恐惧和快乐。在你半清醒的状态中，回想起你是如何在梦中与那个好莱坞明星有着浪漫关系时，你的大脑慢慢进入警觉状态。最后，你可以把你的注意力放在报纸的体育版上，再去看头条新闻。然后，你去洗个澡，最后用冷水冲一冲，让你发出尖叫，你感觉终于完全清醒了。

上班之后，你会把注意力集中在液晶显示屏的信息上，有时注意力高度集中、进行分析，有时做白日梦，有时可能还会玩一玩无须动脑的计算机纸牌游戏。一顿丰盛的午餐会让你的思维变得缓慢而黏滞，就像是蜂蜜，但当你在街区散步之后，你会感到精神焕发。

工作结束之后，你准备回家，沿着你通常走的路线开车时，你的大脑看起来似乎在虚拟的自动驾驶仪上巡航。当你驶入停车位时，你发现你并没有记住你回家的路程。但是你放松的精神状态让你对下午无法解决的问题产生了完美的解决方法，下午的时候，你曾试图使用你最坚定的批判性分析来处理它。

你吃晚饭，洗碗，感到满足和放松，在电视上看一些不会给你的大脑太多负担的情景喜剧，然后准备睡觉。在你渐渐入睡时，你会在无意识状态中徘徊一段时间，直到你的梦境再次带来恐惧或者欢喜。

现在的问题是，你的哪种精神状态才是"真正的"你。你在本质上是一个白日梦想家，是半梦半醒的自动机器，是深刻的思想者，还是无意识的那个人？事实上，他们都是你。

> **知识速递**
>
> 虽然被催眠的人的心跳和呼吸可能会变慢，但他们在恍惚状态下通常会保持正常的脑电波模式。然而，催眠可以改变大脑活动，比如记忆或遗忘的能力。

＋ 脑电波 ＋

EEG 仪器通过放置在头皮上的电极所探测到的脉冲信号来实时读取大脑活动。EEG 将这些脉冲信号记录为脑电波。就像无线电台有不同的频段一样，脑电波也有不同的频率。从最低到最高频率的波形如下所示

名称	脑电波模式	频率	描述
δ 波	～～～	1~3.5 赫兹	最常见于深度睡眠、无意识状态与新生儿中。随着 δ 波的增加，我们对世界的关注也减弱了
θ 波	～～～	4~7 赫兹	可见于做白日梦时和一些睡眠阶段，以及在清醒和睡眠之间的状态。也许可以促进学习和记忆
α 波	～～～	8~13 赫兹	当 α 波处于主导地位时，人们会感到冷静、有控制力。常见于大脑不在思考问题的警觉状态
β 波	～～～	14~30 赫兹	与积极的精神状态相关，包括解决问题、进行判断、做出决定与批判性思考
γ 波	～～～	36~44 赫兹	在各种大脑状态中几乎都存在。可能有助于合成各种大脑功能。其缺陷与某些学习障碍有关

交叉参考：见『了解本质』，第034页

日常脑电波

在每一种状态下，即使你脑中的神经元不是在执行特定的任务，它们也都在不断地通信。你必须睡觉，但是一个健康的大脑永远不会完全睡着。

在清醒或睡眠的时候，大脑皮质的所有区域都在40赫兹左右的背景电波下嗡嗡作响。这种背景模式是众多脑电波中的一种，是由不同大脑区域活动产生的有节奏的电脉冲。对个体而言，其模式往往是稳定的，并揭示了大脑的潜在状态。EEG显示出，它们的频率从低到高，每一个波段都由一个希腊字母来表示：δ波、θ波、α波、β波和γ波。每一组脑电波都与不同的精神状态和不同的功能有关。

EEG将这些脉冲信号记录为脑电波，每一种都显示出不同的频率，单位是赫兹。δ波（1~3.5赫兹）的频率是最低的，常见于深度无梦睡眠状态和无意识的时候，还会出现在新生儿的大脑中。随着δ波的增加，我们对世界的关注也逐渐减弱。

θ波（4~7赫兹）通常会在深度思考、做白日梦、迸发创造力和直觉的时候被探测到。θ波也会在清醒和睡眠之间的昏昏沉沉的状态中出现。接下来是α波（8~13赫兹），它与平静和控制的感觉有关。α波最常出现在大脑不在专注于问题的警觉时期，比如，成年人放松但并不昏昏欲睡的时候。

β波（14~30赫兹）在大脑积极解决问题、做出决定和批判性思考时出现。β波范围内的较高频率脑电波常常伴随着躁动感出现。最后是γ波（36~44赫兹），它在几乎所有的精神状态下都是持续的，被认为可以促进大脑各种同步功能的合成。

伸展运动有助于身体清醒。在睡眠期间，大脑会努力巩固记忆

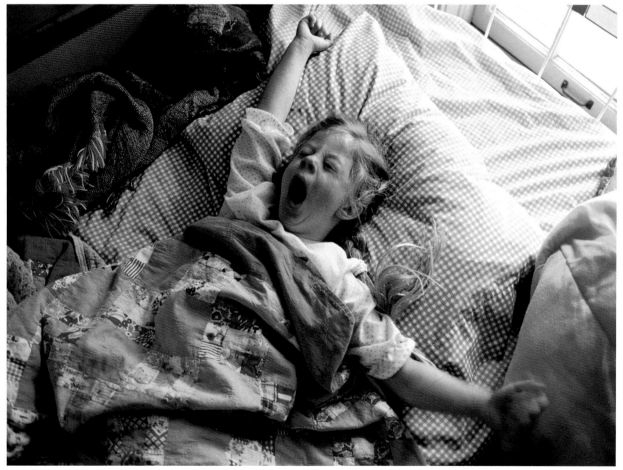

多种情绪

你从生活中得到什么很大程度上取决于你为它带来什么。心情是一种相对持久的情绪状态，它强烈地影响着你在多大程度上享受——或者并不享受生活。

当你心情好的时候，小小的挫折不会让你沮丧，你会觉得你能做任何事情，日常活动会给你带来快乐。但是，当你心情不好的时候，你会因通常被你忽略的琐事怒气冲冲，或者陷入抑郁的深渊——在那里，没有什么事情是有趣的。

语言中充满了将心情和外部事件联系在一起的表达。"他今天早上起床时心情不好。"你在说为鸡毛蒜皮之类的事发牢骚的老板。或者，当你看到一个乐观的朋友，你会说："一切都按照她的方式进行着。"

大脑的内部世界比拥挤的人群或安静的时刻更能塑造人不断变化的情绪

这些说法强调了一件看似是常识的事情：心情起源于外部事件。当事情进展顺利时——你拿到一笔丰厚的退税款或者找到了 10 美元的钞票，你会有个好心情。当事情出了错——你的车抛锚了，或者你弄丢了你的幸运 T 恤，你就会心情不好。

快乐的内在机制？

但事实并非如此。《平静的能量》一书的作者，心理学家罗伯特·塔伊尔认为，情绪更多地来自内部环境，而不是外部环境。想想看，他说："如果你把上周发生在你身上的好事和坏事都记录下来，你就会发现，事件是如此随机，和感觉之间几乎没有什么联系。相反，情绪与睡眠、锻炼、饮食和当天的具体时间联系紧密。"这些变量会引起激素和神经递质水平、肌肉紧张程度、血压以及其他健康组成成分的变化。"事件和环境确实会影响人的情绪。"塔伊尔说，"但它们发生在一座生物大厦之上，这座生物大厦赋予它们或多或少的重要性。"

塔伊尔将情绪与能量和紧张联系起来。他认为每个人每天都有 4 种基本情绪状态：平静的能量、平静的疲劳、紧张的能量和紧张的疲劳。平静的能量是最适合处理事情的精神状态，在这种状态下，你会感到精力充沛，丝毫不觉得疲倦。你正处于最具创造力和生产力的状态。你完成了很多事情，感觉很好。

人体在长时间消耗精力或注意力之后，就会产生平静的疲劳。为一场大考学习了一整晚，或是进行几个小时的体力劳动，甚至是消化一顿大餐之后，你会感到满足、放松、平静和疲惫。

紧张的能量也可能是一种富有成效的情绪状态，但它没有任何平静的满足感。它会产生一种"兴奋的"或紧张的感觉，即使在你做擅长的事情时也会这样。山地自行车手沿着岩石斜坡飞驰而下，在失控和撞车的边缘体会着紧张的能量。他们有一种冒险的感觉，这似乎会让这种乐趣更特别。

紧张的疲劳是最糟糕的。当你感到劳累、压力过大、易怒、抑郁或者无法面对这个世界时，这种黑色的情绪就会笼罩着你。想象一下，一个昏昏欲睡的两岁小孩儿，却无法进行一个非常必要的午睡，那么你就会明白了，他会变得脾气暴躁、不想社交、无法集中注意力。

情绪管理

为了弄清楚你在特定的时间可能正在经历哪些情绪，首先要确定你是一只"云雀"还是一只"猫头鹰"。"云雀"是早起的人，他们神采奕奕地开启新的一天。"猫头鹰"是"夜猫子"，他们喜欢熬夜，在天黑后能够更好地完成工作。利用你的身体节奏，把你最重要的工作安排在你拥有平静的能量和紧张的能量的时候。

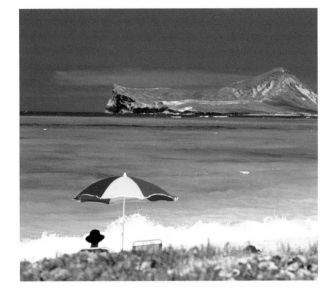

在心理和身体锻炼之后，夏威夷海滩带来的一种平静的疲劳，会增加满足的感觉

如果你是一只"云雀"，你从日出到上午 10 点左右都处于能量巅峰，那么你就应该在这个时候写书、创作乐曲，或者计算你的所得税。把日常工作——洗碗、给狗洗澡、打扫车库等，放到你进入平静的疲劳状态的时候再去做，因为你的身体那时正在从它的能量山顶下降。

当你感到紧张和疲倦时，听听两岁儿童母亲的建议：睡觉。如果是中午，就找时间小睡一会儿。午餐后打一个小盹能把你身体的能量状态从紧张的疲劳转移到平静的疲劳。休息是摆脱紧张的疲劳的唯一方法。

如果你处于平静的疲劳的状态，那么最简单的恢复平静的能量的方法可能是快速步行。根据塔伊尔的说法，大约 10 分钟的步行可以提高能量水平，并使身体处于至少 1 个小时的高水平状态。

你有自己的节奏

在很多情况下，身体的昼夜节律和外部的昼夜周期是不同步的。几乎每个向东或向西飞行几百千米的人都有时差反应。当大脑控制进食、睡眠和工作的自然节律被快速旅行、轮班和夏令时打乱时，就会发生这种情况。所有这些情况都会导致身体的昼夜节律和当地的昼夜周期不一致。在飞行前后，以及在飞机上（如果有可能的话）进行锻炼，可以减少时差反应。

抵制通过食品和饮料中的化学物质来提高身体能量水平的诱惑。能量棒中的糖分会像橡皮筋一样破坏你的新陈代谢。它创造了一个短暂的、人为的能量爆发，然后带来相反的影响，在很长一段时间内消耗你的能量。小心使用咖啡因。适量的咖啡、茶和可乐饮料可以帮助集中注意力，但会加剧紧张感和疲劳感，带来焦虑和不安。一顿丰盛的午餐也会阻止你回到平静的能量的状态，所以不要计划着吃完牛排和土豆，再去处理你最棘手的任务。

如果你能开始评估你的能量水平，了解你一天任何时间中的情绪，就能够让你的大脑和身体协同工作，充分利用每一刻。

神经振荡

一些皮质区域会发生锁相振荡。在这种状态下，脑电波会完全一致地匹配起来。研究人员认为，这种锁相振荡的产生，可能是由于大脑的不同区域对丘脑髓板内核控制的神经反馈回路做出了反应。这个回路由连接大脑中许多部分的轴突组成，以40赫兹左右的频率同步电活动，产生可被EEG探测到的γ波。振荡发生在清醒的时候和睡眠中的梦境阶段，而不是在无意识的无梦阶段。在清醒状态下，电活动的频率略微降低，就像是伴随着40赫兹左右的稳定节拍的低音，点亮了对感觉、思想、运动功能以及其他大脑功能做出反应的大脑区域。在无梦的睡眠中，丘脑髓板内核处于休眠状态，暂时停止了振荡，但在做梦时又重新活跃起来。

即使大脑对来自眼睛、耳朵和其他器官的感觉输入没有反应，局部的电化学活动也会恢复。在睡眠过程中，大脑皮质通过电化学活动来创造自己的意义，通过放电的模式做梦。

人们对大脑在不同状态下电模式的观察表明，不存在一个让不同的感觉信息流汇合并形成意识的地方。认知产生于所有的区域，它们协同工作，显然是为了与髓板内核产生的40赫兹左右的节拍同步。显然，这些神经元在认知中起着关键作用。科学家们发现，如果它们遭受严重的损伤，病人就会进入不可逆的昏迷状态。

周期与节律

人类喜欢把自己定义为自然王国中有着独特心智能力的生物。认知和意识是人与动物的区别。然而，人类大脑经历着多种状态，有一些是和动物所共有的，比如几乎所有动物都需要睡眠。睡眠－觉醒周期，或被称为昼夜节律，支配着我们的日常生活。它包含着大脑活动从最压抑到最活跃的过程。在最活跃时，我们的思维清晰而充满创造力地流动着，而在最深沉、最黑暗的睡眠状态中，连梦境都在大脑中停止了播放。即使在昏迷期间，大脑活动水平急剧下降的时候，人类的大脑仍然闪烁着生命和活动的光芒。

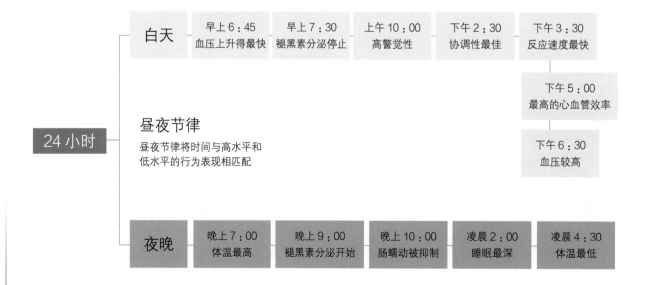

| 白天 | 早上6：45 血压上升得最快 | 早上7：30 褪黑素分泌停止 | 上午10：00 高警觉性 | 下午2：30 协调性最佳 | 下午3：30 反应速度最快 |

下午5：00 最高的心血管效率

下午6：30 血压较高

24小时

昼夜节律
昼夜节律将时间与高水平和低水平的行为表现相匹配

| 夜晚 | 晚上7：00 体温最高 | 晚上9：00 褪黑素分泌开始 | 晚上10：00 肠蠕动被抑制 | 凌晨2：00 睡眠最深 | 凌晨4：30 体温最低 |

术 语 表

异己手综合征：一种罕见的神经疾病，表现为个体有一只手独立于其意识控制。

α波：在不思考问题的警觉状态时常见的脑电波。该状态对于学习和使用新信息很重要。

上行网状结构：脑干中互相连接的核的一部分。负责清醒状态。

注意瞬脱：大脑在第一个目标物体出现后的几毫秒内，无法探测到一个新的目标。通常在涉及视觉信息快速呈现的测试中能被观察到。

β波：与活跃的精神状态——比如问题解决和批判性思考相关的脑电波。

脑死亡：大脑缺乏电化学活动，功能丧失。一个脑死亡的人是无法康复的。

昼夜节律：生物的身体在大约24小时内遵循的任何一种模式，比如人类的睡眠-觉醒周期。

昏迷：一种深层的无意识状态。在这种状态中，一个人无法被唤醒，对刺激也没有反应。

复杂性局部疼痛综合征：引起四肢肿胀和疼痛，以及带来皮肤颜色与温度变化的慢性疾病。被认为是由中枢或周围神经系统功能障碍引起的。

胼胝体：巨大的一束联合纤维，连接大脑左右半球，并允许它们进行交流。

皮质醇：在压力状态下由肾上腺皮质分泌的激素。有消炎的特性。

δ波：在睡眠和无意识状态下最常出现的脑电波。常见于新生儿中。

环境依赖综合征：一种神经疾病，患病个体被迫模仿他人的行为或使用身边的工具。

γ波：除了无梦的睡眠状态，在其他状态中都是连续出现的。被认为能够促进大脑的各种功能，尤其是记忆功能。

海马：大脑中帮助将新信息转化为长时记忆的区域。

下视丘分泌素：促进觉醒的神经递质。

髓板内核：位于丘脑的细胞群，一种负责产生大脑γ波的核。

时差反应：由快速长途飞行引起的昼夜节律紊乱。人体会产生易怒、疲劳和消化方面的问题。

氯胺酮：一种阻断中枢神经系统中N-甲基-D-冬氨酸受体（NMDA受体）的物质。用作毒品时俗称K粉，吸食过量可致死。医学上可用作麻醉剂，在某些情况下用于治疗慢性剧烈疼痛。

脑桥外侧被盖：脑桥中负责快速眼动睡眠的区域。

单胺类：包括多巴胺、5-羟色胺和肾上腺素的一类神经递质。

发作性睡眠：无法调节睡眠-觉醒周期的睡眠障碍。与大脑中下视丘分泌素的减少或缺乏有关。

伏隔核：大脑中与愉快感和奖赏感相关的区域。

持续性植物状态：大脑维持身体生存所必需的功能且不维持认知功能的状态。

快速眼动睡眠（REM）：睡眠的第五阶段。其特征是大脑皮质的高水平活动。是梦发生的阶段。

5-羟色胺：抑制性神经递质，在睡眠、情绪调节、记忆和学习中起作用。

睡眠呼吸暂停综合征：一种睡眠障碍，患病个体经常在短时间内停止呼吸。

睡眠调节物质：清醒状态下在脑脊液中积累的蛋白质，到达阈值水平时诱发睡眠。

θ波：出现在感到困倦、做白日梦以及产生直觉的时候，被认为促进学习与记忆。

色氨酸：一种必需氨基酸，帮助身体产生5-羟色胺和烟酸。普遍存在于火鸡和乳制品中。

意识

了解我们周围的世界

意识和无意识经常是协同工作的。但是，了解这两种状态之间的区别，对于理解它们各自扮演的重要角色至关重要。精神状态是由神经通路上的电化学信息的加工方式决定的。为了理解加工方式的细微差别，研究以下两组对比活动是非常有必要的。

处理数据

第一组是自动加工和控制加工。人类的许多行为都是由这两者的必要结合产生的。自动加工主要出现在大脑的后叶、上叶和侧叶。控制加工主要出现在大脑的前半部分，执行和决策功能集中在前额后面的区域。

比如，当你开车去上班的时候，你可能不太会注意你所走的路线，你转弯的地方，或是你开车的速度。这些动作由自动加工模式监视着。身体对这些动作的重复使得它们几乎是自动发生的，解放了你受控制的思维功能来留意路上的应急车辆和路面上的冰。但当你在计算机前敲打一封电子邮件时，你的控制加工模式就进入了高速运转时期，来分析和选择概念、词汇和句子结构。即便如此，你对电子邮件软件的操作和对计算机按键的点击也包含了许多自动加工的部分。同样地，几乎每一个动作都激活了大量的大脑区域，并混合了自动和控制加工。这种混合模式几乎总是更偏好自动加工。

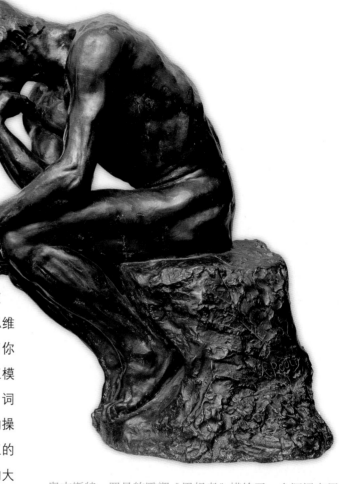

奥古斯特·罗丹的雕塑《思想者》描绘了一个沉浸在思考中的人

记录信息

第二组是认知与情绪。一本流行的教科书将认知定义为"中枢神经系统关注、识别和处理复杂刺激的能力"。神经学家理查德·雷斯塔克提出了另一种简略的说法：认知包含了我们了解周围世界的所有方式。它的范围很广，包括做白日梦、解偏微分方程等。

交叉参考：见『感知』，第110页
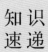

> **知识速递**
>
> 冥想大师，比如禅师，可以降低他们的脑电波频率，从 α 波的范围降到 θ 波的范围。关于西藏僧侣的研究发现，他们对冥想的显著反应存在于左侧前额皮质。

情绪影响认知，但情绪被认为是在潜意识层面上自动形成的。例如，愤怒和恐惧等情绪来源于进化程序，这些程序会让人对内部和外部刺激产生反应。它们对物种生存很重要，但它们在消退之前，往往会干扰认知。

在意识的形成过程中，人脑的 3 个区域不断地相互沟通。前额皮质、基底神经节和小脑共同分析感觉，并且记录时间。当这些脑区处理时间的流逝时，它们创造了世界的图像。在这个过程中，起因亦是结果。

要意识到外部刺激，大脑必须先关注并持续关注它们。短时记忆记录当前事件，同时与长时记忆交流，形成对世界的认知。根据英国神经学家和 DNA 研究员弗朗西斯·克里克的一个理论，当短时记忆、长时记忆以及对未来的期望联系在一起产生思想时，精神就会出现。所谓的关于未来的记忆允许大脑比较当前行为和未来的事件，从而产生选择、判断和对结果的预期。

其他脑科学家，比如斯克里普斯研究所的杰拉尔德·埃德尔曼，认为大脑能够让一个人的观念和他过去的经历之间形成联系，而意识源于这种联系。观念和经历之间一次又一次不断的比较，创造出了对"当下"的感知。意识虽然很难被定义，但它显

保持敏锐

大脑扫描技术让神经学家能够检查训练过的冥想者的大脑变化。在大脑这个核桃状的器官中，他们发现冥想可以帮助大脑集中注意力，从而使其更有效地利用有限的处理能力。

例如，2008 年，威斯康星大学的志愿者们通过冥想技巧训练，提高了他们识别屏幕上只出现一瞬间的数字的能力。他们被要求找到在一系列字母中闪现的两个数字。在一种被称为注意瞬脱的现象中，如果第二个数字在第一个数字出现后的 0.5 秒内闪过，大脑就很难识别第二个数字。经过 3 个月的冥想训练，志愿者们发现他们说出第二个数字的能力有了明显的提高。脑部扫描显示，受过训练的志愿者在识别第一个数字上投入的大脑能量较少，他们将更多的注意力放在第二个数字上。

其他研究表明，冥想可以减少人在热水中感受到的疼痛，并使大脑中与集中注意力和处理感官信息相关的区域变厚。它甚至可以降低学生在数学测验后的压力激素水平。2007 年，中国科学家报告，学生在进行了一项压力很大的心算测验后，每天进行 20 分钟的冥想训练，持续 5 天。他们唾液中的皮质醇水平大幅降低。这些人还报告，他们的精力更加充沛，焦虑水平更低。另一个对照组被教授了不同的放松方法，焦虑水平也降低了，但是效果没有像冥想那么好。

然包括了一些对时间的理解。

最近的神经学研究表明，一些精神障碍的出现可能是由于大脑有一个错误的计时器。大脑内部时钟的问题可能在患帕金森病、自闭症、精神分裂症和注意缺陷多动障碍的人以及遭受严重头部创伤的退伍军人的行为中扮演着重要角色。

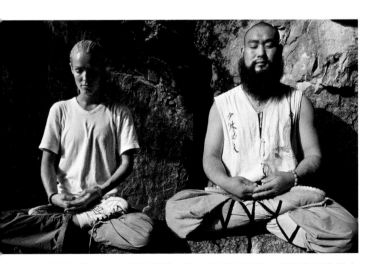

在中国少林寺，一名佛教僧人教一名学生冥想，来提高思维能力

内部时钟

一个精细调节过的内部时钟影响着人类消耗能量的方式。如果人们感觉有足够的时间完成一项任务，他们就更有可能去做。把未来分成若干块时间，把每一块时间分配给特定的任务，是设定目标和获得回报的有效办法。

研究大脑的时间回路的困难之处在于，没有（或者说至少没有）独立的生物钟区域。大脑的复杂回路让整个器官成了一个计时器。研究人员表示，大脑在 2.5 秒内集中注意力时，工作效率最高。我们

昏迷疗法

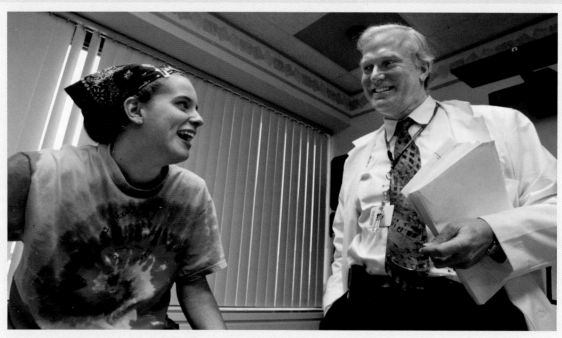

狂犬病幸存者珍娜·吉斯在接受昏迷疗法后问候威洛比医生

大剂量的氯胺酮可以阻断大脑和脊柱之间的电信号，从而引发有潜在治疗价值的控制性昏迷。在过去，德国和墨西哥的氯胺酮昏迷疗法都对带来巨大痛苦、神秘的复杂性局部疼痛综合征有一定疗效。在治疗方法等待批准的过程中，美国的一些医生已经把病人送到这两个国家。这种疾病最早被美国南北战争时期的外科医生米切尔记录，最轻微的触碰也会让患者感到剧烈疼痛。

研究表明，这种疾病是由中枢痛觉神经元结构的动态变化引起的，因为其所谓的 NMDA 受体功能出现异常。持续 5 天的氯胺酮昏迷疗法被认为可以"重启"神经系统，减少或消除功能紊乱。

密尔沃基的威斯康星医学院的小罗德尼·威洛比医生成功地用氯胺酮昏迷疗法治疗了珍娜·吉斯。她是一名威斯康星州的青少年，2004 年她被蝙蝠咬伤后，在不知情的情况下感染了狂犬病。经过长时间的研究，人们发现可以使用常规方法治疗这种致命的疾病。疫苗注射以及在动物研究中产生了病毒抗性的氯胺酮被认为可以用于治疗。在吉斯昏迷的那一周，威洛比给了她一些治疗感染的药物。她成为有记录以来第一个没有注射疫苗而康复的狂犬病患者。

可以将其称为大脑对于"当下"的建构,它基于感知、记忆和无意识思想。

当一个人描述"当下"的时间间隔明显小于 2.5 秒时,其结果可能是他容易分心,或者他在将注意力集中在特定的任务上时有其他的问题。随着"当下"时程的延长,一个人可能会长期保持某些特定的行为,不会随着环境的变化而轻易转向新的刺激。

贝勒大学的神经学家戴维·伊格曼表示,精神

> **知识速递** 波兰铁路工人杨·格尔泽斯基在 1988 年的火车事故后陷入昏迷,于 2007 年苏醒。

分裂症患者会经历一种"碎片化认知",他们通常会高估或低估时间的流逝。帕金森病患者经常错误地估计身体动作需要的时间。给他们服用能够提升多巴胺水平的药物会迅速改善他们的认知功能,恢复患者正常的时间感。健康的时间处理网络的优势在于,它能够让大脑对事件做出反应并且预测结果,无论接下来发生什么,它都能领先一步。

让-多明尼克·鲍比写了一本关于他本人患闭锁综合征的经历的畅销书

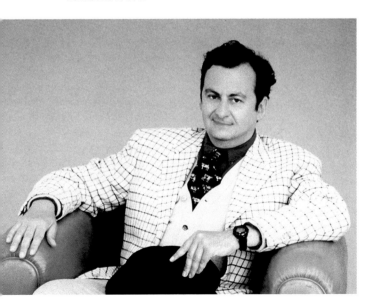

理解无意识状态

为了更好地理解意识,定义当意识缺失时会发生什么可能是有用的。在 2003 年的电影《杀死比尔》中,一名女杀手从长达数年的昏迷中醒来,能够杀死即将攻击她的男子。实际上,这种机会不大。

大众传媒经常不加区分地使用"昏迷"这个词语,模糊了脑死亡、持续性植物状态、昏迷和闭锁综合征之间的界限。脑死亡状态中的大脑高级认知功能区域完全缺乏电化学活动,处于这种状态的病人完全不会醒来。持续性植物状态会严重抑制大脑功能,这通常是大脑皮质受到创伤的结果。但当患者缺失较高的认知功能时,他们的大脑仍能在一定程度上工作,指挥身体有效地泵血、呼入和呼出空气,以及消化食物。有了良好的医疗护理,处于持续性植物状态的病人也许可以活几个月或几年,尽管他们身上不会体现许多观察人士定义的、将人类与低等动物分开的心智功能。如果一个病人在进入

✦ 银幕上的昏迷 ✦

一位神经学家总结说,好莱坞电影很少真头地呈现昏迷的状况。他和他的儿子看了 30 部好莱坞电影中对于昏迷的诠释,发现只有两部是准确的。

梅奥诊所医学中心的埃尔科·F.M. 威吉迪克和他的儿子科恩研究了 1970 年到 2004 年之间上映的"现实主义"的、其中包括了一个昏迷角色的电影。他们发现了一个常见的错误。电影制作者们把昏迷的受害者描绘为晒黑的、健康的、似乎睡着了的样子。好莱坞电影塑造的病人常常很快醒来,继续他们的生活,仿佛什么都没发生。研究人员说,更加准确的描述是,病人会肌肉萎缩、脸色苍白、使用喂食管以及大小便失禁。

相对准确的两部电影是《豪门孽债》(1990) 和《两极天使》(1998)。

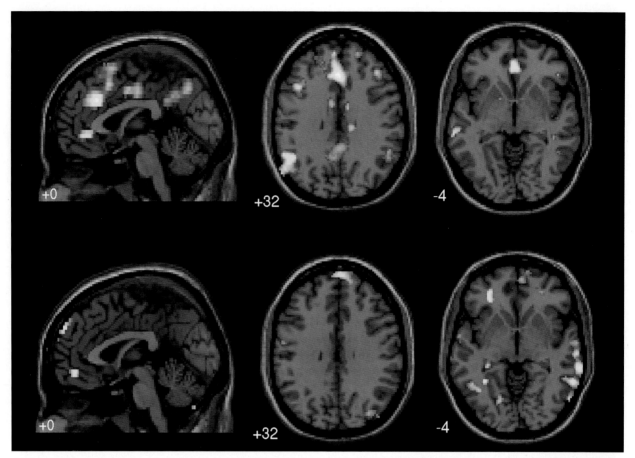

在我们做白日梦时（上面一行），负责解决问题的大脑区域的活动比专注于一项日常任务时（下面一行）要活跃得多

持续性植物状态的前 3 个月里没有醒来，他就不太可能醒来。闭锁综合征患者除了能进行某些面部运动之外，失去了随意运动能力。患者仍然能意识到他们所处的环境，但除了通过眨眼进行交流外，他们无法与外界互动。

真正的昏迷

真正的昏迷是一种深度的无意识状态，在这种状态下，一个人即使在最强烈的刺激下也无法被唤醒。昏迷的原因包括过量饮酒、过量服药、癫痫、感染、卒中和胰岛素反应。昏迷的病人保留了非认知功能，他们的大脑经历正常的睡眠模式。在昏迷状态下，患者会自发地移动他们的肢体或转动眼睛，甚至做鬼脸和哭泣。他们也可能因外界刺激而转动眼睛。然而，他们失去了对周围环境的感知。他们的反应是自动产生的，不受大脑意识控制。

当昏迷的病人脱离脑损伤的危险时，医疗护理的重点是预防感染，避免产生褥疮，并提供适当的营养。病人通常也接受物理治疗，来保持其负荷不足的骨骼肌的最小张力。病人通常在几周内苏醒，但是苏醒是逐渐发生的，他们的意识和反应不断增强，直到恢复认知和正常的交流能力。

昏迷有时候是为了治疗某些疾病而被诱发的，比如复杂性局部疼痛综合征。这是一种导致极度疼痛的神经系统紊乱，在某些情况下，当病人的中枢神经系统从昏迷中"复位"时，这种症状就会消失。

> **知识速递** 记者让－多明尼克·鲍比通过眨一只眼睛与人交流，"写"出了他在 1997 年出版的《潜水钟与蝴蝶》。"写"这本回忆录花了几个月的时间。

无意识的思想

在有意识的状态下，大脑会把注意力转移到一件又一件事情上，就像一盏聚光灯在黑暗的夜晚摇摆。在这个比喻中，无意识的思想在光的边缘接收信息，有时甚至在黑暗中接收信息。一些神经学家认为，意识和无意识的思想交流发生在连接左右脑的胼胝体上。根据这个理论，正常的意识需要两者都充分发挥作用。

无意识的思想一直在起作用，尽管我们并没有意识到它的存在。无意识地接收到的感觉会影响思想和行动，而且可能会非常强大。滑铁卢大学的心理学家菲尔·梅里克认为："无意识地感知信息

弗洛伊德分析

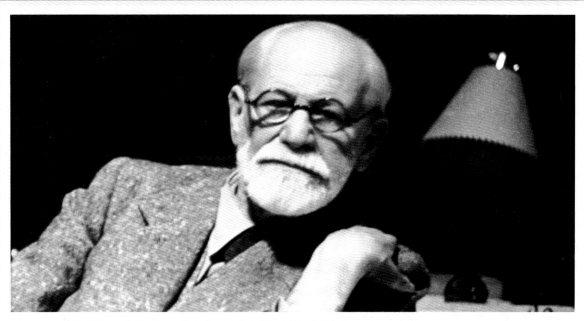

1938 年，西格蒙德·弗洛伊德在为令人不安的行为寻找具体的原因

医学上曾经认为患有瘫痪、疼痛和其他无明显病灶的疾病的女性拥有不稳定的子宫。希腊语中"子宫"的意思是"歇斯底里的"，意味着这些女性在临床上是歇斯底里的。但在 19 世纪 80 年代，维也纳的医生观察到男性也会出现歇斯底里的症状。

一位崭露头角的医生西格蒙德·弗洛伊德和他的导师约瑟夫·布鲁尔注意到，当歇斯底里的病人被要求谈论关于他们症状的早期记忆时，这些症状通常会减轻。弗洛伊德发展了一些理论，将许多精神障碍与压抑的记忆和潜意识联系起来。他创造了精神分析法来帮助病人找到他们精神问题的原因。

弗洛伊德将人类的基本冲动与对性和死亡的普遍情感压抑联系起来。他假定潜意识对行为有着至关重要的意义。20 世纪 60 年代，其理论所遭受的最严重质疑来自批评人士卡尔·波珀。他说，一个真正的科学理论必须能够被证伪。在后来几十年中，使用处方药的治疗方法开始增加。

但是，完全否定弗洛伊德就是忽视他的贡献。弗洛伊德坚持认为，精神异常行为应该被看作特定的原因的产物。人格变成了一种由精神能量驱动的东西，科学越是在人脑中寻找自由意志的根源，就越难确定它在何处。

会引起感知者无法控制的自动反应。相反，当信息被有意识地感知时，感知信息的意识允许个体使用这些信息来指导他们的行为，以便他们能够遵循指示。"

梅里克通过实验证明了无意识加工的力量。他让志愿者坐在一个屏幕前，屏幕上快速闪过一个又一个单词。有些单词停留的时间太短，无法让人有意识地识别，而有些单词则停留了足够让人注意到的时间。然后梅里克展示了闪过的一个单词的前 3 个字母，要求志愿者用这 3 个字母组成词干，来构成新的单词（即词干补笔任务）。比如，如果闪过的单词是"dough"，正确的回答就可以是"doubt"或"double"。当志愿者们看到这个单词在屏幕上出现了足够长的时间，可以有意识地加工它时，他们在补全新单词的时候不会产生拼写错误。然而，当"dough"这个单词闪现的时间太过短暂，无法引起有意注意时，他们很容易将这个单词当作答案。

关于无意识加工的经典测试可以追溯到 1911 年。瑞士心理学家爱德华·克拉帕雷德描述了他对一名患者进行的实验。这名患者无法记得几秒钟之前发生在她身上的事情。克拉帕雷德把一枚别针藏在手里，在和她握手的时候，插进了她的肉中。过了一两分钟，她完全忘记了这件事。然而，当克拉帕雷德再次伸手与她握手时，她却退缩了。当他逼她握手时，她抗议说，她认为有的人会将别针藏在手里。但她无法根据她被卡住的记忆提出具体的指控。她的无意识思想提醒了她，而这与失去的记忆对有意识思想的影响无关。

暗示的力量

无意识加工的力量在广告中一直存在。消费者对显性广告的反应是防御性的，因为他们知道广告商站在推销立场上，可能会提供不那么客观的信息。这就是为什么广告新浪潮的目的是直接进入人们的潜意识。广告商主要在电影和电视中植入产品广告，这与几十年前曾短暂吸引美国人注意力的阈下广告不同，后者后来被证明是一场骗局。1958 年，美国的电视台禁止了阈下广告，因为有报道称，电影观众可以通过观看在投影幕布上出现 0.003 秒的闪烁指令，被诱导去购买软饮料和爆米花。事实证明，这种广告对消费者行为几乎没有任何影响。今天，知晓最新神经科学研究的营销人员知道，反复展示

> **知识速递** 广告中经常出现无法确认身份的名人的声音，这可以无意识地影响消费者的行为。

交叉参考：见『无声地运行』，第 156 页

出了什么问题？

有些行为发生在意识控制之外。举两个例子，一个是异己手综合征，另一个是环境依赖综合征。异己手综合征会导致一个病人的手独立于他的意识控制。病人会将他的一只手描述为外来的，或者并不属于身体的一部分。异己手会拍打或捏痛患者，这让患者很尴尬。或者，它可能会撤销另一只手的动作，比如正常的那一只手扣上衬衫扣子，异己手会解开扣子。

异己手综合征通常发生在脑部手术、卒中、感染或脑外伤之后。无意识的抓握动作可能发生在额叶损伤之后，而解开纽扣这样的复杂动作则与卒中、动脉瘤和肿瘤有关。目前尚无治疗方法，病人可以试着让这只异己手抓住一个物体，让它不要闲下来。

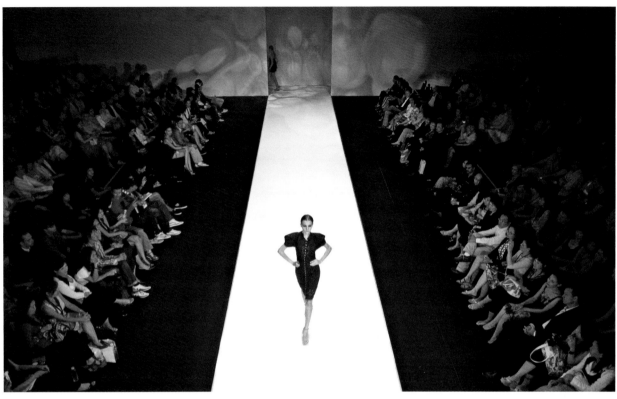

营销人员知道，销售决策，比如是否购买 T 型台上模特儿所穿的衣服，通常涉及潜意识

商品会影响消费者对这类商品的欲望。根据 2008 年伦斯勒理工学院的马克·长吉的研究，阈值水平的展示，比如电影中的演员穿着印有品牌商标的衣服（或者詹姆斯·邦德戴着某品牌的手表）的一系列图片，提升了观察者对被宣传的产品的偏好，尽管他们可能并不知道这是品牌宣传。有限的展示暗示大脑广告中的商品是稀缺的，因此具有价值。长

吉认为，这也解释了类似现象——由新乐队、新衣服、新汽车引发的短暂流行风潮。一旦商品的展示达到了一定程度，无意识的大脑会将其感知为一种普遍而且容易获得的东西，商品就失去了它的价值。长吉的研究为潜在的神经营销浪潮指明了方向，在这一浪潮中，广告活动并不是基于理性的选择，而是通过无意识的吸引来销售产品。

环境依赖综合征发生在这样的情况下：患者即使没有这样的意图或想法，还是会模仿他人，或被迫采取由环境刺激引发的行为。患者会强迫自己模仿周围人的动作，别人梳头时自己也会梳头，别人站或坐时自己也做出同样的动作。或者，在接受检查时，他们可能会拿起压舌板开始检查医生。该综合征与额叶病变有关。当环境依赖综合征由急性卒中引起时，症状可能在几周内减轻。

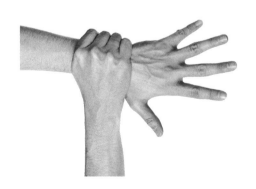

休息中的大脑

睡眠和做梦的状态

　　谁能给一夜安睡定价呢？没有它，人们就很难记住他们学到的东西；他们会经常经历情绪波动，也无法做出最优的选择；他们还可能遭受许多与健康相关的问题，比如患糖尿病和肥胖症的风险会上升。

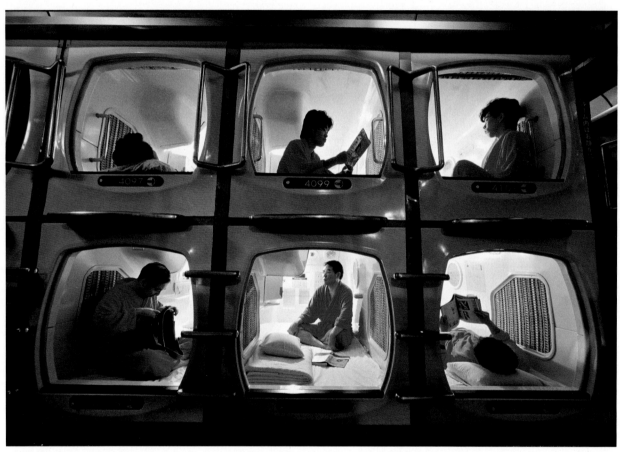

日本的胶囊旅馆为商务旅行者提供一夜安眠，是新型大规模产业

　　大脑将睡眠不足视为压力源，它会导致皮质醇水平升高，最终损害免疫系统。根据《吉尼斯世界纪录大全》，经过认证的人类不睡觉的最长时间是11天。由于涉及的健康风险，这本参考书不再承认想要打破纪录的新尝试。梅纳赫姆·贝京在1977年到1983年担任以色列总理，在年轻时曾因为苏联特工经受了失眠的折磨。他说："任何经历过这种（对睡眠的）渴望的人都知道，即使是饥饿和口渴的痛苦也完全比不上它。"

　　即使是多拥有或少拥有一天的良好睡眠，都可能会对健康产生深远的影响。瑞典国家健康和福利委员会的研究人员检查了他们国家从1987年到2006年的全面医疗记录，发现心脏病在春天某一周的发病率上升了5%，而这一周正是将时间提前一个小时、实行夏令时的日子。而在秋天的某一周中，发病率下降了5%，而那一周是调回冬令时的日子。来自卡罗林斯卡学院的首席研究员伊姆雷·扬斯基说，他是在公交车上昏昏欲睡，适应夏令时的时候，产生了这个研究的想法。

尽管有证据证明睡眠的重要性，但至于动物为什么需要睡眠以及大脑如何调节睡眠和清醒的机制，科学研究才刚刚触及其皮毛。

> **知识速递** ｜ 失眠曾被认为是一种疾病，现在被认为是一种症状。

许多个世纪以来，观察者都认为睡眠是一个比较被动的过程。古希腊哲学家亚里士多德把睡眠的起始追溯到饮食在肠胃中的蒸发与凝结，上升的热量将其带到头部。

亚里士多德对大脑没有太多的思考，他的理解是错误的，因为是大脑而不是腹部带来了睡眠和清醒。他还错误地认为所有的动物都会睡觉。有一些鱼，比如鲣鱼，从来没有完全睡着，因为它们必须不停地游来游去，让氧气流经腮部。一些两栖动物，比如牛蛙和蝾螈，从来没有真正睡过（人类所认为的）觉。相反，在那些最早进化为陆地生物的动物中，较长时间的休息状态和较短时间的运动状态会交替出现。

在爬行动物和其他低等脊椎动物中，睡眠会诱发一种缓慢的、有节奏的脑电波，这表明许多神经

许普诺斯是希腊的睡眠之神。图中的雕像由青铜制成，铸成年代为 1 世纪或 2 世纪

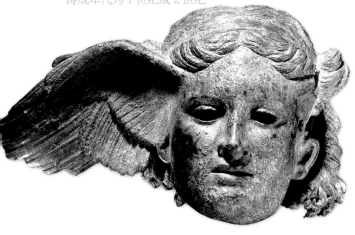

元的放电处于和谐状态。这种模式有点像是人类享受深度睡眠时被记录的低频脑电波。进化使得鸟类和哺乳动物的大脑更加复杂，新的睡眠方式出现了。处于睡眠阶段的大脑不仅仅会有蛇和鱼会发出的简单脑电波，还会有在大脑扫描中出现的、代表清醒阶段的脑电波模式。

保持敏锐

睡眠不足会对你有害。如果你没有得到足够的睡眠，你可能会有更多的压力，做出正确决定的能力会降低，体重也会增加。这仅仅是个开始。睡眠不足会增加患心脏病的风险。你若想睡个好觉，可以试试以下方法。

√ 定时上床睡觉和起床。身体会逐渐习惯每天的节奏。

√ 睡前 8 小时内不要摄入咖啡因。

√ 在下午进行一些有氧运动，比如散步、游泳和慢跑。睡前 2 小时内不要这样做。

√ 睡在通风良好的房间里。房间的温度不会在高温和低温之间波动。调节窗帘，尽可能阻挡光线。如果你不能让房间变得足够暗，试试睡眠面罩。

√ 不要使用带有大而发亮的数字的闹钟。

√ 使用可以产生白噪声的物体，比如风扇，来阻挡可能打扰你的外部噪声。另一种选择是佩戴耳塞。

√ 吃点能够促进睡眠的食物。火鸡是出名的色氨酸的来源，色氨酸是一种帮助产生神经递质 5-羟色胺的化学物质，它能使人产生睡意。牛奶、奶酪和花生也能促进睡眠。

√ 如果你在上床后 30 分钟内无法入睡，那就起来做一些放松的活动。躺在床上担心自己无法入睡只会让事情变得更糟。

睡眠阶段

　　1953 年，芝加哥大学一名攻读生理学博士学位的研究生发现并描述了睡眠的复杂模式，并最终打破了睡眠是一个被动过程的虚构说法。深夜在病房工作的尤金·阿塞林斯基注意到，病人在睡觉时，眼球会出现快速、对称的运动，并伴有呼吸和心跳加速。阿塞林斯基和他的博士生导师纳撒内尔·克莱特曼发现，如果他们在快速眼动睡眠阶段叫醒病人，病人会记得生动的梦境。但如果病人在眼球没有移动的时候被叫醒，就几乎不会回忆起梦境。快速眼动睡眠伴随着特殊的电信号，表明大脑皮质在活动。神经网络的放电模式在某种程度上像是一个人在清醒状态下的认知模式，从而为快速眼动睡眠赢得了它的绰号"异相睡眠"。叫这个绰号的原因是，这种放电模式看起来并不像是大脑处于困倦状态。很明显，在病人睡着的时候，产生了一些精神刺激。

　　人类的睡眠被发现有五个阶段，快速眼动睡眠是第五阶段。在经历了这五个阶段之后，这个周期会不断重复。第一阶段是轻度睡眠，在这个阶段的睡眠者很容易被惊醒，可能会经历突然的肌肉收缩。第二阶段大约占了成年人睡眠周期的一半，这时脑电波活动会减弱，眼球运动会停止。极慢的脑电波 δ 波出现在第三阶段，并在第四阶段占有主导地位。这两个阶段形成了深度睡眠，此时很难唤醒睡眠中的人。他们的肌肉和眼球不动，如果被唤醒，他们会有几分钟昏沉的感觉。第五阶段，即快速眼动睡眠，约占成年人睡眠时间的 20%，但占婴儿睡眠时间的 40%。

　　鱼类和爬行动物没有快速眼动睡眠阶段。它们依赖一个相对原始的脑干，这说明哺乳动物大脑皮质在做梦中的重要性，并证明做梦可能并不是生命所必需的。科学家认为所有哺乳动物都会经历快速眼动睡眠阶段，在一些鸟类身上也发现了存在这种

交叉参考：见『解剖学信息』，第 028 页

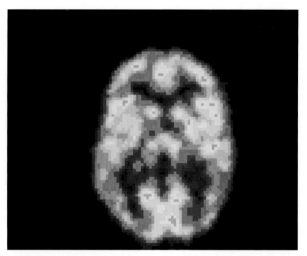

无梦睡眠：对无梦状态的大脑进行 PET 检查，图片显示出活动相对较少

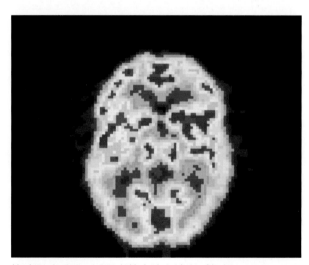

快速眼动睡眠：睡眠者的大脑和清醒时相似

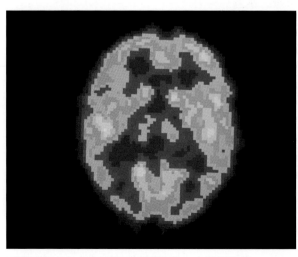

正常睡眠：在非快速眼动睡眠阶段，大脑很平静

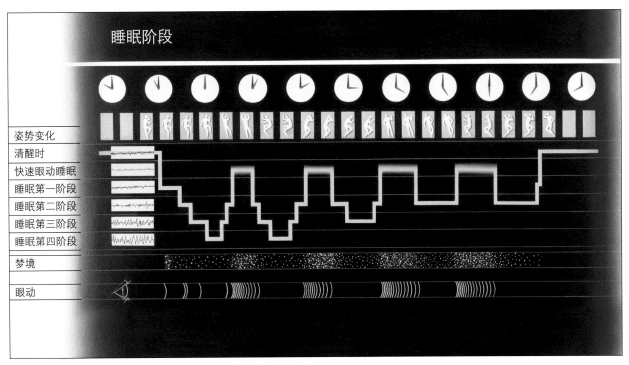

睡眠阶段

姿势变化		
清醒时		
快速眼动睡眠		
睡眠第一阶段		
睡眠第二阶段		
睡眠第三阶段		
睡眠第四阶段		
梦境		
眼动		

根据观察图表的记录，脑电波的变化与睡眠模式的变化有关

睡眠阶段的证据。在人类中，它通常发生在睡眠开始后 70 到 90 分钟。呼吸会变得不规则、快速，而且更浅。眼球向各个方向转动。因为大脑皮质抑制身体的运动，四肢会无法实现梦中的动作。弱的或无功能的抑制动作神经指令会使得一些人梦游。当通过外科手术移除猫脑中的运动抑制中心时，它们在快速眼动睡眠期间会吐口水和抓挠，模拟战斗。显然，猫经常梦到打斗。

在快速眼动睡眠期间，睡眠者通常会进入鲜活的梦境。之后，睡眠者回到第一阶段，再次开始这个周期。睡眠持续的时间越长，快速眼动睡眠的时间越长，第三和第四阶段的深度睡眠的时间越短。到了早上，睡眠几乎完全由第一、第二和第五阶段构成，快速眼动睡眠每次持续的时间可能不同。

每个人平均每晚需要多少睡眠，取决于年龄、健康状况以及先前的睡眠模式。婴儿每天大约需要 14 小时的睡眠，青少年大约需要 9 小时的睡眠，而成年人似乎在睡 7 到 8 小时的时候表现最好，尽管

每个人对最佳睡眠时间的要求各不相同。约翰斯·霍普金斯大学的研究人员在 2007 年发表的一篇论文中指出，性别可能会影响睡眠模式。研究人员称，与成年男性相比，成年女性的睡眠质量更好。此外，睡眠不足 7 小时的男性，比同样睡眠不足的女性在完成任务方面做得更好。根据这项研究，58% 的男性可以在睡眠不足时达到最佳状态，而只有 43% 的女性可以做到这一点。（部分差异可能只来源于两性向大学的观察员描述睡眠时的方式。研究人员发现，女性更容易报告睡眠问题，而男性较少报告。）

无论男女，当他们被剥夺了充足的睡眠时，对睡眠的需求就会增加。把睡眠不足想象成从睡眠银

**知识
速递**

在 2002 年的一项调查中，35% 的美国人说会经常发生以下情况：难以入睡、总会从睡梦中醒来、醒来后无法入睡或是醒后依然感到疲惫。

行贷款，贷款产生利息，随着债务人不睡觉的时间越来越长，利息会变得越来越多。大脑迟早会要求你偿还债务。在账目结清之前，大脑的功能处于较低水平，反应速度较慢，判断力受损，情绪不稳定。

一夜好眠的开始

专家们对大脑如何以及为什么会诱导睡眠进行了激烈讨论。20 世纪下半叶出现的关于大脑的传统观点认为，脑干中的特定位置在应对疲劳和昼夜节律时，会调整睡眠和清醒机制。例如，科学家们注意到，上行网状结构中的神经元在清醒时通过丘脑、下丘脑和基底前脑向大脑皮质发送电化学信号。当大脑处于清醒状态时，其周围的脑脊液会积累叫作睡眠调节物质的蛋白质，简称 SRS。液体中睡眠调节物质浓度达到阈值水平时会诱导睡眠。

脑桥上的神经元似乎能引发快速眼动睡眠，这些神经元向丘脑发送信号，丘脑再与大脑皮质交流。脑桥上的一个小区域被称为脑桥外侧被盖，只占据几立方毫米的脑组织，它显然引发了大脑活动的一系列变化，导致了快速眼动睡眠。在实验室实验中，

研究人员可以通过直接将神经递质乙酰胆碱注射到脑桥，诱导快速眼动睡眠。

关于睡眠的新理论

2008 年，华盛顿州立大学的睡眠科学家对这种所谓自上而下的模式发起了挑战。他们发表了一个假说，认为大脑没有睡眠控制中心。他们提出睡眠是神经网络扩散疲劳时产生的一种"涌现性质"。这种观点认为，睡眠会一点一点地涌入大脑，首先第一组神经元会感到疲劳，并转换为低水平的活动，然后其他神经元就像多米诺骨牌一样紧随其后。当随着疲劳而变得混沌的神经网络的数量达到一个阈值的时候，睡眠就会悄悄来临。

睡眠是零碎地到来的。这一概念解释了诸如梦游这样的现象，梦游者控制平衡和运动的神经网络是清醒的，但是那些控制意识的神经网络是不清醒的。它还解释了睡眠惯性带来的混沌感，睡眠惯性会在个体醒来后的几分钟内，让认知变得迟钝。

研究人员詹姆斯·克鲁格指出，如果有特定区域以自上而下的模式决定了睡眠状态，那么观察者

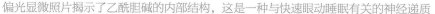

偏光显微照片揭示了乙酰胆碱的内部结构，这是一种与快速眼动睡眠有关的神经递质

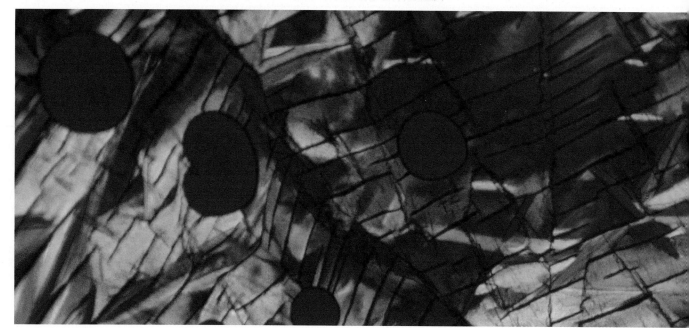

会看到整个大脑一起做出反应。克鲁格和他的研究小组发现，大脑更像是一个没有指挥家的管弦乐队。

虽然大部分乐部彼此配合得很好，但也有少数乐部落后或领先。在这个比喻中，如果"木管乐器"神经元在一段时间内一直演奏快速而激烈的乐曲，它们就比"铜管乐器"神经元更容易疲劳，然后进入睡眠状态，而后者只在演奏序曲和终章期间工作。他们指出，当一滴睡眠调节物质滴落在上百个神经元中时，它们就会在不影响大脑其他区域的情况下进入睡眠状态。这表明了睡眠是如何发生在局部区域的。

当一组神经元向其他神经元传递电化学信号时，它们会释放细胞的能量来源，即三磷酸腺苷（ATP）。三磷酸腺苷促使神经胶质细胞产生睡眠调节物质。随着时间的推移，这些蛋白质会进入附近的神经元，并且达到一个浓度值，在这个确定值上，

它们会带来一系列的化学变化，改变神经元对神经递质的反应，并带来睡眠。克鲁格和他的合作研究人员开发了一个数学模型，展示出一组神经元进入睡眠状态之后，是如何将这种状态传播到其他神经元上，直到整个个体都进入睡眠状态的。克鲁格说，在这个模型中，脑桥、丘脑和其他"睡眠中枢"起到了作用。他认为，它们能调节神经元群的睡眠 - 觉醒状态，以达到最佳表现，并且对外部刺激做出适当反应。

科学家们正在努力解决睡眠中的数学问题，因为一个人真正需要的睡眠量似乎并不是恒定的，它不会随着时间的推移以算术方式积累。例如，如果你熬夜读一本好书，你可能会发现在凌晨三四点时，

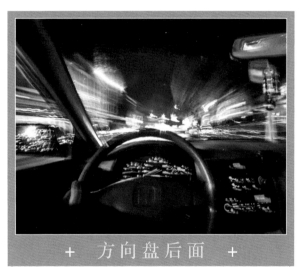

+ 方向盘后面 +

当睡眠不足的司机驾驶模拟器时，他们就会像血液酒精含量升高的驾驶员一样，反应速度变慢，判断能力下降。这是对饮酒和瞌睡影响驾驶员的感觉、运动以及分析能力的研究。美国国家公路交通安全管理局的数据显示，美国每年大约有 10 万起事故是驾驶员过度疲劳所致，大约有 1 500 名司机死亡。为了避免自己成为其中一员，如果你不停地打哈欠，不记得刚刚开的几千米路程，或者不能集中你的视线，那就离开马路去睡一觉。

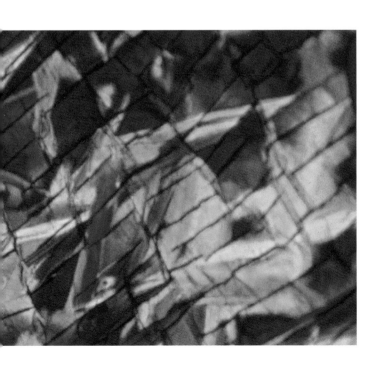

你比前几个小时更加清醒。长途驾驶也是如此，当你开了几百千米的车，停在一个卡车休息站准备吃早餐时，你会在黎明前突然感到清醒。

美国国家心理健康研究所的睡眠与生物节律研究员托马斯·韦尔说："在接近黎明的时候，你会开始觉得没那么困。这说明人们不仅仅是因为错过了睡眠而感觉到困意。如果那是真的，你熬夜越久，你就会越困。相反，睡眠模型是典型的内部循环程序。"

睡眠的目的

一些科学家认为，睡眠可以让大脑巩固记忆。当你学习有关事实、面孔、时间以及其他外部世界的信息时，这些数据最初是由海马收集、整理和分散的。逐渐地，在一个还没有被完全理解的过程中，这些记忆中的数据被重新定向到大脑的不同区域以被长期储存。这些记忆是如何、向哪儿转移的，以及它们在神经网络中是如何重新连接的，仍然是一个谜。但科学家们相信睡眠起了作用。以色列魏茨曼研究所的研究人员在 20 世纪 90 年代指出，当他们每晚叫醒处于快速眼动睡眠阶段的志愿者 60 次时，这些人类志愿者完全丧失了学习新信息的能力。然而，在非快速眼动睡眠阶段，类似的干扰却没有这样的效果。这表明快速眼动睡眠在组织信息和形成持久记忆方面起着关键作用。

观察人员注意到，人们几乎从来不会梦到他们睡觉前几小时内发生的事情。只有经过几天的延迟，关于事件的记忆才会进入梦境。普林斯顿大学的神经学家和分子生物学家萨姆·王认为，这可能是因为睡眠有助于人们处理这些事件。

人类若在充满生动梦境的快速眼动睡眠阶段不断地被叫醒，他们就需要更多的快速眼动睡眠来弥补他们的损失。快速眼动睡眠被剥夺的程度越高，对其实质性的需求"反弹"越大。这种实验结果证明了精神分析学家西格蒙德·弗洛伊德的理论，他在一个世纪以前提出，人们需要梦来理解世界，满足基本需求。如果放弃了快速眼动睡眠中的梦境，我们就会发现自己想要尽快地回到这些梦中去。弗洛伊德也许会将其解释为一种强烈的需求，人类需要以无意识的梦境作为媒介，来处理尚未解决的问题。

知识速递 酒精可能一开始会让你感到困倦，但它已经被证明会扰乱良好的睡眠。酒精会干扰睡眠节奏，降低氧气消耗，抑制记忆形成。

出了什么问题？

发作性睡眠发生在 13.5 万美国人身上，包括那些可以一夜安眠的人。他们在白天发作的时间从几秒到 0.5 小时不等，在这段时间内，他们可能会突然感到肌肉无力，昏昏欲睡，产生幻觉或者突然入睡。这种疾病似乎会导致快速眼动睡眠的特征在清醒的时候出现。人类在睡觉时通常很快进入浅睡眠阶段，在 90 分钟内进入快速眼动睡眠阶段，而发作性睡眠患者很快进入快速眼动睡眠阶段。这种疾病通常发生在 15 到 25 岁之间的人群中，尽管它可以在任何时候发作，而且经常不会被确诊。抗抑郁药通常有助于减轻这种影响。他们如果在白天小睡 10 到 12 分钟，避免吃大餐，远离尼古丁、酒精和咖啡因，就可能减轻这种疾病对白天活动的影响。

1999 年，斯坦福大学的研究人员，包括威廉·C.德门特（见旁页）和首席研究员伊曼纽尔·米诺特在研

交叉参考：见『学习』，第 246 页

睡眠阶段

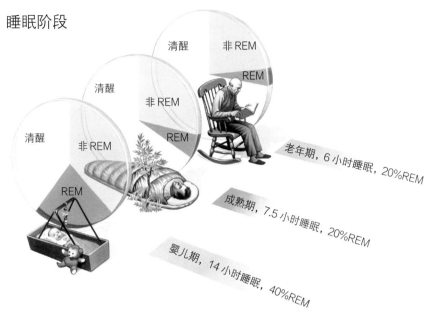

老年期，6小时睡眠，20%REM

成熟期，7.5小时睡眠，20%REM

婴儿期，14小时睡眠，40%REM

婴儿约有40%的睡眠时间处于快速眼动睡眠状态，而成年人只有20%或更少的睡眠时间处于快速眼动睡眠状态

梦境

就像睡眠的机制一样，梦的科学是一片巨大的丛林，而科学家才刚刚开始探索。梦境及其解释在人类历史、文学、科学和宗教中开辟了巨大的空间。在《旧约全书》中，约瑟夫和丹尼尔通过解读国王的梦境获得了一些权力。玛丽·雪莱在梦中得到了《弗兰肯斯坦》的灵感。罗伯特·路易斯·史蒂文森同样在梦中产生了《化身博士》的灵感。1845年，伊莱亚斯·豪梦到了能够使他的缝纫机实用化的机械改进方式。1865年，美国总统亚伯拉罕·林肯在遇刺几天前告诉妻子，他曾梦见自己被暗杀。

在现代科学中，奥托·洛伊在梦中理解了神经递质是如何通过突触间隙传递信息的。科学家弗里德里希·奥古斯特·凯库勒·冯·斯特拉多尼茨在1865年从梦中醒来时，破解了苯分子的环状结构。这种分子的结构使科学家们感到困惑，他们不能使用原子的线性排列方式来描绘它。凯库勒在炉火前睡着了，就像他曾多次做过的那样。他梦见原子在周围"蹦蹦跳跳"，连接在一起，蛇形的锁链在他的梦中开始移动。"其中一条蛇咬住了自己的尾巴，身体在我眼前嘲弄般地旋转。"凯库勒回忆道，"我好像被一道闪电惊醒。这一次，我也在余下的夜晚里计算这个假设的结果。"这条蛇咬住自己的尾巴，这提供了线索：苯分子会形成环，而不是连成线。凯库勒告诉他的同事："让我们学会做梦吧！"

究狗的时候，发现了一种导致发作性睡眠的基因。它会导致下视丘分泌素的严重缺失或消失，这是一种促进清醒的神经递质。从那以后，米诺特把他的注意力转移到人类同样具有此种缺陷的基因上面。他提出这样的问题：是什么让产生下视丘分泌素的神经元，在发作性睡眠患者和晚期帕金森病患者身上死亡？他认为，这个问题的答案将会扩展科学对人类如何睡眠以及为何睡眠的认识。

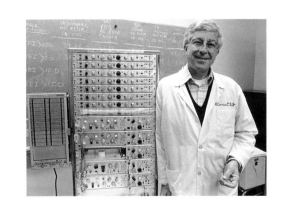

正在做梦的大脑

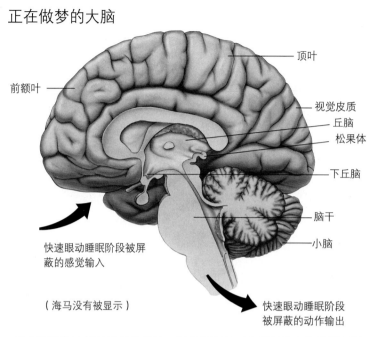

前额叶

顶叶

视觉皮质

丘脑

松果体

下丘脑

脑干

小脑

快速眼动睡眠阶段被屏蔽的感觉输入

（海马没有被显示）

快速眼动睡眠阶段被屏蔽的动作输出

我们还不完全清楚做梦的目的，但是很清楚正在做梦的人脑非常活跃

给自己的信息？

这些故事似乎表明，梦打开了有意识和无意识沟通的大门。弗洛伊德可能会同意这一观点，他有著名的将梦境称为通往无意识的捷径的言论。他选择将梦解释为无意识欲望的表现形式，其中许多都与压抑的性欲有关。弗洛伊德说，当有意识的头脑不愿意或无法去处理重要的想法或情感时，无意识的大脑就像一个心理安全阀，重启矛盾并使它们得到解决——尽管是以需要解释的象征性形式。

神经学家理查德·雷斯塔克观察到，弗洛伊德对梦的功能的描述依赖和 19 世纪工程学有关的比喻。根据这种观点，人的心理就像蒸汽机一样运作，通过充分地燃烧来增加压力，在这种情况下，除非蒸汽找到出口，否则它就会爆炸。在弗洛伊德的理论中，他并没有留下空间去思考梦可能是由大脑正常的生理功能产生的。大多数现代研究人员已经抛弃了弗洛伊德的理论，他们发现梦可能源于大脑正常的基本功能。哈佛大学的研究人员 J. 艾伦·霍布森和罗伯特·麦卡利在 1977 年提出了梦的"激活

合成"理论。该理论称，梦不是具有象征意义的故事，而是大脑试图对连接脑桥和大脑皮质的神经网络随机放电所产生的状态加以管理。两位研究人员发现，在脑桥中有一组神经元，它们在睡眠时比清醒时更加频繁地放电。当快速眼动睡眠开始时，这些神经元群向大脑皮质发送信号。根据霍布森和麦卡利的理论，大脑皮质试图从接收到的随机信息中创造出

＋ 解释 ＋

人们的个人偏见会影响对梦境的解读。弗洛伊德会找到他怀疑存在于许多梦中的东西——性。"弗洛伊德本人认为，有关飞行的梦揭示了做梦者的性欲。"梦研究者凯里·莫尔维奇说，"有趣的是，在同一本书《梦的解析》中，弗洛伊德还指出，有关坠落的梦也表明做梦者产生了性欲。有人可能会解释说这是因为科学家们解释他们的梦时和普通人一样，总是从自己的角度出发。"

某种程度的连贯性。之所以如此多的梦包含着怪异而奇妙的元素，是因为大脑有着从混乱中构建故事的任务。

他们的理论尽管看起来很完美，但不能解释一切。谁的梦没有像林肯的梦一样成真了呢？谁没有像凯库勒一样，在梦里找到了解决问题的灵感呢？最后，谁没做过这样一个梦，即使是一个业余的精神分析学家也可以在其中找到象征性的、和性有关的意义呢？那位忧郁的丹麦王子哈姆雷特说过："霍拉旭，天地万物间，有许多事情是你的哲学所不能解释的。"

梦境的智慧？

斯坦福大学研究员威廉·C.德门特在芝加哥大学就读时曾受到同学尤金·阿塞林斯基的启发，开始研究睡眠。他发现，有创造力的人可以将梦境作为解决难题的钥匙。在他教授的关于睡眠和梦境的本科课程中，他给他的本科生们一些脑筋急转弯，并且鼓励他们"好好睡一觉"。在一次测验中，他给了500名本科生 o、t、t、f 和 f 等5个字母，并告诉他们，这些字母构成了一个无穷序列的开端。他要求他们写出接下来的2个字母。2名学生在清醒的时候得到了答案，7名学生在睡着的时候得到了答案。

我们在做梦的时候获得解决问题的方法，这会引发新的问题。是否无意识的大脑能想出答案，而有意识的大脑却不能呢？如果清醒的头脑无法解决问题，那么沉睡的头脑是如何做到的？

特制的眼镜能够提醒观察者，斯坦福大学的睡眠研究员斯蒂芬·勒伯格已经开始做梦

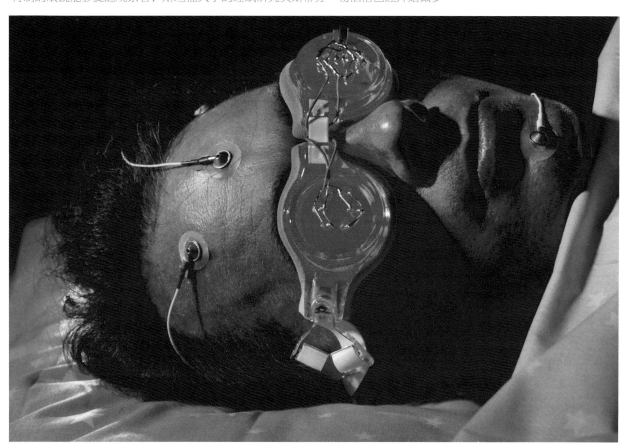

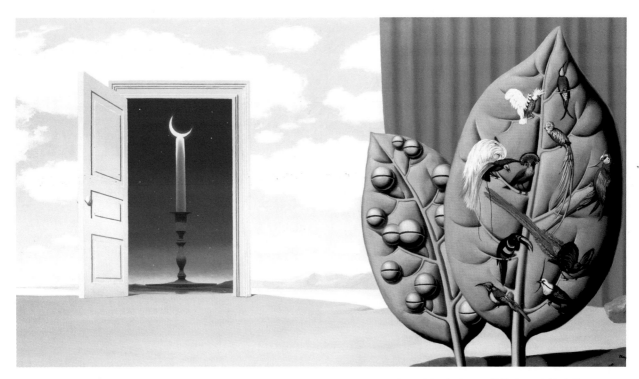

在比利时艺术家勒内·马格里特 1953 年创作的《魔法领域Ⅲ》中，物体的超现实组合暗示了梦境和现实的交替

日常重现

一些研究人员认为，梦在一种被称为整合的过程中重新梳理了日常生活中的片段。整合的事件通常需要几天才能出现在梦中。在 1978 年的一项实验中，连续几天戴着红色护目镜的志愿者开始在梦中看到越来越多的红色物体。

蒙特利尔大学的一位梦境研究人员托尔·尼尔森假设，这种整合的延迟可能表明无意识的思想正在"解决"问题。尼尔森说："做梦有助于我们适应人际关系中的压力和情绪波动。"其他人，比如明尼苏达地区睡眠障碍中心的马克·马霍瓦尔德，则对梦有助于大脑解决情绪和心理问题的观点嗤之以鼻。他指出，看完恐怖电影后，恐怖的梦境并没有变得更常见，而饥饿或口渴的人很少会做有关吃

出了什么问题？

睡眠呼吸暂停综合征是一种暂时性的气管阻塞，睡眠中的大脑的氧气供应会暂时停止。它困扰着约 1 800 万美国人，其中大多数是男性。在睡眠时，身体的肌肉群放松，若肌张力丧失或者脂肪堆积，导致气管阻塞时，就容易发生这种情况。与呼吸相关的神经网络活动的中止也会导致呼吸暂停。当通过气管的空气急剧减少时，要进入肺部的空气会被阻断几秒钟。大脑识别出血液中含氧量的下降，并唤醒睡眠者来调整气管周围的肌肉，让空气重新流动起来。患者通常会喘气或打鼾，并持续如此。这个闭合、喘息和苏醒的循环在夜晚重复。患者通常会在第二天感到疲惫。这种疾病也会导致卒中、高血压、心律不齐和心力衰竭。它可能会导致患者在学习和工作中表现不佳，也会使昏昏欲睡的司机造成撞车事故。

喝的梦。

然而，如果梦境能够整合日常生活的点点滴滴，它们就更可能选择压力和焦虑事件。20 世纪 40 年代，凯斯西储大学的研究人员卡尔文·S. 霍尔对 1 000 多名志愿者的梦境内容进行了记录。焦虑是这些梦中最常见的元素，消极内容多于积极内容。

《创造性的梦》一书的作者帕特里夏·加菲尔德说，被追逐的感觉——当然，这是一种消极的现象，发生在大约 80% 的人的梦境中。大约 60% 的人会梦到自己摔倒。为什么会这样呢？这可能和快速眼动睡眠中大脑放电的一系列区域相关。

威斯康星大学的睡眠研究员迈克尔·斯蒂芬森表示："在快速眼动睡眠期间，大脑中控制情绪反应和恐惧的部分更加活跃。这会增加梦中出现的奇怪元素。"

在某些情况下，奇怪的梦似乎预示着一种创造性的突破或一种厄运，它们会被记住并记录下来。这些梦绝不是"超自然"现象的先兆，而可能只是偶然的产物。在我们所有的梦境中，许多（或者大部分）梦境很快都会被遗忘。只有那些在偶然机会下似乎能够正确预测未来的梦境才会成为传奇，比如林肯的死亡梦境。没有结果的奇怪梦境不会被统计到命中或未命中的计分板上。

做梦者的大脑

然而，梦的意义不在于梦境本身，而在于做梦的人。

卡内基梅隆大学的心理学家凯里·莫尔维奇和哈佛大学的心理学家迈克尔·诺顿在 2009 年所进行的一系列研究表明，关于梦的偏见是因人而异的。他们调查了来自印度、韩国和美国的 1 000 多人，询问他们对梦境的重要性的理解。或许他们并不知道关于随机电信号的"静态"的现代研究，大多数人会使用弗洛伊德和荣格的梦的概念来回应，认为梦境打开了通往无意识情绪的通道。他们说，与看到飞机在预定航线上失事的报道相比，他们在梦到飞机失事后取消飞机旅行的可能性会更大。个人偏见也出现在对梦境的解释中。人们在两类梦境中更加强调梦的意义：一类是关于做梦者不喜欢的人的消极梦境，另一类是关于做梦者喜欢的人的积极梦境。研究人员称，这是一种含有动机的解梦方法。换句话说，做梦者倾向于根据他们个人的偏见来解释梦境。

> **知识速递** | 人类每晚做梦的平均时间超过 2 个小时。

除了性别之外，患有睡眠呼吸暂停综合征的风险因素还包括年龄超过 40 岁（尽管所有年龄段的人都可能患病）、体重过重、拥有较粗的脖子或较大的扁桃体，以及有睡眠呼吸暂停综合征家族史。治疗方法包括减肥，调整睡姿（不要仰卧），佩戴特殊的、能够改变咽喉后部压力的面罩式设备，和进行旨在防止阻塞的手术。

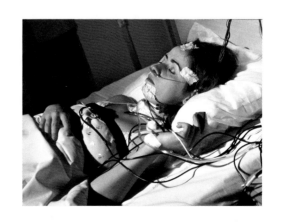

状态的改变

意识状态的改变是为了将大脑推入正常清醒状态之外的某种状态。大脑处理信息时产生的问题可能来自内部，比如精神分裂症和帕金森病，也可能来自外部刺激。人们经常通过一些物质来引起状态的改变，有些是用于治疗疾病的药物，而另一些物质，比如毒品和酒精，也可以改变大脑功能，从而改变精神状态。

大多数改变精神状态的物质都会改变神经递质的功能。一些物质模仿了大脑所储存的神经递质的作用，而另一些物质则阻止了这些神经递质发挥作用。这些改变精神状态的物质的共同目标是大脑的代谢型受体。代谢型受体是一种特殊的神经递质受体，是神经递质这种"钥匙"的"锁"，它们释放化学信号来调节细胞和组织的活动。代谢型受体和其神经递质在神经网络内相互作用，来调节个性、运动、情绪、注意力以及睡眠。

阿片受体位点

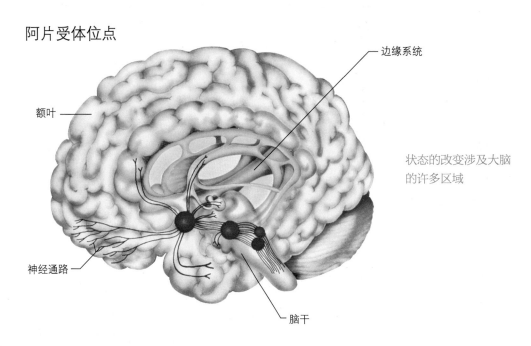

额叶

边缘系统

状态的改变涉及大脑的许多区域

神经通路

脑干

药物治疗

单胺类神经递质包括多巴胺、5-羟色胺和肾上腺素，其失衡可能会引发抑郁、帕金森病和精神分裂症等多种疾病。特别有趣的是5-羟色胺。由于5-羟色胺和十几种受体相互作用，因此很难预测其功能的改变会对人产生何种影响。然而，模仿5-羟色胺的作用或改变其水平的药物通常会影响情绪和睡眠。

氟西汀是治疗抑郁最常用的药物之一，它在完

全发挥作用之前，需要在病人的大脑中积累，而这可能会需要几周的日常摄入。当起作用时，它会阻止突触间隙中的5-羟色胺被临近的神经元重新吸

> **知识速递**
>
> 富含碳水化合物的食物可以使产生5-羟色胺的细胞释放这种让人感觉良好的神经递质。5-羟色胺反过来又会调节食欲，有助于防止暴饮暴食。

交叉参考：见『神经系统中的细胞』，第020页

收，这使得氟西汀成为一种选择性 5- 羟色胺再摄取抑制药。因此，5- 羟色胺分子在轴突和树突之间的空间中保持可用状态，从而在更长的时间内推进电化学通信。至于这种延长效应究竟是如何改变人的情绪的，目前还不得而知。

一种危险的兴奋感

街头毒品摇头丸（成分是二亚甲基双氧苯丙胺，或 MDMA）通过与氟西汀相同的作用方式，带来一种强烈的兴奋感。一旦被摄入，它就会立刻起作用，持续 3 到 4 个小时。它阻止一种特定的蛋白质通过

一 种 毒 品

1943 年 4 月，化学家艾伯特·霍夫曼在瑞士巴塞尔的实验室里研究麦角生物碱时，他开始感到头晕眼花。他回到家，陷入了一种万花筒般的幻觉。霍夫曼的好奇心被激发了出来，他决定在 3 天后，将自己暴露在麦角酸二乙酰胺（他第一次感到头晕时在研究的一种化学物质）之下并试图重新创造这种体验。他用 10 毫升的水稀释了 250 微克这种物质。摄入之后，他的四肢僵硬了，感到迷失方向，体验到一种"明显想笑的欲望"。霍夫曼骑车回家，这也许是历史上最著名的骑自行车的经历。他感觉不到自己在移动，但他周围的物体却在动——它们在他眼前旋转并改变形状。面孔变成了五颜六色的丑陋面具。恐怖的感觉过去后，他进入了这样一种状态：眼前的图像打开又关闭，声音变成颜色。麦角酸二乙酰胺会降低抑制力以及削弱判断力。服用麦角酸二乙酰胺的人会不小心从建筑物上掉下来或是在车流中乱走而导致死亡。这种药物的效果会加重那些先前患有精神疾病的人的症状。美国在 1966 年宣布这种药物不安全后，又宣布其是非法药物。

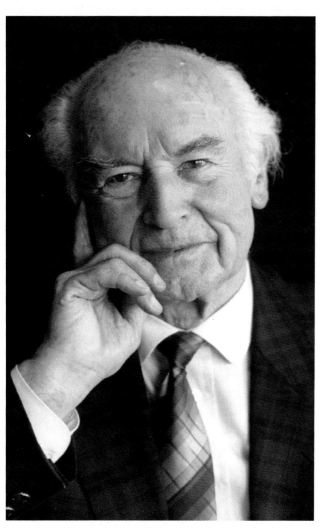

艾伯特·霍夫曼称麦角酸二乙酰胺为"我创造的问题儿童"，并一直这么称呼它，直到他 102 岁去世

临近神经元细胞膜运输 5- 羟色胺，导致 5- 羟色胺停留在突触间隙。在 20 世纪 60 年代，一些心理治疗师用它给病人带来幸福感，一些病人还出现了幻觉。

由于摇头丸能够让人产生轻微的欣快感，它在 20 世纪 80 年代初的美国成为一种流行的休闲方式。美国缉毒局在 1985 年宣布摇头丸是非法药物，美国国家药物滥用研究所发现它会损害释放 5- 羟色胺的神经元。摇头丸的使用和肾脏以及大脑学习中枢的损伤有关。摇头丸和氟西汀相比，起效如此之快的原因还不得而知。可能的答案包括氟西汀和摇头丸进入大脑的速度不同，以及摇头丸有着部分阻断多巴胺再摄取的作用。这种化学效应会使摇头丸对大脑产生有害影响。

受管制的药品

在影响 5- 羟色胺的药物中，没有一种像麦角酸二乙酰胺那样，具有如此强大的作用。它与 5- 羟色胺受体结合得如此紧密，以至于微量的麦角酸二乙酰胺——少于 50 微克，就会给大脑带来深刻的改变。使用者报告产生了幻觉，意识状态发生了改变。

1938 年合成麦角酸二乙酰胺的瑞士化学家艾伯特·霍夫曼，在 1943 年意外地将自己暴露在 250 微克麦角酸二乙酰胺的环境中，发现了这种物质能够诱导幻觉的巨大力量。在某些情况下，麦角酸二乙酰胺与精神疾病有关，尤其是在被那些已有精神病记录的人使用的时候。这种物质会引起多种不良反应，严重损害人体健康。由于麦角酸二乙酰胺对大脑的强大影响和被滥用的可能性，美国政府将其归为与海洛因和摇头丸类似的 I 类物质，并将其列入《管制药品法案》的管控名单。

大麻和咖啡因通过相似的神经递质作用于代谢型受体，尽管是以相反的形式。大麻的活性成分四氢大麻酚（THC）可以抑制神经递质谷氨酸和 γ- 氨基丁酸（GABA）的释放。四氢大麻酚的抑制特性减少了某些神经网络之间的通信。咖啡因会增加神经元释放 γ- 氨基丁酸和谷氨酸的可能性。这就是为什么喝一杯咖啡可以刺激大脑，轻微提高认知功能。

> 知识速递　《健康》杂志曾让专家们对人们可能上瘾的物质进行排序。排在首位的是尼古丁。

上瘾

有些药物会使服用者形成依赖，对大脑产生强大的影响，尤其是与奖赏有关的神经网络。使用者

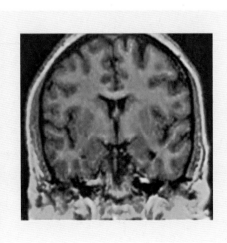

出了什么问题？

酗酒会导致很多问题：无法履行工作、学业或家庭责任，酒后驾车的人会被逮捕或造成车祸，而且有与饮酒相关的医疗问题。酗酒者的大脑也会出现不同寻常的萎缩。关于日本人的研究表明，在 50 多岁的重度饮酒者中，有 50% 的人的大脑出现了萎缩。而在不饮酒者中，只有 30% 的人出现了萎缩。饮酒者大脑中的白质和灰质都受到了影响。

灰质体积的减少似乎强调了一个流行的观点，即酒精会杀死

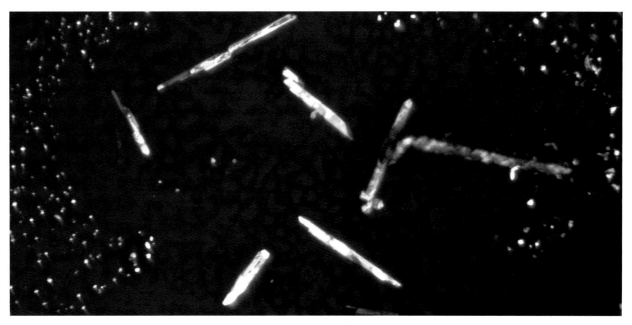

偏光显微镜下的四氢大麻酚。它是大麻的主要精神活性物质

反复使用该药物，是为了获得神经化学奖励，这是大脑化学活动的一种转变。尽管在一开始，这种转变可能会带来幸福感、欣快感和平静感，或消除不愉快的身体或情绪影响，但最后会对身体造成巨大伤害。

通过脑部扫描，研究人员可以观察到成瘾药物的影响。吗啡这种麻醉药品作用于大脑皮质，能够让大脑较低、较为古老的部分不受阻碍地继续工作。可卡因可以激活整个大脑，但是对情绪中枢会造成额外的刺激，使用者会报告可卡因能增强性体验。特别是，可卡因被证明能在大脑伏隔核中帮助释放多巴胺，这个区域自20世纪50年代以来就被认为与愉快的感觉联系在一起。海洛因是一种麻醉药品，医药上可用作镇静药。它作用于脑部腹侧被盖区，该区域通过产生多巴胺的神经纤维桥与伏隔核相连。

尼古丁是最容易上瘾的物质之一，它存在于烟草中。20世纪80年代的实验室研究表明，尼古丁会激活大脑的多巴胺系统，就像可卡因和海洛因一样。哈佛大学公共卫生学院1986年的一项研究证

神经元，导致灰质中神经元体积的减少。事实上，酗酒者大脑灰质的减少与神经元数量的减少无关；神经元数量基本保持不变。脑容量的减少反映了构成灰质重要部分的树突尺寸的变小。

一般来说，当酗酒者戒酒时，树突开始形成复杂的分支网络，大脑功能开始恢复。然而，长期酗酒可能会导致高血压、不可逆转的痴呆和其他严重的认知损伤。

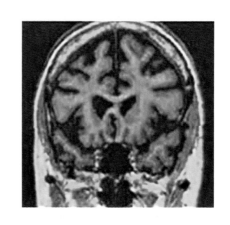

明了这种相似之处：与服用成瘾药物一样，吸食烟草会产生依赖性，戒烟者会出现戒断反应；与其他被滥用的物质一样，尼古丁的使用通常与过度使用其他具有兴奋或抑制作用的物质（如咖啡因和酒精）有关。哈佛大学的研究称："滥用尼古丁能够引发典型的药物滥用所产生的行为效果和生理效应，而且，它和阿片类物质海洛因一样，作为一种有相当大的潜在依赖性的物质，使用时需符合严格的实验标准。"

大脑的极端复杂性以及不同大脑之间的微小差异会产生的影响，导致一些人有着更高或更低的成瘾阈值。基因在决定一个人是否成为酗酒者方面起到了 40%~60% 的作用。心理和环境因素也很重要。例如，患有抑郁和焦虑症的吸毒者，在戒除毒瘾之后更有可能再次上瘾。

随着时间的推移，促进多巴胺分泌的物质会失去作用。这会导致大脑减少多巴胺受体的数量，在没有这种物质的情况下，它会减弱某些事物引发（比如性和食物）的奖赏反应。于是，服用者需要更多

成瘾的遗传标记

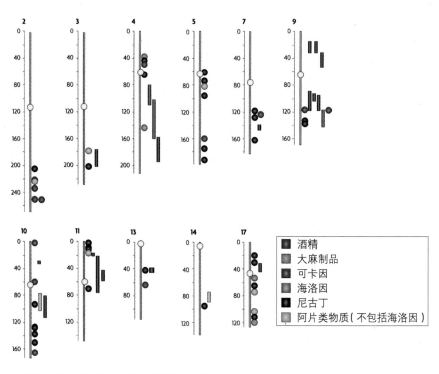

人类染色体上的标记与特定的药物成瘾相关

■	酒精
■	大麻制品
■	可卡因
■	海洛因
●	尼古丁
●	阿片类物质（不包括海洛因）

的这种物质才能够达到最初的反应水平。

戒断反应

当瘾君子试图戒掉这些物质时，身体会补偿这种损失。就像一根绷紧的橡皮筋弹回来一样，神经元不仅恢复了它们最初的神经递质水平，而且超过

2009 年，新西兰学者发表在《普通精神病学档案》杂志上的一项研究表明，酒精可能引发抑郁。早期的研究认为两者之间存在关联，但未指明方向。抑郁可能会导致酒精滥用，患有抑郁的人将饮酒作为一种自我治疗的方式。此外，如 40% 的重度饮酒案例中所发生的那样，饮酒会导致抑郁的症状。也可能有第三种情况导致以上两种情况。

新西兰的这项研究调查了 1 055 名出生于 1977 年的人，他们分别在 17 到 18 岁，20 到 21 岁以及 24 到 25 岁期间接受了抑郁和酗酒行为相关的评估。研究发现，酗酒者患抑郁的风险几乎是非酗酒者的 2 倍。奥塔戈大学克赖斯特彻奇医学与健康科学学院的戴维·弗格森领导的研究小组写道："在所有年龄阶

了这个水平。过度活跃常常导致戒断症状。

一些物理变化发生在大脑的特定区域。上瘾者大脑的扫描图显示，他们的前额皮质活动水平较低。在人们对实验动物的研究中，长期使用成瘾药物已被证明会降低与伏隔核相连的神经网络的活动水平。这些网络影响抑制反应的能力和计划的形成。这就说明了为什么吸毒者会表现出判断力受损。

大脑的奖赏系统对药物和自然的刺激（比如食物和性）的反应机制相似，这使得治疗成瘾变得困难。如果奖赏系统之间有重叠，任何能够干扰与成瘾药物相关的感觉的药物，也可能抑制一些对日常生活很重要的感觉。例如，它们可能会消除对海洛因的渴望，但代价是消除食欲。然而，这些药物可能在未来用于治疗暴饮暴食。

> **知识速递** ｜ 扫描显示，当一个人恋爱时，大脑中与成瘾相关的区域处于活跃状态。

同时，正在进行的研究发现了一些遗传标记，这些标记会让人更可能成为一名瘾君子。有了这些知识，未来的医学研究可以在两个方面取得进展。第一，确定那些可能成为瘾君子的人，并引导他们无论何时都避免接触毒品。第二，找到作用于特定基因的方法，来改变或阻断导致成瘾行为的化学反应。

基因与成瘾性

2008 年，科学界出现了一系列重大突破，与酒精、尼古丁、可卡因和阿片类物质成瘾有关的基因位点在过去几年中得到了确认。

加利福尼亚大学旧金山分校的研究人员宣布，他们在第 15 条人类染色体上发现了一组 DNA 序列，该序列与饮酒者对酒精影响的感受有着显著的相关性，这也是他们成为潜在酗酒者的一个因素。

2008 年，美国国家药物滥用研究所资助的一项研究发现，一种遗传标记会增加尼古丁成瘾的易感性，增加患肺癌和外周动脉疾病的风险。美国国家药物滥用研究所资助的其他研究在 2008 年发现，与酗酒和可卡因滥用有关的遗传标记在第 4 条染色体上，与尼古丁依赖有关的 DNA 同样位于第 4 条染色体。美国国家药物滥用研究所还报道了第 17 条人类染色体上和阿片类物质依赖有关的位点。

一旦科学家们了解了成瘾的机制，他们就可能在分子水平上找到修复成瘾者大脑的方法，或者找到使人们对成瘾药物免疫的方法。

段，酗酒或对酒精的依赖，和重度抑郁风险的增加之间都存在明显的、具有统计学意义的关联。"能够表示出哪种情况先发生的最佳模型告诉人们，对酒精的滥用和依赖会导致抑郁。

研究人员强调，他们的发现"应该被视为有启发性，而不是决定性"。他们的理论是，酒精可能会触发编码抑郁的基因的表达。他们还指出，外部因素，例如社会和财务问题，可能会导致压力增大。

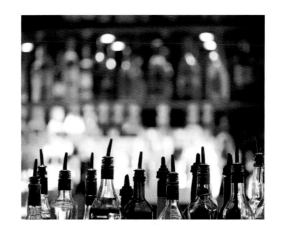

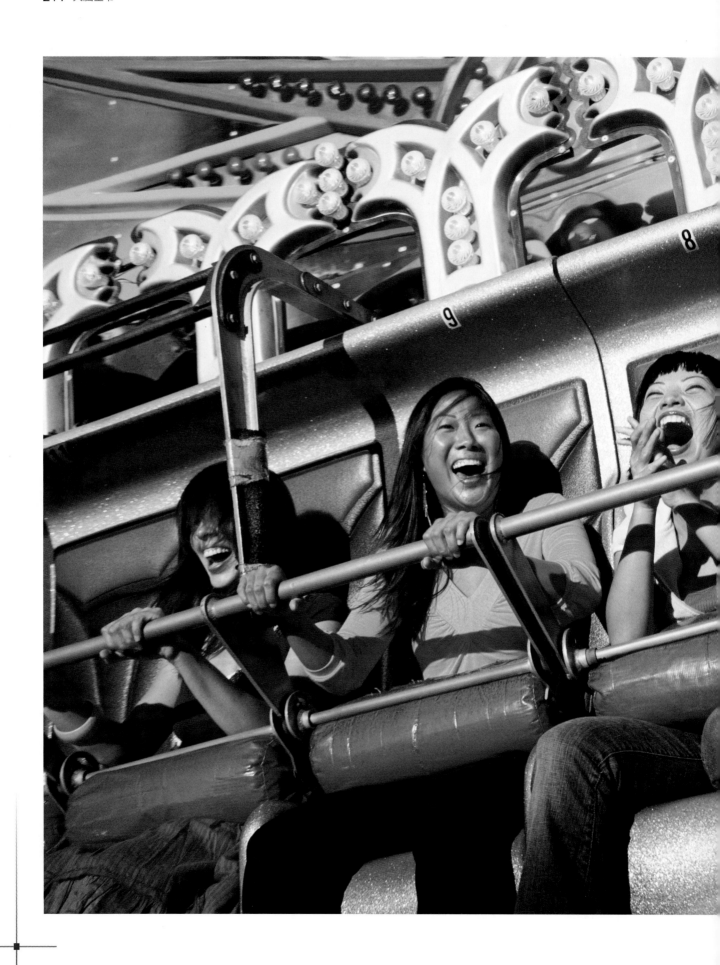

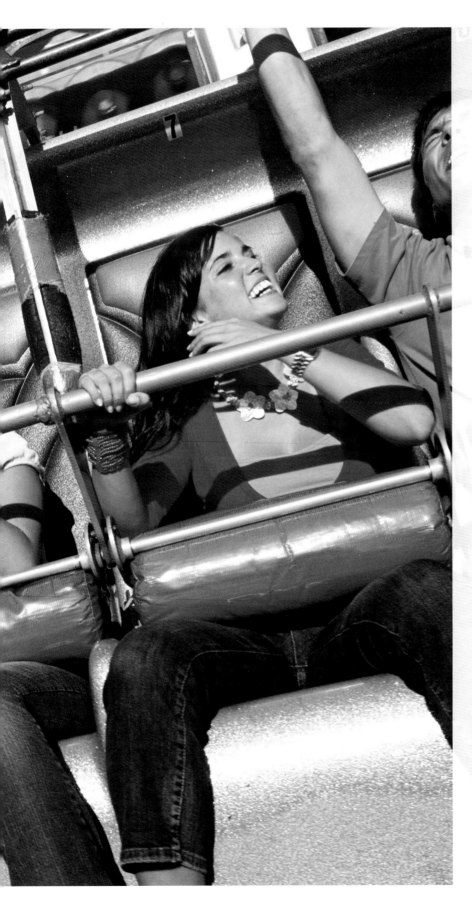

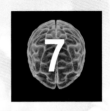

第七章
大脑的感受

"情绪"（emotion）这个词包含"运动"（motion）这个词。这是有原因的。情绪不仅会高低起伏，还会让你通过手势和表情进行交流。比如，面部表情的变化会传达喜悦和愤怒。强烈的情绪可以深刻地印入记忆，影响行为和身体健康，帮你做出好的（或坏的）决定，甚至真的会导致一个人被吓死。科学才刚刚认识到情绪的重要性。

左图：
坐过山车的感觉会引起身体内部和外部的反应

情绪

情感的复杂性

　　神经科学对情绪的研究起步较晚。在 20 世纪的大部分时间中，科学偏见使得人们最大程度地减少对情绪的研究。它们被认为是太难以捉摸的东西，又太基础，不值得被认真研究。理智使人类成为唯一的理性动物，也让它成为理解人类大脑运作方式的关键。情绪曾被认为太过主观，在大脑功能层次中处于太低的位置，不值得太多的关注。毕竟，狗、猫和其他动物都有情绪，任何宠物的主人都能证明这一点。但随着神经学家开始探索大脑感受的形式和原因，情绪逐渐成为人们关注的焦点。

反应的时间

　　直到 19 世纪晚期，理智一直主导着对情绪的解释。有这样一个逻辑：大脑评估一种情况，并赋予一种情绪，然后让身体做出反应。在 19 世纪末，心理学家威廉·詹姆斯推翻了这一观点。他说，是身体先做出行动，然后大脑对此做出情绪反应。换句话说，人类先哭泣，然后感到抱歉；或是先准备逃跑，然后感到害怕。虽然詹姆斯的理论后来因为种种原因被抛弃，但是他是第一个强调了身体运动对于情绪的重要性的人。

　　20 世纪初，哈佛大学的研究人员沃尔特·坎农和菲利普·巴德认为，人类通常会被刺激物唤起，但必须等到对外部世界进行认知评估之后，大脑才会分配情绪。其他研究人员补充说，大脑在决定创造情绪时起到了积极的作用。然而，在过去的几十年中，科学界发生了很大的变化。现在，情绪被认为是在大脑中远低于意识水平的层级中被处理的。它们也被认为是维持内稳态、准备好对外部刺激做出生物学上的适当反应，甚至做出理性与合乎逻辑的决定的关键。研究人员现在认为，理智

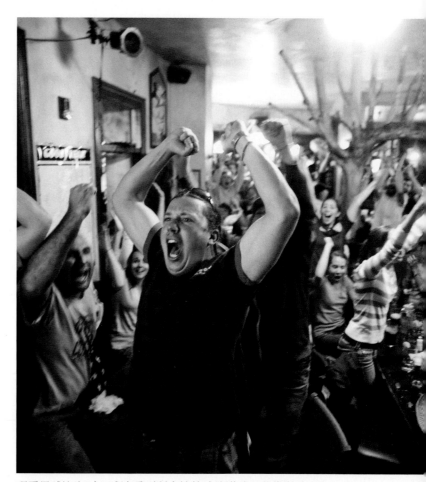

观看足球比赛时，球迷看到所支持的球队进球，非常激动

知识速递 古希腊哲学家亚里士多德把情绪分为对立的愤怒与平静、友好与敌意、畏惧和自信、羞耻和骄傲、善良与不善良，以及无对立情绪的悲悯、义愤和嫉妒。

和情绪是相互交织的。过多或过少的情绪会对健康、理性的思维有害。

此外，一些神经学家（比如安东尼奥·达马西奥）认为，拥有识别情绪和情感的能力，并且因为对这种能力有所了解而做出选择，进而最大限度地带来快乐并且减少痛苦——这些行为的优势给人类带来了意识的第一道闪光。如果这是真的，那么正是人类对快乐和悲伤的感知，以及知道自己拥有这种感知的能力，让我们这个物种走在意识的阳光下。

定义情绪

从很久之前，人们就开始努力将科学应用在情绪上面。首先是对它们进行主观性描述与分类。什么是情绪？有多少种类呢？

首先，回答第二个问题。观察者们一直在尝试分类：亚里士多德将情绪分为包括嫉妒和怜悯在内的十几类，中世纪神学家托马斯·阿奎那则列出了11种情绪。分类的困难之处在于不同情绪之间的细微差别，比如尴尬和羞愧之间的区别。亚里士多德把羞耻和无耻都归类为情绪，这引发了一个问题：

菲尼亚斯·盖奇

1848年，菲尼亚斯·盖奇与铁路工人一起清理佛蒙特州峡谷中的岩石时，遭遇了一场可怕的事故。他正在往一块巨石的一个洞里倒火药，突然一声巨响分散了他和附近的助手的注意力。盖奇以为助手在他用铁棒捣碎火药之前，已经把用来熄灭火花的沙子倒进了洞里。然而，不专心的助手忘记了放沙了。当盖奇用铁棒捣碎火药时，铁棒碰到了洞的侧面，并且在粉末上溅起了火花。粉末燃烧并爆炸了。

这根1米多长的铁棒像是榴弹炮的炮弹一样被炸了出来。它从盖奇的左眼下方穿入了他的脸，穿过颧骨和额叶，从颅骨顶部穿出。这是非常严重的损伤，可能会夺去盖奇的性命。

附近的一家报纸报道："在与这个令人悲伤的事件有关的情况中，最奇怪的是……今天下午两点，他还活着，神志清醒，没有痛苦。"

不知为什么，盖奇活了下来。但他已经不是过去那个人了。盖奇25岁时，是一位受人尊敬、精力充沛、讨人喜欢的工头。在他余下生命的12年中，他的个性却令人不快，非常幼稚。一名医生观察到他的个性变化并记录了下来，称这位新的盖奇"间

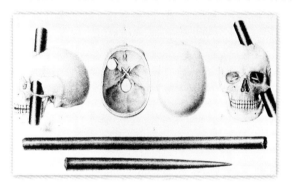

铁路工人菲尼亚斯·盖奇的颅骨上部有一个可怕的伤口

歇性地不尊敬他人，有时会沉溺于用最粗俗的方式咒骂他人（这并不是他以前的习惯），（并且）很少对他的同伴表示尊重"。

发生了什么？答案是盖奇失去了控制情绪的那部分大脑。额叶损伤通常会影响整合通过感官收集到的信息的能力，以及在分析的基础上进行正确决策的能力。如果没有一个"法官"来衡量和筛选边缘系统中原始的冲动，像盖奇这样的人就会失去理智和情绪的平衡。他的不幸遭遇让人们第一次看到了大脑区域的特定功能。

情绪的缺失是否也是一种情绪呢？

分类问题一直持续到今天。大多数科学家只识别了 4 到 6 种基本情绪。4 种基本情绪分别是恐惧、愤怒、悲伤和快乐。达马西奥还补充了惊讶和厌恶，将这 6 种情绪称为"主要情绪"或"普遍情绪"。许多观察者还会将"爱"列入清单，但研究人员在将其归类为情绪还是动力方面仍存在分歧。在不同文化中以及在世界范围内，情绪都可以被轻易识别——一个亚洲农民看到非洲渔夫，通过面部和肢体语言就可以判断出他是高兴还是生气。事实上，动作是区分情绪和其他行为的关键。情绪通过身体的可见变化表达出来，比如肌肉收缩、血管扩张，还有包括微笑和皱眉的外部表情。它们发生在潜意识层面。大脑感觉到带来身体反应的刺激，这有助于保持内稳态，并在生存竞争中占有优势。

处理情绪的区域

情绪的处理方式似乎很复杂。大脑并没有单一的情绪回路，相反，许多大脑区域会诱发情绪，然后由各种神经网络进行处理。考虑到情绪古老的进化历史，大多数情绪中枢处于大脑皮质之下就不足为奇了。大脑皮质将人与动物区分开来。这些皮质之下的区域包括脑干、下丘脑和基底前脑。脑部扫描揭示了大脑处理悲伤的过程，这种过程主要发生在脑干和下丘脑，还有被称为腹内侧前额叶的皮质区域。

> **知识速递** | 情绪有助于记忆的形成和巩固，却无助于回忆事实。

尽管情绪并不存在于特定的神经元中，但通过脑部扫描，研究人员发现，人们通常将悲伤等负面情绪分配给右脑，而将快乐等正面情绪分配给左脑。至少在过去的一个世纪中，神经学家已经注意到大脑左半球的损伤和负面情绪之间的关系，这种负面情绪可表现为抑郁和无法控制的哭泣。而右半球的损伤则与一系列的正面情绪有关。在过去的 20 年中，威斯康星大学的研究人员理查德·戴维森发现了许多健康的、未受损的大脑的相似之处。左半球更活跃的病人比右半球更活跃的病人更加快乐。

情绪的进化

查尔斯·达尔文认为我们的许多情绪都是与生俱来的。他说，人类和动物"主要的表达行为"是遗传的。学习和模仿几乎没有起到作用，其中一些

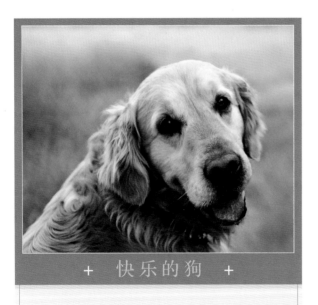

+ 快乐的狗 +

人们对狗的驯化使它成为友好的宠物。但是，驯化是否与生理特征有关呢？苏联遗传学家德米特里·别利亚耶夫开始了一项培育银狐的实验，他将与人类接触的耐受性作为繁殖的唯一标准。他这一经历了 40 年的项目产生了一组和金毛猎犬一样有趣的"配套特征"。1985 年，狐群不仅表现出了温顺的性格，还有耷拉的耳朵、卷曲的尾巴和白色的皮毛。这表明，编码讨人喜欢的行为的基因和各种身体特征有关。

交叉参考：见「进化」，第 076 页

做出反应。原始社会中没有枪，但是在今天我们看到一个人手里有枪，就会产生一种恐惧反应，就像非洲丛林中的捕食性动物会造成的恐惧一样。

达尔文认为，情绪一定是通过进化发展而来的，它会在生存斗争中提供一些优势。例如，当大脑在一个潜在的食物源中检测到一股难闻的气味时，它会引起身体的厌恶反应。这种反应会阻止我们摄入可能有毒的食物，或是使我们将已摄入的食物呕吐出来。达尔文注意到，厌恶的表情和某人对腐烂食物的气味或味道做出激烈反应的表情，在生理上有相似之处。

生理反应

除了诸如微笑和皱眉等面部表情外，情绪还会通过特定的进化目的所选择的身体动作表现出来。我们受到惊吓时，会因为肾上腺素的激增而颤抖。肾上腺素会使肌肉和器官振作起来，使其处于"战斗或逃跑"状态。我们悲伤时会哭泣，这既是为了排出一些化学物质（比如锰，它在被排出时会减少压力），也是为了向他人传递我们的悲伤。当我们感到愤怒或尴尬时，肾上腺素使皮肤周围的血管扩张，并且使得面部和颈部的红细胞增多，我们因此会变得脸红。脸红可能是源于人类语言未出现时期的一种进化遗留。敌人满脸通红、站得笔直、怒目而视时，就不需要用语言来表达愤怒。

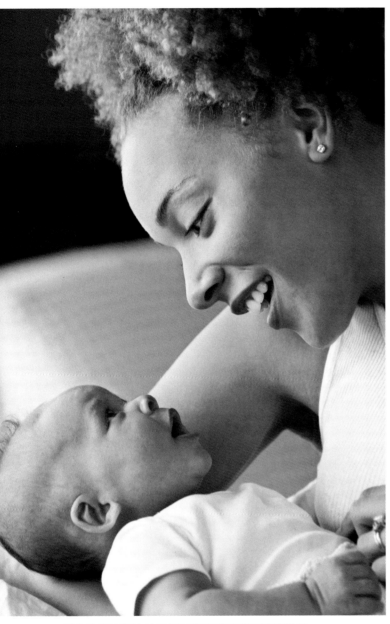

新生儿和他们的父母通过面部表情增强情感联系

情绪从我们最初的诞生开始，在我们的整个人生中，都是无法被我们控制的。

婴儿天生就会表达某些情绪。他们在出生时或出生不久后就会又哭又笑。身体动作，尤其是脸上的表情，是孩子和父母最早的沟通方式。

其他情绪是习得的。像内疚这样的二级情绪需要通过负面反馈来进行社会调节。例如，孩子学会因为偷窃而感到羞耻。在现代环境中，人类也能学会用原始情绪

> **知识速递**
>
> 《人性的弱点：如何赢得友谊并影响他人》一书的作者，自我提升大师戴尔·卡耐基说过："与人打交道时，要记住你不是与逻辑动物打交道，而是与情感动物打交道。"

当大脑通过诱导情绪对刺激做出反应时，它通过两种方式启动一系列身体调整，为生理反应做准备。其中之一是让中枢神经系统为即时反应做准备。在动物中，这种反应可能是和另一个动物战斗，逃跑或是进行性行为。对人类而言，这种反应在本质上是相同的，尽管（我们希望）前额皮质的执行功能会对其进行过滤。另外一种是调节身体的内部状态，比如向肌肉提供更多的氧气和葡萄糖。这些情绪反应超出了意识的控制。达马西奥说："我们在抑制情绪的时候，就像是我们抑制一个喷嚏，没有效果。"在一个特别悲伤的时刻，比如在葬礼上，谁没有试过想要开口说话，却发现自己忍不住要哽咽和颤抖？

情感

情感是内在的、不公开的。情感在意识或无意识的层面上存在于头脑中。它们提醒动物处理以情绪为信号的问题，帮助动物生存。情感提供了适应和行动的动力。大脑功能的提升带来了更多的优势，我们可以意识到情感，也可以意识到反应性的动作是如何改变它们的。

在大多数情况下，大脑能够意识到它的感受，因为感受会被记录在意识层面。在意识到恐惧或焦虑的存在之前，我们可能会在一段时间中隐隐约约地感觉到它们。通常情况下，人类不仅会有情绪的生理表现，还会处理他们的感受，并且最终意识到他们是快乐的或悲伤的，还是正在经历其他的情绪。这就是人和动物之间的一个关键区别。虽然狗可能会快乐地摇尾巴，但它缺乏识别这种情绪的意识。

感知情绪

人类通过面部表情来传达情绪。控制哭和笑的神经网络存在于脑干和杏仁核中，超出了意识的范围。这一结论的证据来自患有假性延髓麻痹的人。这种疾病损害了运动皮质的自主控制功能。这样的病人无法控制面部肌肉，然而，当被感动而产生无意识反应时，他们依然会哭或笑，并表现出真实的情绪特征。

真实情绪的生理表现很难准确地被定义，但是人们看到它们时就知道了。在收集关于情绪的图像和声音时，感觉器官会捕捉丰富的细节。

以简单的微笑为例，它起源于脑干的某个区域，该区域发出一系列指令来收缩面部肌肉。当一个微笑反映出真实的快乐时，面部肌肉就会以观察者认为是快乐的方式发生变化。然而，当有人想要假笑

重大突破

在 20 世纪 20 年代，随着测谎仪的发明，人们开始通过技术来识别谎言。测谎仪检测与说谎相关的常见生理反应，包括呼吸、心率和皮肤导电性的变化。据称测谎仪基于情绪波动的原理，检测所谓的无意识身体变化。测谎仪被发现存在两个问题：首先，有些人可以设法控制自己的自主反应，可以欺骗机器；其次，测谎仪不是在检测谎言的源头——大脑，而是在周围神经系统的远端进行检测。

宾夕法尼亚大学的丹尼尔·兰格尔本直接从源头出发，利用 MRI 来检查那些选择说谎的人的大脑。当志愿者被告知要说谎时，他们的前扣带回皮质中的血流量增加。这是一个与错误识别和抑制相关的大脑区域。

时，肌肉自主收缩模式中的微小错误就会暴露这种伪装。

我们在很小的时候就开始识别别人的情绪，并模仿我们看到的东西。模仿有助于在孩子生命的头几个月中建立亲子关系。

模仿他人情绪的冲动被称为情绪感染，这种冲动会持续一生。当你看到别人的面部表情时，你自己可能也会表现出这个表情的某些方面。这是因为大脑感知到另一个人的情绪，并自动在自己的情绪回路中发出信号。其他人真诚的微笑或大笑可以迅速传播给周围的人。

表达情绪和识别他人情绪的能力主要存在于右脑。这一结论来自对右半球功能受损相关疾病的患者的观察。他们无法看懂面部表情，一张生气的脸，一张无聊的脸，一张厌恶的脸——它们仅仅是眼睛和嘴巴的集合，没有情绪意义。

当声音被加入时，解码人类情绪的任务就增加了一个新的维度。韵律是通过词语以外的手段给语言赋予的意义。语气可以表达出不信任、讽刺以及其他层次的含义。想象一下，真心说出"我爱你"和用敷衍的方式说出"我爱你"之间的区别。就像解码面部表情一样，大脑右半球负责评估语言的细微差别。

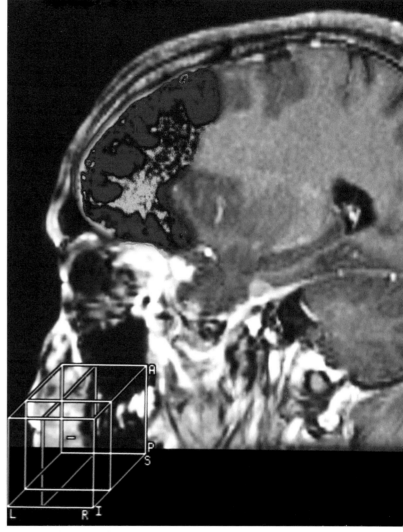

MRI 显示情感活动激活了额叶

抑制真相需要能量，因此氧气的增加与流向前扣带回皮质的血液的增加有关。

2009 年春天，圣迭戈的辩护律师在一起青少年性虐待案件中，引入了一家名为"无谎言磁共振成像"（No Lie MRI）的私营公司的fMRI技术，然后撤回了报告。该公司表示，其测谎技术的准确率超过 90%，而且其提供的数据未来将被纳入法庭证据。

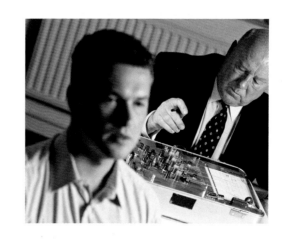

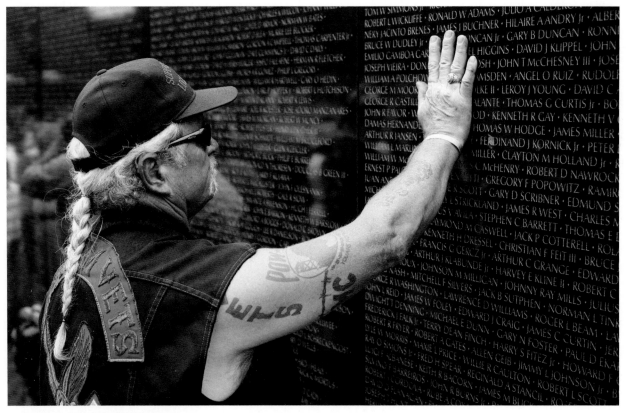

一名游客在越战纪念碑前驻足沉思

处理情绪时发生的问题

　　许多自闭症患者很难解读面部、身体以及声音的情绪内容。医生认为，自闭症是一种"谱系"障碍，是一组具有相似特征但有广泛可能症状的疾病，包括语言问题、重复动作、社交技能受损以及自毁行为。然而，自闭症患者可能也有着更强的能力，比如强大的记忆力和艺术技能。无论他们有什么症状，自闭症患者通常都很难与其他人进行社交。他们无法从别人的角度思考问题，这让他们很难辨别别人是否在讽刺以及欺骗。

　　尸检发现，自闭症与小脑、海马和杏仁核的细胞异常以及大脑蚓部的萎缩之间存在关联。其他发现表明，自闭症可能是由于大脑中专门负责模仿的部分出现了紊乱。当被要求模仿或仅仅观察面部表情时，自闭症儿童的镜像神经元比对照组中非自闭症儿童的镜像神经元更不活跃。

情绪和记忆

　　情绪会改善记忆。显然，记忆在大脑中以不同的方式被编码，这取决于它们是否含有情绪内容。简单的记忆没有情绪内容，会被海马编码。然而，当记忆包含情绪内容时，杏仁核在记忆处理中扮演着重要的角色。引发强烈情绪的感觉会刺激杏仁核。杏仁核与下丘脑沟通，并且释放激素和其他化学物质。所谓的"闪光灯"记忆在我们的脑海中挥之不去，因为它们是和最强烈的情绪一起被编码的。震惊感会影响很多大脑区域，远不止正常的编码回路。大脑对此做出反应，使用更多的神经元来编码记忆。关于灾难的记忆会包含天气，你所穿的衣服、所说的话、所做的事等细节，而在平常的日子中，这些琐碎的细节很快就会被遗忘。

> 知识
> 速递 ｜ 痛苦并不是一种情绪。然而，它可能会助长绝望、沮丧或愤怒等反应。

交叉参考：见『记忆的形成』，第 256 页

术 语 表

自闭症：一种发育疾病，其特征是严重的沟通与社会交往障碍，以及不寻常的情绪与行为。

双相情感障碍：一种神经性疾病，其特征是躁狂和抑郁交替出现的极端情绪波动。

心境恶劣：一种比重性抑郁症状轻的慢性抑郁，其特征是在超过两年的时间里，每天都出现抑郁情绪。

情绪：一种自发的精神状态，是对内外信息的态度体验，常伴有生理和行为上的变化。

情绪感染：个体通过无意识地模仿周围人的情绪或行为，使情绪从一个人转移到其他人身上的过程。

雌激素：在肾上腺和卵巢等部位中产生的类固醇激素。雌激素在两性身上都存在，但在女性中的含量要高得多。

促性腺激素释放激素：下丘脑产生的一种激素，会诱导垂体产生黄体生成素和促卵泡激素。

脑岛：负责识别和感知他人厌恶情绪的大脑皮质区域。

重性抑郁：一种严重的抑郁形式，其特征为对日常生活的严重干扰。可能在严重创伤后发生一次，也可能在一生中反复发生。

褪黑素：松果体分泌的一种激素，有助于调节睡眠－觉醒周期。

单胺氧化酶抑制剂：抗抑郁药，通过阻止单胺氧化酶代谢5-羟色胺、去甲肾上腺素和多巴胺来改善情绪。

催产素：垂体分泌的一种激素，在怀孕和性交时被释放，促进信任和伴侣关系。

苯乙胺：存在于大脑以及巧克力等食物中的一种物质，它能提高边缘系统中的多巴胺水平，产生愉快感。

恐惧症：一种导致逃避和恐慌的不合理恐惧。

韵律：通过语言的节奏和语调，赋予语言的额外意义。

假性延髓麻痹：使一个人无法自主控制面部肌肉的疾病。

季节性情感障碍：一种最常在冬季发生的情绪失调现象，主要表现为抑郁。

睾酮：雄激素，男性的睾酮通常产生于睾丸。这种雄激素在两性中都存在，但在男性中的含量要高得多。

迷走神经：大脑和身体的主要器官之间主要的沟通通路之一。

腹侧苍白球：大脑奖赏回路中的关键部位，与依恋和压力释放有关。

犁鼻器：一个小型嗅觉器官，可见于大多数脊椎动物。它能探测信息素并向大脑发送相应的信号。

去甲肾上腺素：这是一种神经递质和肾上腺髓质激素，它与肾上腺素一起激活自主神经系统的交感神经系统分支。也参与觉醒、睡眠及情绪的调节。

黑暗的情绪

理解恐惧、焦虑和愤怒

　　人类大脑会表现出心理学家所称的"消极倾向"，坏消息比好消息在记忆中的停留时间更长。和愉快的经历相比，不愉快的遭遇对大脑的影响更大。大脑对负面情绪的超敏感性出现在人类物种进化的初期。恐惧、焦虑和愤怒让身体做好了生存所需的准备，产生了"战斗或逃跑"反应。

　　不幸的是，在现代社会中，关于负面情绪的进化系统可能会引发失当反应。人们对生活中常见问题的过度反应，会导致恐慌症、恐惧症、偏头痛、溃疡、高血压甚至心脏病。

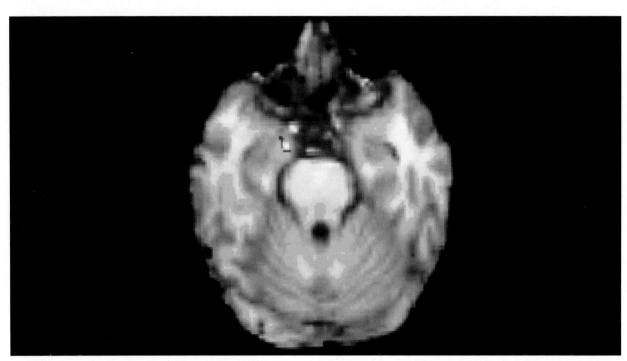

左侧杏仁核在彩色的脑部扫描图中呈红黄色，表示大脑识别出了恐惧

不同的反应

　　不是每个人都有相同的消极倾向。每个人都有被焦虑或黑暗的想法所困扰的朋友，但每个人也可能认识一些总是快乐的人。伊利诺伊大学的爱德华·迪纳和卡罗尔·迪纳提出了一个理论，他们通过假设情绪"设定值"的存在，来解释每个人不同的性格。每个人的情绪都有一个平衡点，它标志着快乐或悲伤的基本水平。发生的事件可能会把一个人推向更高或更低的情绪水平，但他最终会回到他的基线。

　　倾向于拥有消极情绪的人通常是悲观的、焦虑的，而且通常会避开其他人。那些倾向于有着积极情绪的人通常是活跃的、外向的和自信的。脑部扫描显示，当面对其他人的情绪时，两类人的大脑反应不同。恐惧面孔的图片会让前一类人的杏仁核产生更强烈的反应，而微笑的面孔会带来相反的结果，让乐观人群的大脑产生更强的反应。

　　研究表明，消极情绪在做出理性决定中起着重

交叉参考：见『信使』，第 052 页

要的作用。安东尼奥·达马西奥描述了他的一位病人（他称她为病人S）的病情，她的杏仁核钙沉积异常，她因此无法产生适当的恐惧反应。她的杏仁核中的神经元无法正常工作。她学习新知识时并没有什么问题，然而，因为她的杏仁核缺乏完好的生成恐惧或愤怒的机制，所以她总是以乐观的态度面对新的人和新的情况，无法感觉和识别恐惧：她无法识别潜在的威胁，也无法在社交场景中察觉到不愉快的情绪，而且她无法建立应对恐怖或紧张情景的机制。如果没有恐惧、愤怒或者其他负面情绪为我们提供关于危险或风险的信息，大脑就会做出糟糕的决定。

识别恐惧

大家都知道恐惧的生理表现。恐惧会激活自主神经系统，促进包括肾上腺素在内的应激激素的释放。杏仁核等区域通过影响心率和血压来调动身体，同时也会提高感觉的集中程度。身体立即准备好"战斗或逃跑"。同时，更慢的感觉信号从丘脑传输到

额叶皮质，以重新识别和评估恐惧信号的来源。杏仁核的快速反应有着进化上的优势，可以让身体为最坏的情况做好准备，而大脑皮质的较慢反应可以

保持敏锐

尊重有着潜在威胁的生物，比如蜘蛛和蛇，可能会救你的命。在观众面前表演之前感到紧张并不是什么特别的事情。但有时，上述日常焦虑会转变为强烈的、令人暂时瘫痪的恐惧，即恐惧症。如果不加以治疗，这些恐惧会妨碍一个人享受生活中的日常事物。

对于一个观察者来说，一个人害怕的事物可能并不是一个真正的威胁，比如雷声或是公共场所。尽管如此，它们引起的恐惧就像真正的威胁所造成的恐惧一样真实。这些恐惧症，比如恐高症，害怕开阔空间、蜘蛛或公开演讲，通常始于儿童或青少年时期，尽管患有这些恐惧症的人大部分都不记得具体的诱因。它们似乎至少有一些遗传方面的因素。

恐惧症的矫正方法是最成功的精神治疗方法之一。治疗师使用行为疗法，有时使用恐惧阻断药物，让他们的病人可以慢慢地面对并重新评估他们的恐惧，以便最终克服它们。病人在控制条件下反复接触不会带来负面后果的恐惧对象，可以减少恐惧。关键在于不要进展得太快。

比如，为了治疗恐高症，治疗师可以先给病人看一张从低建筑物的屋顶上拍摄的图片。逐渐地，当病人对这些最初的治疗步骤感到更舒适时，治疗师就会提升在受控环境下的接触强度。病人可能会被要求想象一个阳台，然后被带到一个安全的、可以站立的高处。最终，病人的焦虑逐渐消退到可以接受的程度，极端的、让人瘫痪的恐惧也会消散。

恐高症可以用化学方法抑制或是使用放松技巧治疗

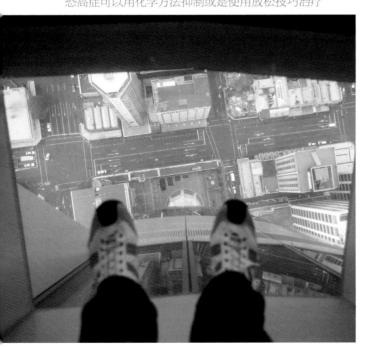

心灵的模型

大脑与人类活动的模型依赖当时盛行的科学，比如牛顿的理论以及量子物理学。随着对世界运作方式的科学认知不断增加，我们对大脑内部运作的了解也增多了。

物理学与大脑

首先是机械模型。艾萨克·牛顿爵士的古典决定论科学让人们看到了希望，即神经学家能够理解支配思维活动的物理规律。人类活动是他们此前行为的结果，就像是一个棒球被击打之后飞向天空。

如果研究人员能够找到这个因果链的每一个环节，他们就能把每一个想法和行为追溯到大脑的连接回路。为了更进一步地溯源，他们会将大脑回路追溯到一个人的 DNA，而 DNA 本身就是亲代 DNA 机械组合的产物。

这样的模型产生了一些难题。自由意志在哪里？责任在哪里？如果人类只是执行编码指令的机器，那么整个社会的奖惩系统就变得毫无意义，更不用提宗教和政治了。没有人需要为负面情绪和不良行为负责。尽管如此，20 世纪早期的心理学家，比如约翰·华生等行为科学家，还是接受

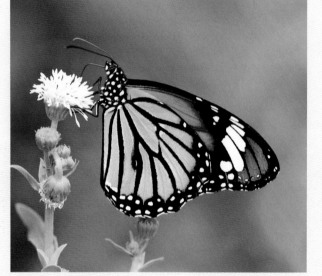

混沌理论认为，微小的刺激，比如蝴蝶翅膀的扇动，可以深刻地改变物理系统

了对人类行为的机械论解释。根据华生的说法，人类表现出的爱，是"条件反射式的爱"，而人类表现出的恐惧，是"条件反射式的恐惧"。

不可预测性

一种解释人类行为的新范式早在 20 世纪就开始萌芽，尽管其倡导者最初只将其应用于物理学领域。古典观点认为，任何行为都是可以解释的，只要观察者能够看到并精确地测量其起因和结果。德国物理学家马克斯·普朗克和维尔纳·海森伯等人将这个理论打成了筛子。普朗克在 1900 年发表了一篇论文，提出电磁辐射，比如光辐射，不是以连续的波的形式传播，而是以微小的、离散的一份份能量的形式传播。他称这种形式为量子。他发展了量子理论来解释被加热的、发光的物体的行为。在多种形式的应用中，这一理论很快被证明比牛顿的物理理论更好。20世纪 20 年代中期，海森伯对这一理论进行了扩展，提出了后来被称为测不准原理的理论。精确的测量——物理决定论的基础，在最小的尺度上变成了不可能实现的。人们永远无法同时确定电子的确切位置和动量，因为观察改变了现实。总是存在着不确定性，因此我们永远不可能完全了解世界或是大脑。

混沌

1961 年，麻省理工学院气象学家爱德华·洛伦茨提出了名为混沌理论的新科学理论，该理论认为，诸如天气这样的物理系统会做出确定性反应，但是我们无法准确预测。气团和水蒸气在地球的表面不断受到小到无法精确测量的力的影响。在适当的条件下，一只在中国扇动翅膀的蝴蝶可以在美国的堪萨斯州引发龙卷风。科学家将这种现象称为对初始条件的敏感依赖，它是混沌系统的基石。混沌系统随处可见，从森林火灾到人类企业的股票市场活动。像量子一样，混沌系统也有可能产生变化，比如那只蝴蝶引发的极小概率事件。

20 世纪的科学家在努力研究新科学理论的含义时，得出了一些奇怪的结论。实验证明，亚原子粒子表现得既像粒子又像波，具体取决于它们是如何被观察到的。

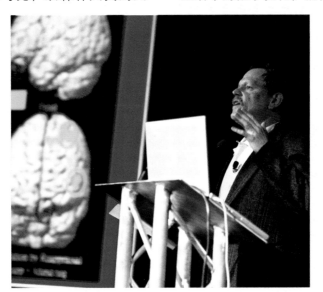

杰弗里·M. 施瓦茨正在讲述病人如何利用量子物理学和混沌理论的基本原理克服强迫症

量子理论学家认为电子只是不确定的云团，只有通过观察才能捕捉到其确定的形态。事实上，这不是一个不切实际的想法，因为其已经被无数极为精确的实验所支持。根据这一理论，没有一个"真实"的世界独立于观察行为之外。

这些新的、令人不安的理论正在把神经科学从决定论中抽离出来。混沌理论在研究大脑和大脑行为时都得到了应用。2009 年，英国剑桥大学的科学家们发现，大脑不同区域之间的电化学活动同步呈现出与混沌理论相关的模式。研究人员在 EEG 记录的脑电波活动中也发现了预示着混沌的聚集团，其被称为奇异吸引子。计算机模型表明，大脑沿着混沌线自我组织，使其储存信息和识别感觉输入的能力最大化。

混沌理论和量子理论表明生命不是预先被决定的。当你心情不好或绝望的时候，在科学的世界里，没有任何东西会让你必须待在这种状况中。生活中的微小变化，就像是拍动翅膀的蝴蝶，会产生巨大的影响。量子理论表明，你大脑中的电化学行为具有可能性，而不是确定性。

利用量子理论，强迫症专家杰弗里·M. 施瓦茨在他 2002 年出版的颇有争议的著作《心灵与大脑》中提出，大脑观察自己的行为——对自己思想和情感的注意，可以在分子水平上改变大脑的回路。专注于改变自己的强迫观念或抑郁状态，可能会把人们从一条道路推到另一条道路上，就像观察一个电子会改变它的路线一样。他不仅报告了病人的行为结果，还报告了他们的脑部扫描结果。消极情绪（以及相关的神经网络）变得更加安静，而积极的情绪变得更强烈。如果施瓦茨是正确的，那么自由意志的概念就会迎来新生，那些陷入消极情绪的病人就会迎来新的希望。

防止身体因任何风吹草动逃跑。如果大脑没有发现真正的威胁，它就会控制杏仁核和边缘系统的其他部位，抑制"战斗或逃跑"反应，使血压、心跳等恢复正常。

这种恐惧反应可以通过阻断心肌中的肾上腺素受体来克服。阻塞相关的神经递质"锁眼"的药物可以阻止循环中的肾上腺素分子引发"战斗或逃跑"反应。所谓的 β 受体阻滞剂在不干扰理性思维的情况下可消退恐惧感。

除了化学抑制之外，恐惧反应还可以通过呼吸练习来缓解。这种练习可以降低心率，增强大脑慢波活动。有些恐惧可以通过条件反射来减少或消除。

愤怒

愤怒是与生俱来的。动物采取暴力的攻击行为，通过战斗产生强壮的雄性，而且当母亲对潜在的威胁表现出愤怒时，可以保护它们的后代。在德米特里·别利亚耶夫培育的鼠群中，编码愤怒倾向的基因非常明显。在培育一群温顺的老鼠和一群凶狠好斗的老鼠的过程中，别利亚耶夫创造出了这样的动物：在愤怒时，它们会扑向笼子的栅栏，如果人类试图把它们拾起来，它们就会变得疯狂。

当今世界对人类提出了不同的挑战。然而，愤怒依旧在人类社会中扮演着重要的角色。人们变愤怒是为了保护配偶、领地、财产和自己。

大多数人在很小的时候就学会了控制自己的愤怒。然而，根据调查，大约有 1/5 的成年人难以控制自己的怒气。一定程度的愤怒可以以有利的方式改变行为。但过多的愤怒可能会导致冠心病和人际关系失调。

> **知识速递** 愤怒是基督教的七宗罪之一。（其他六宗罪分别是色欲、贪婪、暴食、懒惰、嫉妒和骄傲。）

心理学家和愤怒专家迈克·奥巴茨已经识别出了 8 种不同的愤怒。长期愤怒表现为持续的、向外投射的怨恨。不稳定的愤怒会以起伏的形式出现，并在攻击中达到愤怒的高峰。批判性的愤怒会让人

保持敏锐

愤怒管理的目的是控制由愤怒情绪引起的身体反应。它不会改变愤怒的来源，也不会改变这种来源激怒他人的能力。而且它避免了"发泄出来就好了"这种不可信的建议。事实证明，像火山喷发岩浆那样发泄愤怒，会对人际关系和心理健康产生不利的影响。相反，愤怒管理减少了情绪对身体的不利影响，让一个人可以控制他的情绪体验。

你可以修一门课程，或者读一系列关于愤怒管理的书籍，通常，它们会详细阐述以下简单的步骤。

√ 做腹式深呼吸。当你呼吸时，重复一个让你平静的词或是短语，比如"放轻松"。

√ 从你的记忆或想象中视觉化一个平静的场景，比如海边或山间草地。

√ 用缓慢而不剧烈的方式进行锻炼。

√ 运用想象，视觉化一段放松的经历，比如躺在吊床上。

√ 提醒自己，发泄你的愤怒和冲动并不会帮你解决问题，而有目的、有计划的行动却可以。

√ 学会更好地与周围的人沟通；聆听；平静地讨论。

√ 重新评估你的情况，使用积极的词汇来描述你的处境。与其咒骂或是说你的生活毫无希望，不如理智看待你的处境。告诉自己事情没那么糟，你会挺过去的。

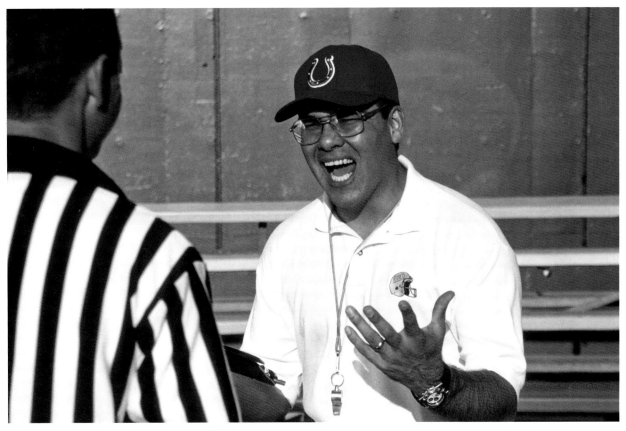

在日常训练中，教练有时难以控制自己的怒气

贬低或羞辱他人。被动的愤怒通过讽刺和回避表达出来。当人们通过过激的情绪应对压力时，就会产生无法控制的愤怒。报复性愤怒，顾名思义，是一种报复他人的方式。自我惩罚式的愤怒会让人对自己的消极行为做出惩罚。最后，建设性的愤怒会把消极情绪转化为积极情绪，也许会成为改变的动力。

愤怒就像恐惧一样，从边缘系统开始，通过各种途径表现出来。研究人员仍在研究它的触发机制和控制机制。愤怒会提升大脑中的皮质醇水平，从而增加压力和挫败感。经常生气的人的大脑前额叶的神经活动似乎减少了。额叶负责与杏仁核沟通，因为大脑会寻求理智与情绪之间的平衡。被削弱的前额皮质无法对大脑深处古老区域产生的攻击行为施加正常水平的控制。较高或较低的5-羟色胺水平以及较高的睾酮水平会导致攻击性行为，其机制尚不完全明确。

应对愤怒

应对愤怒的方式包括谈论愤怒。如果使用暴力的人能够说出他们愤怒的原因，这有时能够提供帮助。然而，如果施暴者已经学会了从攻击行为中得到精神上的奖励，也就是说，这种攻击行为能够暂时缓解身体上的压力，那么对攻击行为的语言"安抚"就不会那么成功了。

有3种主要的策略可以让人们应对愤怒：表达、压制与平静。以一种平静的、不具攻击性的方式表达愤怒，是一种表达需求的健康方式。

压制指抑制愤怒情绪。有时候，压制会让愤怒转变成建设性的行动。在其他情况下，被压制的愤怒可能会转向内心，导致抑郁情绪和心脏病，或被动攻击行为。

平静是指试图在身体上减缓反应，就像放松练习会减少恐惧一样。

良好的感觉

你体会爱和快乐的动机是什么？你不妨问问自己为什么需要呼吸。爱和快乐会奖励我们，给我们满足感和温暖感，让我们意识到自己的情绪感觉是多么正确。快乐、爱和幸福使生活有了价值。

陷入爱情

第一阶段

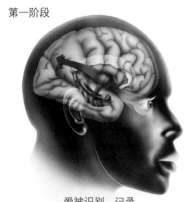

爱被识别、记录

第二阶段

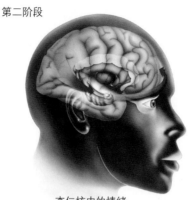

杏仁核中的情绪

第三阶段

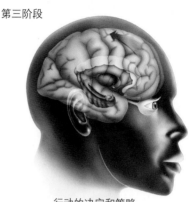

行动的决定和策略

爱

在所有积极的、令人愉悦的状态中，没有一种能够像爱一样吸引科学家、艺术家和诗人的注意。在实验室中，"爱"被放置在显微镜下，被分成不同的类别，让人得以探索可能的规律和机制。罗格斯大学的人类学家海伦·费希尔列出了3种情感上和生理上的爱：欲望、吸引和依恋。所有这些都是通过进化产生的，通过交配和亲缘关系来促进物种的延续。

根据费希尔的观点，每一种爱都有着特殊的目的和化学作用。欲望驱使着人们在世界上寻找伴侣，它与雄激素和雌激素有关。吸引是将身体的能量集中在一个人身上，而不是将它分散。吸引和对情感联系的渴望被认为与5-羟色胺有关。依恋使父母在一起，因为拥有双亲是进化上的优势。保持两个人在一起的神经递质很难被找到，但在动物实验中，人们发现了促成结对的神经化学物质。从个体的角度来看，爱情各个阶段中的生物化学活动会产生不同影响是有它的道理的。很多人可能经历过恋爱早期阶段的紧张与心跳加速，而随着关系的发展，这种感觉被平静的自信感所取代。

> **知识速递** 2005年，研究人员发现一些老鼠通过雄性老鼠的眼泪传递信息素。

化学浪漫

恋爱者的大脑扫描图显示，他们的尾状核、壳核、脑岛、前扣带回与小脑都有活动，而有一些脑部区域被爱抑制了。具体地说，令人惊讶的是，被抑制的区域与悲伤、焦虑和其他负面情绪有关。显然，爱情不仅会让你头晕目眩，而且会抑制那些能瓦解你快乐感觉的情绪。

母爱可能与浪漫的爱情共享一些神经回路。神

交叉参考：见『一个全新的大脑』，第082页

经调质催产素在女性高潮时释放，也会在分娩时释放，促进母子关系。男性在性高潮时，大脑的奖赏区域同样会被激活，包括那些含有催产素和精氨酸升压素（AVP）的受体的区域。

催产素似乎能够增加对彼此的信任度，包括对陌生人的信任度。这也解释了为什么有些人做出的社会决策在这种化学物质消失后，会看起来非常愚蠢。思考一下 2009 年在英国进行的一项研究所发现的判断力受损的现象。研究人员让男性和女性吸入催产素，并让他们判断陌生人的吸引力。相比对照组，实验组认为陌生人更有吸引力。

遗传倾向

如今，大多数文化限制人们只能有一个婚姻伴侣。从历史上看，一夫多妻模式可能更为普遍。在动物界也是这样，只有 3%~5% 的哺乳动物会终生遵循一夫一妻模式。在重视联结（结对或其他方式）的文化中长大的孩子会习惯于他们的环境，他们视周围的关系是正常的，不管那是什么形式的。然而，2008 年发表的一项研究发现，男性的一种遗传密码与他们是否与女性保持一夫一妻制、是否拥有多

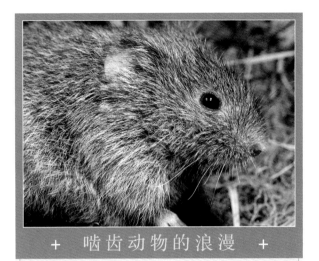

+ 啮齿动物的浪漫 +

草原田鼠是小型的褐色啮齿动物，它们终生遵循一夫一妻模式，如果一方死亡，另一方通常会拒绝再次和其他田鼠交配。草甸田鼠也是小型的褐色啮齿动物，它们不结成配偶，交配也很随意。

佛罗里达州立大学的科学家发现，神经调质催产素和精氨酸升压素的不同水平，会导致这两个物种产生不同的交配习惯。

当研究人员使得随意交配的草甸田鼠大脑中腹侧苍白球的精氨酸升压素的表达增加时，它们开始遵循一夫一妻模式。

+ 爱情的化学元素 +

当我们坠入爱河时，激素和神经递质在大脑和身体的功能中扮演着重要的角色

名称	描述
去甲肾上腺素	会导致心跳加速、皮肤变红。和多巴胺一起会让人情绪高涨，注意力集中，精力充沛，产生渴望
雌激素，睾酮	负责性欲的激素。恋爱的女性身体中睾酮水平升高，但是在男性中会降低
多巴胺	大脑的奖赏系统释放的神经递质，带来幸福的感觉
5- 羟色胺	在恋爱阶段，这种神经递质水平的降低可能会导致对另一个人的迷恋
催产素	一种建立信任并有助于建立社会关系的激素
精氨酸升压素	可见于大脑的奖赏区域，会被浪漫的爱情所激活。男性在性高潮过程中也会产生
苯乙胺	会在边缘系统中提高多巴胺的水平，引起快感。在大脑中自然产生，但也同样存在于巧克力中
性信息素	化学信使，在同一物种的雄性和雌性之间传递，会诱导交配行为

次恋爱关系、是否从不结婚密切相关。卡罗林斯卡学院的研究人员对 552 名瑞典男性进行了研究，结果显示，精氨酸升压素受体基因的差异会预测男性是会逃避长期承诺，还是会成为忠诚的丈夫。

在阅读了先前的研究之后，他们将注意力集中在了精氨酸升压素上。之前的研究发现，两种田鼠中精氨酸升压素受体的差异会让一种田鼠终生遵循一夫一妻模式，另一种随意交配。人类男性可能拥有 0 个、1 个或 2 个被称为 RS3 334 的基因片段。该基因片段的数目越多，男性在配对关系测试中的表现就越差。拥有 2 个片段的男性更有可能不结婚，或者会结婚却拥有婚姻危机。研究人员还无法直接解释，额外的 RS3 334 基因片段是如何改变了一个人享受一夫一妻制的可能性的。

根据过去十几年间的进化理论，女性因为生存问题而倾向于维持一夫一妻制。100 万年前，在非洲的平原上，女性为了预防男性的不忠而努力工作，因为她们担心可能会失去伴侣，这样她们就会失去抚养孩子的资源。另一方面，男性会对自己的伴侣产生猜忌，因为他们不想浪费资源去抚养其他男性所生的孩子。

欲望与吸引

性行为是被预设在头脑中的。性欲是由下丘脑和垂体控制的，它们是大脑的两个古老部分。下丘脑在进食、饮水和体温调节方面也起着至关重要的作用，它刺激男性产生和释放睾酮，刺激女性释放雌激素等性激素。在男性中，下丘脑的结节区分泌促性腺激素释放激素（1971 年被发现）并作用于垂体前叶。垂体随后释放黄体生成素和促卵泡激素。它们作用于睾丸，刺激睾酮的释放和精子的产生。在女性中，促性腺激素释放激素促使卵巢释放性激素。雌激素通过血液循环回到大脑，刺激下丘脑腹内侧区产生性反应。睾酮的引入也会增加下丘脑内

侧视前区的活动，进而增加性活动。睾酮主要负责性欲。男性的内侧视前区是女性的两倍大。

促性腺激素释放激素的规律性作用可以恢复下丘脑受损者的性欲。当激素与垂体的交流被切断时，

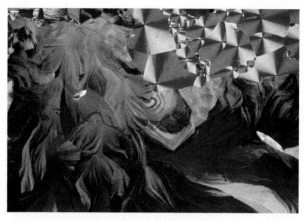

睾酮是一种类固醇激素，在性行为和攻击性行为中起着关键作用

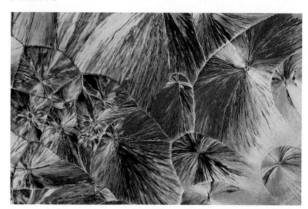

多巴胺（这里展示的是晶体的形式）由大脑的奖赏系统释放

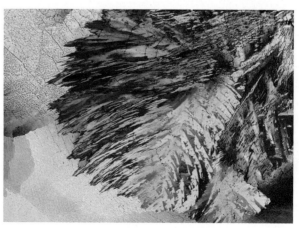

黄体酮对准备受孕的子宫至关重要

交叉参考：见『嗅觉与味觉』，第 126 页

斯·菲尔茨确信，固有的生物化学因素对性吸引力有着强烈的影响。他认为，一种鲜为人知的颅神经，即零号神经，可能是人类信息素研究中缺失的一环。信息素是一种化学物质，在进化程度远低于人类的昆虫和其他动物之间传递行为信息，但被认为也有可能在人类的吸引力方面起着作用。菲尔茨在 2007 年说，他认为连接鼻子和大脑中负责有性生殖区域的零号神经，很有可能是引发性欲的化学通信部位。

气味在性交流中也有作用。1995 年，瑞士伯尔尼大学的研究人员克劳斯·魏德金让实验组中的女性闻一闻各种她们不认识的男性穿过的 T 恤。女性更喜欢那些免疫系统与自己相差甚远的男性制造的气味。这种组合可能会生出健康的孩子。

1913 年首次被描述的零号神经在医学院总是被忽视，因为它的纤薄程度和它在大脑顶部的位置，导致它在大脑被准备解剖时被移除。一些科学家认为零号神经可能是嗅觉系统的一个分支，也可能是进化的死胡同，像是阑尾一样。一些人对菲尔茨的说法嗤之以鼻，或者在看到更多证据之前选择不相信他。然而，菲尔茨使用 1987 年仓鼠实验中的证据为零号神经辩护。当仓鼠的零号神经被切断时，它们停止交配。

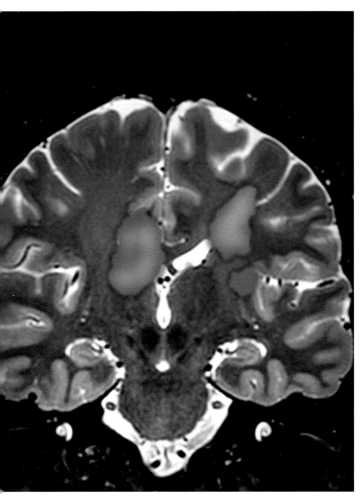

男性大脑对女性的性感图片产生性兴奋反应

这种损失让睾丸失去正常功能，而这种功能正是性欲与产生精子所必需的。成人性行为的开始似乎依赖睾酮的产生。但性不仅仅是单纯的化学反应。人类学研究揭示了不同文化中的调情模式，其中包含了惊人的相似行为。这表明调情作为一种充满性暗示的交流方式，可能拥有重要的生物学因素。

美国国立卫生研究院的神经学家 R. 道格拉

知识速递 ｜ 对动物内侧视前区的刺激会诱发交配行为。

＋ 信息素 ＋

关于人类是否对性信息素有反应，目前尚无定论。在爬行动物和哺乳动物中，一个叫作犁鼻器的微小嗅觉区域可以探测信息素。人类无法嗅到信息素，但是人类胎儿和新生儿的确拥有犁鼻器。1998 年对 38 位男性进行的一项研究表明，合成的男性信息素会带来与女性更多的身体接触，包括性交。但我们还需要更多的研究。

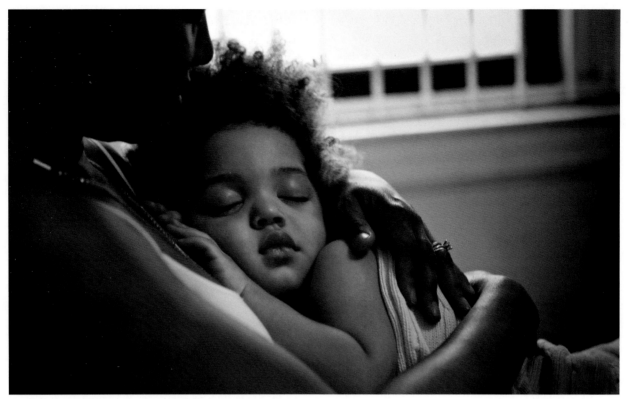

在孕期、分娩期和哺乳期，激素的改变会促进母子联结

形成联结

性可以让人类在世界各地繁衍，但却是吸引与依恋形成了家庭。

脑研究者认为，在吸引阶段，一个人会专注于另一个人及其特殊个性。感受到吸引力的人的自我情绪报告包含了希望、欢欣、恐惧以及不确定感。

在爱情的早期阶段，大脑中苯乙胺的水平会升高。它解释了恋爱早期的兴奋感，以及食欲的降低。这种冲动最多会持续 3 年。伴侣间的联结产生于对恋爱冲动的分享。在某个时刻，这种爱情的火热状态会变为一种更稳定的模式。科学家怀疑，这种改变说明大脑变得已经习惯于高水平的苯乙胺，就像

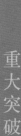

重大突破

《自然》杂志在 2005 年刊登了一篇标题有趣的文章：《装在瓶子里的信任》。

当然，这是准确的。另一篇文章说，瑞士的一个研究小组发明了一种鼻腔喷雾剂，它含有催产素，这是一种强力的、与形成社会联结相关的激素。他们在实验中诱导志愿者吸一口这种喷雾剂。这些志愿者和一个对照组接着被置于一个假设场景，在这个场景下，他们要把钱交给投资者。在吸入催产素之后，志愿者们交出了更多的钱，即使他们知道他们既可以把这些钱给投资者来分享高额回报，也可以保留所有的钱。

苏黎世大学的研究人员说，在 29 名吸入催产素的志愿者中，13 名志愿者把所有的钱都交给了投资者。而对照组只是吸入了安慰剂，在这组的 29 名志愿者中，只有 6 名志愿者交出了所有的钱。

瘾君子习惯性地服用使神经兴奋的药物后不会感到"情绪高涨"一样。

一旦伴侣进入了一个平静自信的时期，他们就会进入依恋阶段。在这个阶段，大脑促进内啡肽、催产素和精氨酸升压素的产生。随着这些激素的增加，牢固的联结形成了，尤其是在新生儿诞生的时期。新手父母养育他们的孩子，产生了紧密的亲子联结，同时也增加了他们对彼此的照顾。他们把彼此看作相互扶持的角色，在陪伴中找到安慰。

> **知识速递** 佛教徒通过冥想达到一种幸福的状态——这是大脑对自身的应用。

前两个阶段后的第三个阶段的存在得到了一些神经学家的支持，他们将这个阶段称为分离阶段。很多人都发现，分居和离婚似乎太有规律了。脑化学活动在这个后依恋阶段起到了作用。可能是内啡肽的受体失去了它们高水平的敏感性，而喜欢新奇和冒险的人可能会对这种过于安全的感觉做出反应。离婚数据表明，生理冲动会导致关系的破裂。离婚大多发生在结婚的第4年前后，在吸引阶段消失之后。离婚通常发生在没有孩子或养育了一个孩子的家庭中，大多数离婚的人会在他们生育年龄结束之前重新结婚。这说明了繁殖在联结中起到的作用。

与新生儿的家庭联结在分娩之后开始。催产素会提升信任以及亲密的感觉，一定会出现在母子联结产生的时候。啮齿动物实验表明，当从未有过幼崽的雌性动物被注射催产素后，它们会接近其他动物的幼崽，试图抚养幼崽。当啮齿动物的催产素受体在生育后代时被阻断，母亲就无法产生母子联结。雌性哺乳动物，包括人类女性，在性交和分娩时会释放催产素。从进化的角度来看，在孩子和父母认识对方的那一刻产生的亲密感是很有意义的——母亲感觉到必须在孩子能够照顾自己之前，抚养她的孩子。后来，在人际关系中，催产素促成了所有能够想象到的联结：性、父母、兄弟姐妹，甚至对自己的爱。大脑利用这种生物化学活动来创造社会群体，使人类可以相互照顾，支持物种的延续。

一旦孩子出生，触觉就对长期健康和亲子联结的建立非常重要。婴儿本能地对触觉刺激产生反应，比如他们会朝向胸口来获取奶水。当婴儿吮吸时，母亲血液中的催产素会使输乳管收缩，将乳汁排入婴儿的口腔。因此，哺乳增强了母子联结。

这种效应在志愿者与随机数生成器互动时消失了，说明催产素提升了社交信任，而不是赌博的意愿。

改变催产素水平有望为治疗社交障碍带来突破性进展，患有社交障碍的人会过分相信别人或有社交恐惧。这一技术也可能被不道德的营销人员用来提升别人对劣质产品的好感。想象一下一个政治候选人在充满催产素的礼堂中寻求你的选票，或是一个二手车售卖员在身上喷洒催产素后试着去卖掉"一个烫手山芋"的场景。

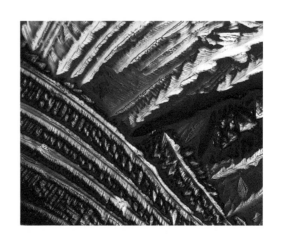

快乐和幸福

快乐，或是喜悦，是最被广泛承认的情绪。和其他情绪一样，它也无法被简单分类。然而，它似乎是来源于先天的因素而非后天的因素。在过去几年中，神经学家们已经确定，一个人倾向于被积极情绪所支配的性格，60% 来源于他的基因组成。剩下的部分来源于一个人在经验、情感和思想中学习到的东西。

幸福的状态与最佳的身体机能和一个人认为自己的生活一切顺利的信念有关。喜悦的状态同样伴随着平静且清晰的思想，温暖和放松的感觉，以及能够轻松决定如何行动的状态。这种状态不仅会帮助生存，而且会提升生活的丰富程度，让人们觉得想要继续生活。荷兰哲学家巴鲁克·斯宾诺莎将喜悦与接近完美的状态联系在一起。快乐的人拥有更强的自由感和力量感。

追求幸福的权利被载入了《独立宣言》。然而，幸福的定义可能因人而异。神经科学最近才开始通过关注快乐和拥有欲望的状态转向对幸福的研究。这两种状态都涉及奖赏行为。

> **知识速递** 幸福是拥有一条热情的小狗吗？2004 年的一项研究表明，和狗一起玩耍可以提高诱发快乐的激素水平。

研究快乐

和天生就有黑暗的情绪一样，大脑天生就有快乐的感觉。研究人员詹姆斯·奥尔兹和彼得·米尔纳在 20 世纪 50 年代偶然发现了这一点。当时他们在老鼠的下丘脑中植入了一个电极，并且将这个电极用电线连接在一根棍子上，这样老鼠就可以对自己进行轻度电击。老鼠每小时最多会撞击 4 000 下棍子，放弃了食物和交配。难怪奥尔兹和米尔纳认为老鼠很可能从刺激中获得了极大的快乐。

科学家对人脑的进一步研究确定了一些和快乐相关的区域。这些区域包括下丘脑以及伏隔核。每个和快乐相关的区域都会释放神经递质，包括内啡

保持敏锐

幸福与和谐可以延长你的人生。

这是作家丹·比特纳所说的，他曾经拜访过长寿的人所居住的地区。他在哥斯达黎加的尼科亚半岛、意大利的撒丁岛、日本的冲绳和美国加利福尼亚的洛马林达寻找长寿的原因。在这些长寿和幸福的地方，人们比同龄人平均长寿 10 年，癌症和心脑血管疾病的发病率也很低。

在 2009 年的一次报纸采访中，比特纳倡导园艺活动，因为这是让人们可以多活 14 年的一种方式。他说："世界上最长寿的人似乎会做规律的、低强度的身体活动，比如和朋友一起散步以及参与园艺活动。"相比之下，美国人倾向于做过多的剧烈运动。在他的《蓝色地带》一书中，他提出了长寿的几个原则，这些原则是从他的观察中收集来的：

√ 自然地运动。每天都做一些令人愉快的活动。以有趣的方式锻炼，比如去散步而不是开车。

√ 减少20%的热量摄入。试着用更小的盘子、碗以及杯子。

√ 提升你的饮食中水果、蔬菜以及坚果的比例。

√ 寻找到生命的意义。

√ 寻找缓解压力的方式，放轻松。

√ 加入一个给予精神慰藉的团体。

√ 与其他事物相比，你的家庭拥有最高的优先级。

√ 让你周围的人都是和你拥有相同价值观的人。做一个讨人喜欢的人。

肽以及多巴胺。多巴胺作为引发积极情绪的物质而备受关注，在大脑的奖赏机制中起到重要作用。

20世纪60年代，人们对大脑愉快中枢的进一步研究扩展到了新的方向，但这些新的研究方向在研究伦理上存在不小的问题。新奥尔良杜兰大学的研究人员试图通过激活电极来操纵大脑的愉悦回路，从而"治愈"同性恋"患者"。这样的研究被停止了。

密歇根大学的肯特·贝里奇的研究指出，在奥尔兹和米尔纳的研究中，老鼠大脑的电激活区域可能是与欲望而不是快乐有关。基于他的研究，贝里奇提出了欲望和快乐在受影响脑区和神经化学活动触发因素上的不同。他将多巴胺和欲望联系在一起，而将阿片系统及吗啡样神经化学物质与快乐联系起来。在这样的系统中，幸福可能以一种满足的状态存在，给人们带来单纯的、与欲望无关的快乐。

非法药物的吸引力在于，它们会提高神经网络中多巴胺的可获得性，人为地促进欲望。由化学物质引起的兴奋会令人上瘾，经常会带来生理反弹，让它们的滥用者感觉比之前更糟。

镜像神经元可以传播情绪，比如这些加利福尼亚儿童开怀大笑的愉快感会在人与人之间传递

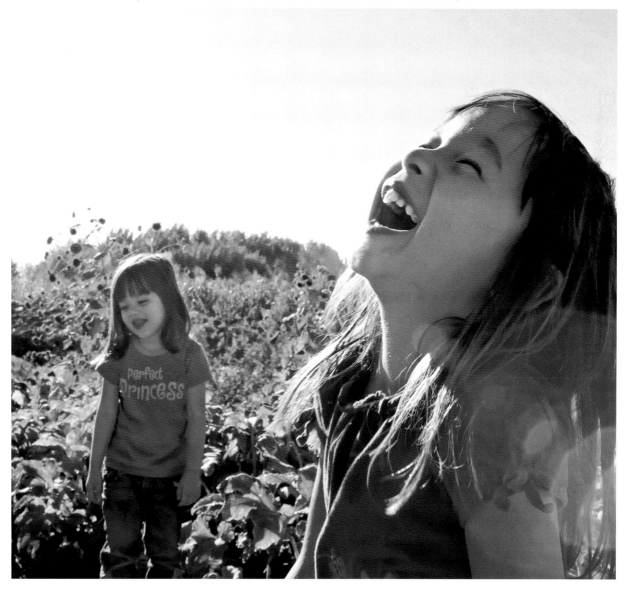

关于失去

悲伤、痛苦以及抑郁

悲伤的情绪是有实际意义的。它的进化可能是为了让大脑放缓速度并且意识到损失的影响。悲伤同样让人注意到消极的行为，并且有助于产生改变这些行为的动力。悲伤最温和的表现形式是一种简单的忧郁，它会刺激一个人改变行为或环境。悲伤最激烈的表现形式会带来可怕的痛苦、严重影响健康的抑郁以及自杀行为。

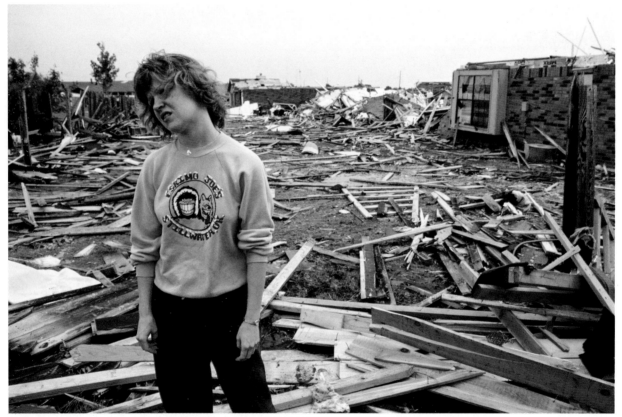

仅从房主的表情和姿态，我们就可以看出，她在袭击俄克拉何马州的龙卷风中失去了一切。

出了什么问题？

在隆冬时节产生的抑郁，可能是我们进化历史中的遗留问题。在冬天，动物没有丰富的食物，可能会减慢它们的新陈代谢或是冬眠以期生存。尽管有了中央供暖系统以及能够储存食物的冰箱，人类也许还是把冬天看作漫长而艰难的生存挑战。

人类应对冬季的机制可能包括减少饮食和增加睡眠。对一些人来说，冬天发作的季节性情感障碍可能会带来不良影响。患者可能会经历抑郁、疲劳、社交退缩、易激惹和极度嗜睡，这些都是由白昼缩短和长时间被关在室内引起的。造成这种感觉的是过量的褪黑素，大脑会在黑暗的时段释放褪黑素。这种过量的神经递质会重

每个人都时不时地感到悲伤。这很正常。疾病、爱人的死亡、经济损失和离婚——各种各样的压力，是这种情绪状态最普遍的诱因。其原因可能是重大的生活变化，但除了这些大的变化，悲伤还可能被生活中最小的失望所引起。就像其他情绪，悲伤不仅仅可以被发生的事件所引发，也可能被对事件的记忆所引发，比如一场葬礼或对失去的爱人的回忆。

伴随着严重疾病（如癌症）而来的悲伤，可能会打乱正常的睡眠与饮食模式，干扰集中注意力的能力，抑制社交行为，导致更强烈的不耐烦和易怒情绪，而且通常会打乱已经建立好的生活模式。然而，随着时间的推移，悲伤会自然地在内稳态的作用下消退，除非它变成了长期性的消耗性精神疾病，如抑郁。

悲伤的特征

为了让身体放慢速度，重新评估身边的世界，悲伤会导致肌肉松弛以及身体普遍的被动性。其他的悲伤特征包括哭泣、内心的忧郁感和痛苦感、眼睑下垂、下唇突出以及眉毛内侧边缘提升。

在大脑中，悲伤似乎表现为左右脑的神经活动差异。大脑扫描将这种情绪与左侧杏仁核和右侧前额叶的活动水平提升，还有右侧杏仁核与左侧前额叶的活动水平降低联系起来。长时间的悲伤可能会抑制额叶和杏仁核的神经递质储存，导致表现为麻木与空虚感的抑郁。

抑郁的特征

悲伤可能变为抑郁，但这两者之间有很大的区别。抑郁持续的时间更长——两周或以上，而且对人体的伤害更大。它会扰乱日常生活。

抑郁可能压倒一个人，会让他远离家庭和朋友。它会让人长期处于轻生的想法中，甚至做出自残和自杀的举动。与悲伤不同，抑郁的症状包括持久的悲伤与空虚情绪，长期的活力下降，对通常能带来快乐的事物失去愉悦的感受，产生负罪感以及无力感，还有一种不再是以往那个自己的普遍感觉。还有似乎没有任何生理原因的身体问题，比如长期头痛，同样可能是抑郁的身体症状。

寻找抑郁病因的努力已经有了数千年的历史。古希腊医生希波克拉底将抑郁归因于"黑胆汁"，他认为这是人类的 4 种体液之一。他说，当黑胆汁

> **知识速递**　抑郁的人在清晨遭受的痛苦更加严重，这也是自杀普遍发生的时段。自杀在星期五和星期一最为常见，因为在那时，与工作有关的问题和孤独感更加突出。

置身体的内部生物钟，导致昼夜节律紊乱。治疗方法包括使用明亮的灯光，这种灯有着特定的功率，会在特定的时段进行照射。这种灯光模拟春天和夏天长时间的阳光，欺骗大脑来改变生物钟，改善季节性情感障碍的症状。这种灯光疗法可能会带来不良反应，包括头痛和视疲劳，如果患者长时间暴露在这种灯光下，可能会失眠。患有双相情感障碍的患者也有被灯光触发躁狂发作的风险。

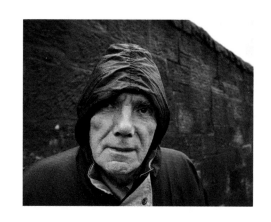

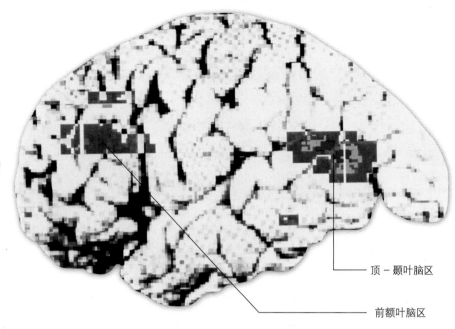

抑郁对大脑的影响
（低分辨率脑部扫描图像）

顶－颞叶脑区

前额叶脑区

攻击身体时，会产生癫痫，在攻击大脑时，会产生抑郁。

17 世纪的抑郁患者罗伯特·伯顿在抑郁的病因中添加了社会性因素，把没有表达爱的能力归咎于缺乏父母的爱（他把自己也算在了不幸的人之中）。1931 年之前，人们都还没有发现生物化学方面的因素，直到印度的两位研究者发现，利血平——一种提取于有镇定作用的萝芙木植物的药物，可以使精神病患者平静下来，但这种平静是以药物引起的抑郁为代价的。

如今的抑郁

抑郁几乎可以发生在任何人身上。在 2001 年和 2002 年接受采访的 4.3 万名美国成年人中，5.28% 的人曾在过去的 12 个月中经历重性抑郁，超过 12.5% 的人在某一时刻曾患有重性抑郁。人口学分析发现，一些人会比其他人更容易变得抑郁。人到中年和美洲土著血统等因素增加了患有抑郁的风险，其他因素还有低收入、离婚、分居以及生活伴侣的去世。

5 到 6 岁的儿童可能会出现成人抑郁患者具有的症状。真正的抑郁的发作概率在青少年阶段早期

+ 著名的患者 +

抑郁太普遍了。美国国立卫生研究院 2001 到 2002 年的一项研究显示，超过 12.5% 的美国人曾在一生的某个时期经历过重性抑郁。著名的患者包括以下几位。

+ 温斯顿·丘吉尔

这位鼓舞人心的英国前首相将自己的抑郁描述为"黑狗"。因为感受不到被爱，他把自己的能量转而用在实现自己的雄心壮志之上。

+ 帕蒂·杜克

她是一位电视和电影演员，给她的回忆录取名为《绝妙的疯狂》。在得到帮助之前曾尝试过自杀并染上了毒瘾。

+ 亚伯拉罕·林肯

美国第 16 位总统，曾与他的抑郁作战。他的法律合伙人威廉·赫恩登说："当他走路的时候，他的忧郁从他的身上滴落。"

+ 科尔·波特

他是一位风趣的流行歌曲作曲家，在他生命的最后几年中，他从一个活泼的人变成了一位隐士。他在一场骑马事故中经受了可怕的痛苦，并在他妻子去世后感受到了巨大的孤独。

急剧上升，并且在大约 40 岁时上升到峰值。发作的平均年龄在 30 岁左右，而治疗通常在大约 3 年后开始。

遗传因素也可能影响患抑郁的可能性。如果同卵双胞胎中的一位被诊断出患有临床抑郁——这种疾病的医学术语，那么另一位患有抑郁的概率是 70%。在一些家庭中，抑郁可能会持续几代。19 世纪英国伟大的诗人阿尔弗雷德·丁尼生勋爵是他家庭中 11 个活到成年的孩子之一。这 11 人中有 9 人患有双相情感障碍，遭受暴躁、情绪不稳定或精神错乱的折磨，或者像阿尔弗雷德一样，患有反复发作的抑郁。

性别也会影响一个人患抑郁的可能性。女性患有抑郁的可能性是男性的 2 倍，寻求治疗的可能性也高一点。然而，男性患者和女性患者相比，更容易报告有疲劳、易激惹以及睡眠障碍的问题。男性也更容易用酗酒、吸毒以及过长时间的工作来掩盖自己的抑郁问题。

诊断抑郁

医生认为，抑郁状态持续两周以上并且对一个人的日常生活功能有着明显影响时，就是一种疾病。它有一长串的潜在症状，并且临床抑郁可能会包括所有这些症状，也可能只包括一些症状。最普遍的几种形式包括：重性抑郁、心境恶劣，以及双相情感障碍（以前被称为躁狂抑郁症）。

在重性抑郁患者中，一些长期的生理症状和心理症状会影响工作、睡眠、食欲以及在以前认为有趣的活动中找到快乐的能力。一生中可能只出现一次重性抑郁时期，也可能会出现很多次。心境恶劣

文森特·梵高

19 世纪的荷兰画家文森特·梵高给他的弟弟提奥写信，在信中不仅描述了他作为一名画家的艰难，还描述了他的抑郁状态。他在 1883 年写道："工作的残渣是多么令人痛苦，过度劳累之后就会沮丧。生活就像一池洗碗水。"

梵高在许多事情上面都失败了——在他的一生中，他只卖出了一幅画。他最终因精神疾病住进了医院，并且自杀。在向自己开枪之后，他挣扎了几个小时并离世。

约翰斯·霍普金斯大学精神病学教授凯·雷德菲尔德·贾米森提出，一些杰出的画家、作家和音乐家（不仅包括梵高，还包括拜伦勋爵、弗吉尼亚·伍尔夫和罗伯特·舒曼），他们有着相同的心境和创造性的气质，这可能有着因果联系。

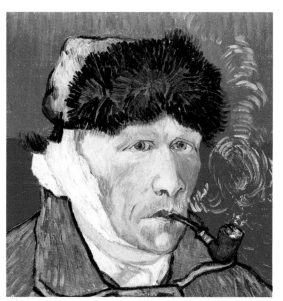

文森特·梵高在许多内省的自画像中，画出了一种忧郁的凝视

是一种较不强烈的长期抑郁的形式，但也会抑制正常功能。双相情感障碍发生时，抑郁和嗜睡的阶段与兴奋和活动水平高涨的阶段交替出现，后者被称为躁狂。情绪变化可以迅速发生，但通常是以渐进的节奏进行的。

症状与体征

导致人患有抑郁的原因有很多，这种无法确定的特性让许多神经学家把抑郁称为一种综合征——一些症状与体征的集合，而不是像普通感冒一样的疾病。抑郁会侵袭整个大脑，包括大脑皮质、杏仁核、海马、下丘脑和其他区域。

患有抑郁的人表现出的一种常见症状是海马的萎缩，海马是与压力调节相关的脑区。目前还不知道哪一种情况先出现——是抑郁还是海马萎缩，但是结果是一样的：调节压力的能力降低，使抑郁的"火"越烧越旺。

抑郁还会影响额叶，降低推理能力，同时还会刺激与情绪相关的边缘系统。多伦多大学神经学家海伦·迈贝格说："在抑郁患者中，思维控制情绪的开关不能正常工作。其结果是情绪压倒了理智。"服用氟西汀等抗抑郁药之后，PET 显示出，抑郁患者的大脑恢复了边缘系统与皮质活动的正常平衡。

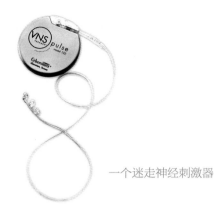

一个迷走神经刺激器

化学治疗

研究表明抑郁是由神经递质的不平衡引起的。许多药物治疗方法特别针对 5- 羟色胺这一神经递质。比如，抗抑郁药氟西汀会增加突触间隙中的 5- 羟色胺浓度。通常来说，当一个神经元与另一个神经元通过 5- 羟色胺进行沟通之后，这种神经递质分子会被破坏，或者被一开始释放它的神经元重新吸收。氟西汀会阻断释放它的神经元对 5- 羟色胺分子的再摄取，让神经递质在两个神经元之间停留更长的时间。

当它在突触间隙中停留时，这种分子会更容易参与另一次电化学通信。其他被释放的 5- 羟色胺分子与已经在突触间隙的 5- 羟色胺一起，使 5- 羟色胺浓度比平时更高。

因为氟西汀主要影响 5- 羟色胺，所以它被称

重大突破

1951 年，斯塔滕岛的两位医生在试验新的结核病药物时得到了一些意想不到的结果。这些药物，异烟肼和异丙烟肼，不仅极大地促进了患者的生理健康，也同样创造出了两位医生——欧文·塞利科夫和爱德华·罗比茨克所描述的一种普遍的情绪提升状态。这种状态是如此强烈，以致一些人不得不接受精神治疗。

第二年，辛辛那提的一位精神病学家马克斯·卢里决定尝试用异烟肼作为抑郁患者的兴奋药。神奇的是，2/3 的患者的症状得到了改善。卢里和他的同事哈里·萨尔泽创造了"抗抑郁药"一词来形容这一药物的影响。

对异烟肼和类似药物的研究发现，它们会抑制单胺氧化酶的活性。单胺氧化酶是一种在大脑中破坏多巴胺、5- 羟色胺和去甲肾上腺素的酶。能抑制这种酶的药物被称作单胺氧化酶抑制剂。不过，在一段时间的大

为选择性 5- 羟色胺再摄取抑制药，其他的这类药物包括舍曲林、西酞普兰和帕罗西汀。

选择性 5- 羟色胺再摄取抑制药需要一段时间才会明显改善抑郁患者的症状，因为这种药物在患者体内系统中的累积需要时间。

在 2 到 3 周之后，5- 羟色胺的累积会使得接受它的神经元对 5- 羟色胺的存在更加敏感。这一特定神经递质使得电化学信号的传导变得更快、更有效率，而患者通常会得到所需要的缓解。患者一般还需要几个星期才会感受到药物的全部效果。

谈论抑郁

选择性 5- 羟色胺再摄取抑制药的使用通常与谈话疗法相结合，来帮助治疗抑郁。简单谈论自己的问题是由来已久的方法，并且依旧显示出很大的作用。这种认知治疗方式帮助抑郁患者以更积极的心态看待事物，使他们在脑海中重新审视自己的问题。这种策略可以让大脑重新定义问题，从而可以更容易地治疗自己。总而言之，谈话疗法提升了大脑的认知功能，同时改善了情绪状态。

加利福尼亚大学洛杉矶分校的研究人员在 2007 年的报告指出，在给志愿者的大脑进行一系列扫描时发现，如果他们能够说出自己的感受，那么负面情绪（比如悲伤和愤怒）的强度就会降低。当一个人悲伤或生气的时候，让他谈论或写作可能会带来情绪上的好处，无论他会说或写什么。把情绪转化为语言会激活皮质的右腹外侧区域，减少杏仁核的活动。

策略

如何对付抑郁是一个棘手的问题。采取果断的行动有助于带来改变并恢复情绪平衡，但是抑郁的一个症状是嗜睡，这大大削弱了患者采取行动的能力。就像是正面对一个巨大的难题，试着带来改变可能是一件很艰难的事情。

如果是这样的话，你可以从确立并达成小的目标开始。试着给你爱的人打个电话，或是去散个步。当你有了更多的能量，试着采取更大的行动。减轻你的压力，与你的朋友和家人交谈。通过健康饮食、规律睡眠和锻炼身体来保护你的健康。

知识速递	莎士比亚的著名剧作《哈姆雷特》中，忧郁的主人公可能拥有文学史上最著名的一次抑郁发作，原因是他遭受了"狂暴的命运无情的摧残"。

规模使用之后，由于它们可能带来不良反应（包括血压升高等），现在医生很少使用这种药物了。它们阻止有益的神经递质在神经元间被破坏，从而帮助患者调节情绪。

另一类抗抑郁药的作用不是阻止神经递质被破坏，而是防止它们被再次吸收——在神经科学中叫作再摄取。因此，这些抗抑郁药被称为再摄取抑制药。

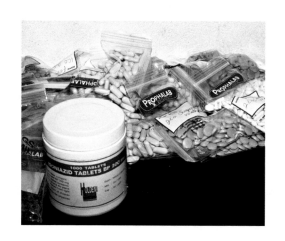

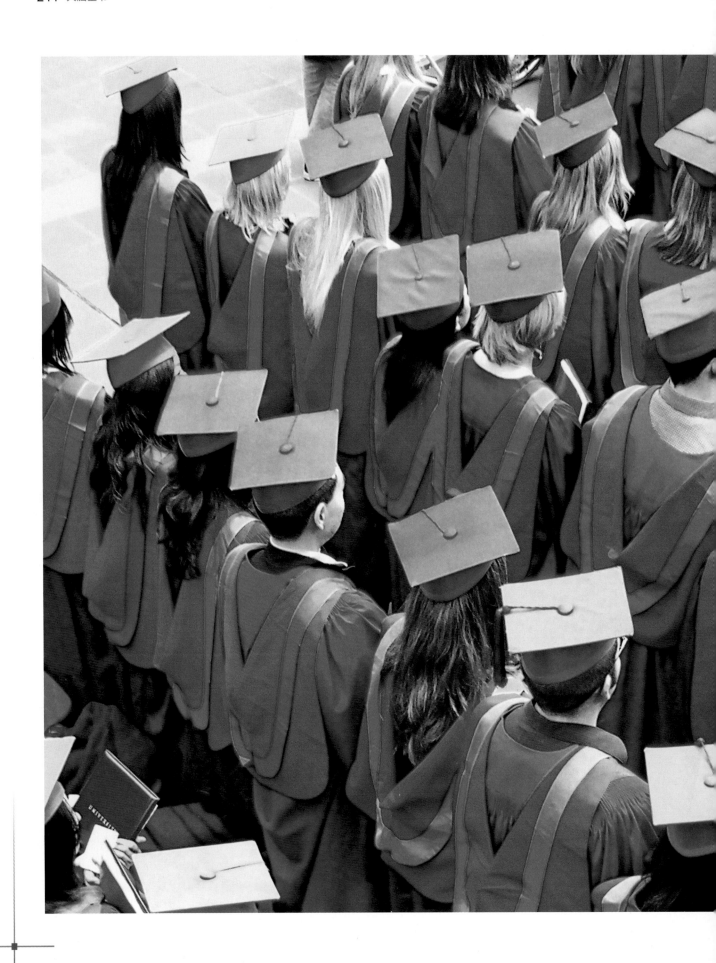

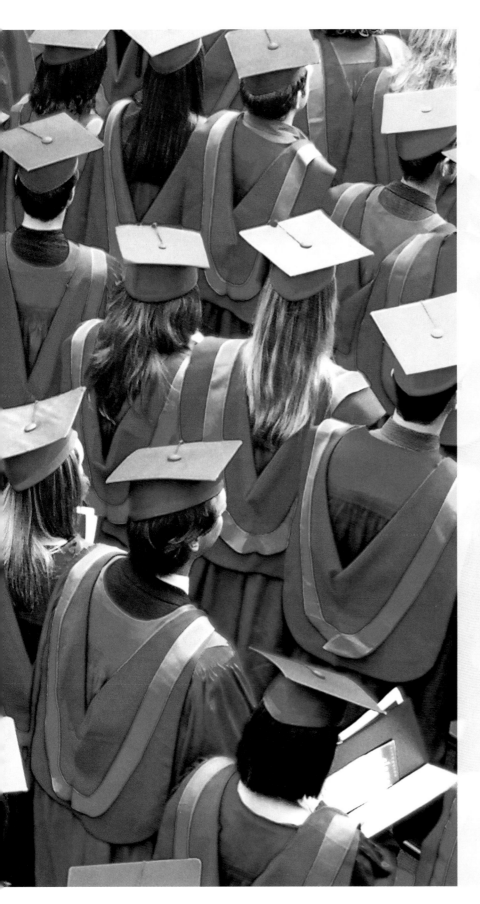

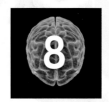

8

第八章
学习与记忆

　　大脑不断地自我重组，成为一个在生理上与前一刻不同的器官。它从不休息，每天都在新的体验中翻腾，并把一部分体验吸收进它储存的信息网络中，把其他的丢弃掉。伴随着电化学活动将信息编码成智慧的花朵，记忆被创造了，并产生了个人和社会的特质。当疾病从大脑中掠走了记忆和语言的能力，它们也夺走了使每个人独一无二的事物。

左图：

大学毕业生结束了正式教育的一个阶段，但他们会在以后的每次经历中继续学习

学习

学习和记忆使每个人都与众不同。甚至在人类出生之前，人类大脑就开始接收感觉信息，处理它们，并把它们编码进上万亿的突触之中。这些连接以及把它们统一在一起的电化学激活模式，让大脑成为一个总是与前一刻不同的器官。大脑对刺激的反应会产生新的连接，因为被重复使用，这些新连接变得越来越强大。大脑整合新的信息并且储存它们，在需要的时候提取它们。如果没有学习与记忆，人类大脑就只不过是发条而已。

婴儿学习中的大脑

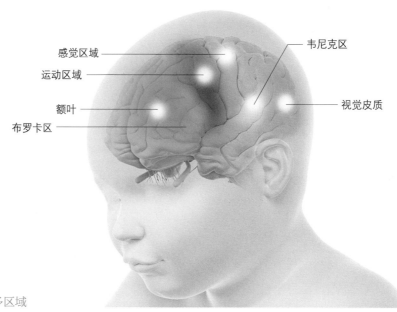

感觉区域
运动区域
额叶
布罗卡区
韦尼克区
视觉皮质

学习激活了儿童大脑皮质的许多区域

学习和记忆协同工作。一些学习到的事物会被转化为长时记忆，而另一些经历则是短暂的。埃里克·R.坎德尔因为他在记忆分子基础方面的研究获得了诺贝尔奖，他还对学习和记忆做出了区分："学习是你获得世界的新信息的过程，而记忆则是你随着时间的推移把信息储存起来的过程。"学习涉及认知成分，比如解二次方程；运动成分，比如在系领带时系一个完美的温莎结；情感成分，比如在经历社交失礼时感到羞耻。坎德尔将学习追溯到大脑神经的生理变化，尤其是神经递质和它们的受体位点的相互作用。坎德尔和其他神经学家相信，神经元在反复的刺激下，在生理上改变了神经递质的释放数量，以及突触对面的受体位点的敏感程度。

认知、运动以及情感学习，有时会被称作 KSA 领域，即知识（knowledge）、技能（skill）以及态度（attitude）。

知识速递

在动物王国中，模仿不仅仅是最真诚的奉承，也是一种学习策略。比如，年轻的黑猩猩通过观看年老的黑猩猩操纵工具来学习如何使用工具。这是社会学习的一种方式。

交叉参考：见『共享角色』，第 162 页

学习的不同层次

认知领域包括不同层次的心理发展水平，从简单的数据回忆到判断的形成。大脑每到达一个新层次都需要掌握所有之前的层次。这些层次包括：知识，即能够回忆信息的能力；理解，即领会含义的能力；应用，即将一个概念运用于新的情况的能力；分析，即对概念或部分问题进行逻辑检查，以更好地理解整体问题的能力；还有整合，即从单个的部分和模式中产生整体概念的能力。

运动领域涉及运动、协调以及运动在特定任务中的应用。运动学习需要不断重复，比如锻炼在驾驶时的手眼协调能力。运动能力的熟练掌握明显伴随着准确性、速度以及其他方面的提升，比如游泳运动员执行踢腿转身的动作。

情感领域包括大脑处理情绪与情感的能力，以及处理态度和动机等行为问题的能力。它囊括了注意力、认知能力以及社会价值观内化方面的能力与意愿。

最早的课程

当一个健康的婴儿出生时，他的大脑已经具备

一名苏丹男子正在出声阅读，为他的孩子们扩充词汇量，帮助他们做好阅读准备

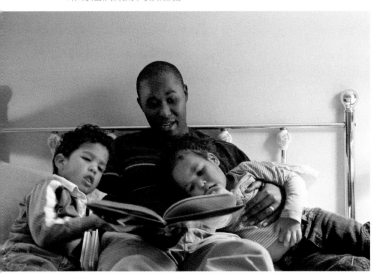

了生存的基本功能，比如心跳、呼吸以及消化的调节功能。这是天生的，而且个体持续执行让大脑发育的指令，包括神经元的生长和髓鞘化。但一旦婴儿来到这个世界，后天抚养就开始了。

保持敏锐

芝加哥大学的心理学家珍妮伦·胡滕洛赫尔在20世纪90年代早期的报告中提出，父母在孩子2岁时的敏感时期对孩子说话的量，会影响孩子随后的词汇量。同样重要的是，根据非营利扫盲组织"阅读是基础"（RIF）的说法，出声阅读是最有效的帮助孩子做好独立阅读准备的方式。"阅读是基础"给出了以下建议。

√ 每天专门留出一段时间来出声阅读。睡觉前是一个常见的选择，但是其他的时间可能会更适合你的时间表。

√ 不仅仅要阅读简单的书，还要阅读身边任何的东西。路标、麦片盒，还有其他的常见物体，可以帮助孩子将印刷字词、物体与概念联系起来。

√ 阅读押韵诗句。年幼的儿童领会到语言中的韵律时，会和你一起阅读最喜欢的诗句。

√ 慢慢地、有表情地读，不要担心自己的表情会变得夸张。

√ 坐下来读，这样孩子们也可以看到书页，尤其是在阅读图画书的时候。指出新单词并且说出它们的含义。

√ 阅读孩子之前最喜欢的书，特别是当他们也加入的时候，但是也要给予他们新的阅读材料。

√ 灵活一些。如果孩子看起来无聊了，试着阅读另一本书。询问你的孩子想要读什么。

√ 花些时间回答问题。

√ 孩子们喜欢读完他们开始阅读的东西。将你开始读的东西读完，或者在当天停在一个很好的结束点，比如一章的结尾。

通过学习，婴儿所处的环境会促进神经元的连接。新的连接可能会变得很强大并成为永久性的，或者变得虚弱然后被修剪掉。

记忆产生的最初迹象出现于第2个月或第3个月，那时候婴儿哭得没那么频繁，而且会对一张熟悉的面孔微笑。微笑意味着识别，而识别需要大脑与经历进行比对。这也许和大脑额叶的快速发育有关。额叶在第3个月到第8个月之间急速发育，这时，孩子们可以短暂地回忆起不在视野中的物体。儿童与家长分离时会感到脆弱，或是在接触一个陌生人时会感到恐惧，这时"分离焦虑"就产生了。这种感觉一定是与记忆相关的，因为大脑得识别出现在和过去的不同。

在第18个月到第24个月之间，孩子们开始产生自我意识，包括情感、意图以及与他人的互动。随着孩子与世界的互动，他们的词汇量在2到6岁之间呈指数级增长。

7岁以下的儿童在重复行为的基础上以简单的方式认识世界。在联想学习中，儿童学到两件事情是同时进行的。一个把勺子掉在地上的孩子看到它掉下来，然后一次次重复这个动作，得到了对于重力的初步理解。联想学习包括经典条件反射，也就是巴甫洛夫所使用的反射；还有操作性条件反射，它需要能够带来奖赏和惩罚的随意行为。非联想学习说明两件事之间可能相关，也可能无关。

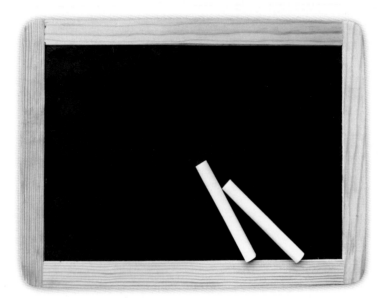

一个新生儿的大脑天生就会学习，特别是学习语言。它远远不是一张白纸

游戏是一种重要的社会学习方法。当儿童玩耍的时候，他们学习到事物运作的方式。在分组游戏的时候，他们会学习互动。当儿童在游戏中模仿成年人的行为，尤其是当他们使用玩具来代表成人世界中的事物时，儿童开始学习到他们的文化。通过玩游戏，孩子们学到了规则的重要性，而且最终也会学习到在合适的时候要忽略规则。

记忆的历史

古希腊人十分推崇记忆力，以至于他们尊崇缪斯的母亲摩涅莫绪涅为记忆女神。"记忆技巧"的意思是任何形式的记忆辅助，我们可以从这个短语的希腊语版本中找到摩涅莫绪涅的名字。记忆女神通过蜡板给予她的恩惠。哲学家柏拉图讲述了他的老师苏格拉底是如何描述记忆过程的："当我们想要记住我们看到、听到或构思到的事情的时候，就把这块蜡板拿到感知或思想前面，然后将印象印在上面。"柏拉图的学生亚里士多德指出，记忆中的缺陷是由不完美的蜡板造成的。

从古代的蜡板，到中世纪的书籍和图书馆，再到摄影、电报和计算机，我们对记忆的解释随着时代和科学的发展而演变。英国哲学家戴维·哈特利（1705—1757）借用了牛顿爵士的观点——所有物质都包含微小的振动，来假设记忆的编码是通过神经系统中的隐藏运动产生的。一个多世纪之后，德国生理学家埃瓦尔德·赫林（1834—1918）提出，

交叉参考：见『一个全新的大脑』，第082页

所有的有机物都有记忆。他将遗传定义为父母通过生殖细胞传递给孩子的记忆。

1885 年，心理学家赫尔曼·艾宾豪斯（1850—1909）首次尝试对自己的记忆进行系统研究。在一个实验中，他强迫自己记下一长串无意义的音节，如 baf, dak, gel, kim, wauch 等，然后尽可能按顺序将它们说出来。他正确地认为，记忆包括在大脑中形成联系的过程，所以他使用了无意义音节，因为它们没有现存的联系。他发现，他第一天中重复音节表的次数与他在第二天重复这些音节的速度相关。

寻找联系

如果记忆的产生涉及联系的形成，那么这种联系存在于何处呢？德国进化生物学家理查德·塞蒙（1859—1918）在 1904 年提出，这种经历在特定的神经元网络上留下了物理痕迹。他把这种鬼魅般的痕迹称为记忆痕迹。美国神经心理学家卡尔·S. 拉什利（1890—1958）试图找到塞蒙所说的记忆痕迹，但是在挫折中放弃了。拉什利提出了一个相反的观点，认为记忆是通过大脑中的一种集体行为来编码的。

此外，加拿大神经心理学家唐纳德·赫布认为，一些记忆的定位是通过修改大脑中的细胞集群产生的。对赫布而言，学习和记忆在细胞集群的神经回路中产生了真实的、生理上的改变。根据这一理论，细胞集群以链条的形式工作，所以记忆中的一个元素，比如一个物体的名字，会激活另一个编码它形象的集群。

2007 年，加利福尼亚大学欧文分校的科学家们展示了大鼠大脑中突触产生的具体变化，这对学习至关重要，是神经元连接产生生理改变的确凿证据。人们利用一项名为"恢复性反卷积显微技术"的高科技扫描技术，发现在大鼠掌握新的任务之后，与学习相关的海马区域出现了突触扩张。

什么是记忆

记忆有 3 个部分：编码、存储和提取。没有编码，大脑就没有任何可以处理或存储的东西。没有存储，大脑就总是活在当下。没有提取，存储在大脑中的记忆就只能留存在那里，没有任何实际意义。记忆必须足够稳定，允许大脑在经验之上建立它，但也要足够灵活，能够适应经验中的改变。一些记忆（比

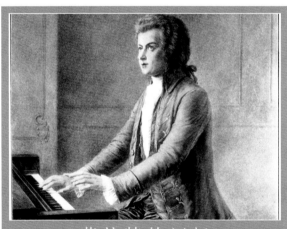

＋　莫扎特的记忆　＋

1770 年，14 岁的莫扎特从梵蒂冈听到了一个"秘密"。他拜访了西斯廷教堂，听了两次格雷戈里奥·阿莱格里创作的《求主垂怜》。莫扎特挑战了梵蒂冈禁止"复制"乐曲的禁令，从记忆中重新创造了乐谱。这在当时看来是一个奇迹，但在今天却不是。任何一个拥有音乐天赋、良好记忆力以及一种叫作"组块"的记忆技巧的人，都可以将作品分成小块，并将它们与大脑中的图像联系起来，进行顺序回忆。

如,我的名字是什么)需要保持不变,另一些记忆(我的衣服现在大了一码)必须得到修改,才能给生活引路。

编码需要大脑给予注意。记忆的强度可能取决于对刺激的注意类型或者程度。物理特征比语音的编码程度更浅,而大脑皮质处理过的信息意义的编码程度会更深。另外,情绪内容会加强编码,可能会产生所谓的"闪光灯"记忆,这种记忆包含极端情绪化时刻中微小的细节。

一种叫作精细加工的过程将新的信息与其他信息联系起来,提升编码的强度。这就是为什么在一种常见的记忆技巧中,把词语和图像联系起来会增加它们被回忆的可能性。大脑的执行系统会用两种方式来掌握记忆:视觉方法和语言方法。最大化编码的策略包括尽量减少干扰、有效管理学习时间、对材料进行分析而不仅仅是记住它们,并且使用联想记忆技巧。增加记忆次数也会有帮助。

大脑将自己在编码初始阶段采集的信息进行存储。当大脑处理诸如图像和声音的感觉刺激时,这些信息会进入感觉记忆。有一些能够进入短时记忆,一小部分能够进入长时记忆。感觉记忆持续很短的时间,只够感觉被记录下来。短时记忆持续 20 秒到 30 秒,但是通过练习可以被延长。心理学家艾伦·巴德利提出了工作记忆的概念,这是短时记忆的一种变体。工作记忆在认知过程中保存信息,这

些信息包括声音、图像和想法。

如何记忆

长时记忆包括许多类型的储存信息,从事实到小段的自传体记忆,再到通过重复发展出的运动技能。由有意识的思想唤起的记忆被称为外显记忆或陈述性记忆,那些在身体活动中被自动唤起的记忆是内隐记忆或非陈述性记忆。长时记忆的存储能力被认为几乎是无限的。目前还不清楚遗忘是由于长时记忆消失了,还是长时记忆存在但无法被唤起。

提取看起来可能是随机的,但是它却遵循着一种有序的因果过程。所谓的提取线索会从长期存储

> **知识速递**　视觉空间记忆是对空间中物体所在位置的记忆。

的信息中挖掘记忆,这种线索可能来源于特定的思绪,也可能来源于外界事物,比如被催眠的时候的引导。大脑中信息联想的组织方式会导致一个想法自然地引出另一个想法,它们可能是同时被编码的,也可能是以同种方式被编码的,或者与其他信息相关联。情绪和生理环境同样会影响提取过程。

提取的两种形式为回忆和再认。回忆包括对之前消化过的信息的记忆,在一场高中生物测验中,

记忆的形成

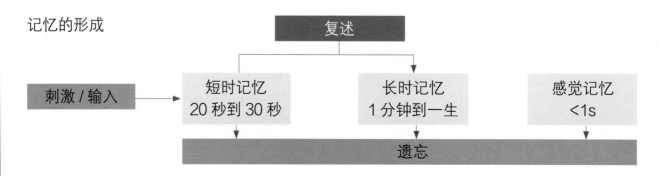

刺激通过复杂的神经回路进入记忆,或是被遗忘

回忆会帮助你列下动物世界主要的门的名称。再认仅仅是对学习过的事物的识别。在同一场考试中，再认会帮助你在包含植物门名称的列表中选出动物门的名称。

组织你的记忆

大脑的内侧颞叶，包括海马和海马旁回，与大脑皮质形成连接网络，帮助形成、组织以及存储记忆。大脑皮质本身对时间、事实以及日常生活信息的长期存储至关重要。

关于事实和事件的记忆被称为陈述性记忆，对它们的提取需要意识的努力。大脑扫描显示，大脑皮质的广泛区域相互作用来支持这些记忆。陈述性记忆的主要形式包括工作记忆、语义记忆和情景记忆。它和非陈述性记忆相平衡，而非陈述性记忆无需意识的指导。

工作记忆是大脑每时每刻用来指导生活的东西。一种理解方式是将其与计算机显示器进行比较，后者显示出计算机内存中的一部分信息，以便于访问和操作。新的体验通过感觉和认知被登记下来，

令人难忘的遗忘

H.M. 比任何一个诗人、神秘主义者和恋人都活在当下。这是他所拥有的一切。

直到在 2008 年去世，亨利·古斯塔夫·莫莱森（享年 82 岁）的名字在科学文献中都被写作 H.M.，来保护他的隐私。在康涅狄格州，他 9 岁时在意外中撞到了头，后来导致了抽搐和休克。在 27 岁时，H.M. 再也不能通过修理汽车来赚钱了。神经外科医生威廉·比彻·斯科维尔尝试了让他服用大剂量的抗癫痫药物，然后做出了一个激进的决定：切除莫莱森的两片大脑。

手术后，当 H.M. 还在医院里的时候，很明显，他的记忆已经受到了不利的影响。斯科维尔在不知情的情况下切到了海马。H.M. 能够记住手术前发生的许多事情，但是他无法形成新的记忆。蒙特利尔的心理学家布伦达·米尔纳开始定期前往哈特福德测试 H.M.。对患者来说，每一次探望都像是第一次。尽管如此，H.M. 还是欢迎她来做测试，也欢迎其他人的研究。米尔纳的第一个发现是，海马的损伤会产生这种影响深远的结果。她在 1962 年发表了第二个发现：H.M. 可以保留一种记忆形式，这种记忆建

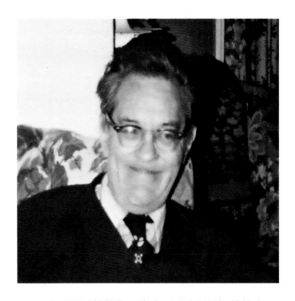

H.M. 由于海马的损伤，失去了形成新记忆的能力

立在运动技能上面，而不是建立在认知上面。他的运动学习显然发生在意识水平之下，并且涉及其他脑区。

"关于 H.M. 的研究……开辟了对大脑两种记忆系统（外显记忆和内隐记忆）的研究道路，而且为对大脑记忆及记忆障碍的研究奠定了基础。"神经学家埃里克·坎德尔这样告诉《纽约时报》的记者。

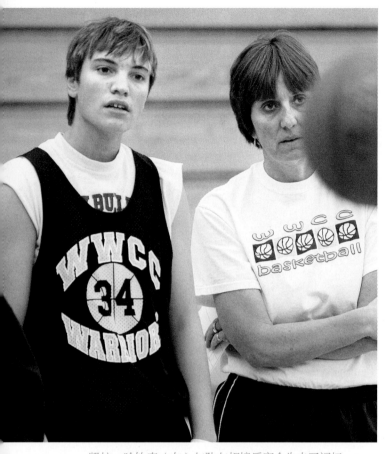

凯拉·哈钦森（左）与队友相撞后完全失去了记忆

特别是海马旁回。部分海马旁回通过不同的信息流处理不同的情景记忆片段，将编码"什么""何时""何地"等细节的神经网络整合在一起。这些联系被存储在大脑皮质的不同区域。我们挖掘一段长时记忆时，会把各个部分（图像、声音、时间、地点等）组合在一起，形成完整的记忆。

非陈述性记忆涉及人脑较深和较古老部分的机械记忆。这种记忆是关于如何执行学习到的习惯和熟练技能的，比如打字、滑雪和跳舞。它们的加工和存储发生在小脑和基底神经节。

包含情绪的记忆会从杏仁核中得到额外的刺激，与中性情绪刺激相比，编码这种额外刺激会更加有效。当情绪记忆被提取并表达出来时，下丘脑和交感神经系统就会被激活，促使身体发生与情绪表达相关的生理变化。

记忆与智力

别再管什么更好的捕鼠器了，科学家可以制造出更好的老鼠。只需要一个基因就可以改变大脑中的受体，提高记忆力。

1999 年，普林斯顿大学的生物学家乔·钱通过在老鼠的海马中植入一种能扩展受体功能的基因，培育了一种名为道奇的新鼠种——这个名字来源于一个虚构电视连续剧中的神童医生。通常情况

并存留在当下的意识时刻中，就像打开的文档占据了屏幕。工作记忆依赖前额皮质和大脑其他区域的相互作用。如果前额皮质的执行功能需要长时记忆来充实当下的体验，它会和后部的皮质区域相互作用，这些区域存储着待提取的词汇、声音以及图像。

存储单元

语义记忆包括关于一般事实和数据的知识。它包括许多在教室中学习的知识，也包括对人、动物、位置与物体的识别与命名。神经网络似乎专门用于存储特定的数据，而且这种网络似乎广泛地分布在大脑皮质之中。

情景记忆是一种自传式的片段，人们回忆他们在特定时间和特定地点的经历。这种情景记忆的初始处理和存储被认为在很大程度上依赖内侧颞叶，

> **知识速递**　你的大脑正在"播放"一首歌？你的大脑正在重复顺序回忆，这是一个对记住日常任务至关重要的功能。你可以尝试提取另一个歌曲序列来打破这个循环。

下，神经细胞受体的活跃时间不到 1 秒。新基因的插入将活跃时间延长了 150%，改善了老鼠的记忆，因为海马在记忆编码和老鼠的智力中起到了作用。

交叉参考：见『情绪』，第 216 页

在智力测试中，道奇老鼠的表现明显优于普通老鼠。道奇老鼠也有着更强的好奇心。

老鼠的大脑和人类的大脑有着相似的神经回路，因此，我们可以合理假设提高人类记忆力也会提高智力。神经学家理查德·雷斯塔克认为这很有道理。他说："增加的记忆让人们能更容易、更快地获取信息，同时也为关联与联想提供更多的空间。基本上，你就是你所记住的东西。"

记忆不仅仅支持智力，也支持语言、运动和日常认知。大脑通过使用工作记忆与当下的世界进行互动。人类更加复杂的交流则需要比其他动物更强的记忆能力。谈话双方需要大量的短时记忆和长时记忆以通过符号沟通，使用他们都认可的、分配给特定物体的词语。记忆必须记录单词及它们的含义，还有把它们放在一起使用时的语法。

随着沟通方式的增多，人类历史上的长篇演讲与书面文件也成了沟通手段，短时记忆和长时记忆也相应产生变化。短时记忆使大脑能够跟踪单个词语的进程，并且让句子和段落有序展开。长时记忆唤起简单单词的含义，也可以唤起更加抽象的形式，比如修辞格和比喻等。但当叙事作品可以写在纸上而不只是停留在口耳相传的传统上时，长时记忆遭受了一定的影响。

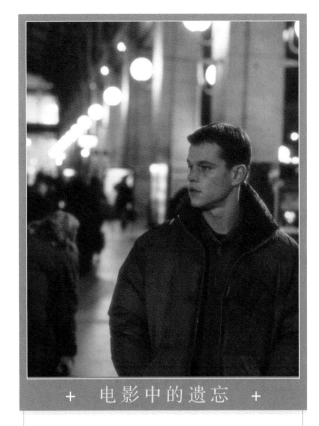

+ 电影中的遗忘 +

2004 年，临床神经心理学家萨莉·巴克森代尔研究了关于遗忘的电影描述。她发现了一些常见的误解，包括：患者拥有反常的学习能力且他们保留信息的能力并没有受到损害；特定记忆的丧失是暂时的，并且有可能及时恢复；头部受到第二次撞击时可以消除之前撞击所造成的遗忘。

记忆类型

记忆类型	描述	位置
工作记忆 （短时记忆的变体）	在放弃某件事或把某件事放入长时记忆之前，在大脑中短暂留存的记忆	大脑皮质（海马与海马下托也会存储短时记忆）
非陈述性记忆 （一种长时记忆）	内隐记忆，使行动在无意识中进行。关于"如何做"的知识的记忆	最初被存储于运动皮质，但后来被传递到小脑中
情景记忆 （一种长时记忆）	一种陈述性（外显）记忆，在这种记忆中，人的思维会有意识地回忆个人经历	前额皮质和海马
语义记忆 （一种长时记忆）	一种陈述性（外显）记忆，在这种记忆中，人的思维会有意识地唤起所学的知识，比如关于这个世界的事实	也许和情景记忆存储在同一位置

个人联系

记忆最重要的社会功能之一是面孔识别。大多数人能够记住的单词多达 1 万个，而且他们在分开了 35 年之后，可以通过毕业照片认出多达 90% 的同学。然而，面孔识别的记忆功能却没有完全被整合在一起，这可以通过一个常见的例子证明，即你可以认出一个人，但是记不起他的名字，也忘了为什么这个人看着眼熟。当你认出一张脸时，你大脑中的 3 个区域会被激活。第一个区域是枕下回，它位于大脑后侧，是处理视觉信息的地方。这一对结构分析脸的各种细节，包括鼻子、嘴唇和眼睛的形状，皱纹，肤色以及其他特征。第二个区域是右梭状回，它会帮助识别面孔。第三个区域是前颞叶皮质，在这里储存着对特殊面孔的记忆，大脑可以将识别出的面孔与提供身份的记忆库进行比较。如果枕下回不能正常工作，大脑可能会错过重要的身份识别信息。右梭状回的损伤可能会导致人们认为不同的面孔属于同一个人。而前颞叶皮质的问题会导致一种严重的能力缺失，即无法说出被认出的人的名字。当人们认识彼此以及他们所扮演的角色时，良好的面孔识别能力促进了社会联系和社会秩序。

保持敏锐

旧习惯会让你在年老时感到舒服，但是对大脑却没什么好处。新奇的事物似乎是让老化的大脑保持年轻的关键。

许多七八十岁甚至更老的成年人依然思维敏捷。他们会玩桥牌（一种需要强大的工作记忆的游戏），玩解谜游戏，参加戏剧，上大学课程。总之，他们似乎很享受充满活力的大脑。然而，医生在许多大脑灵活的老年人的尸检中发现了与阿尔茨海默病相关的异常，在多达 2/3 的人的尸检中发现了某些迹象，而这些人在生前依然有敏锐的思维。

哥伦比亚大学医学中心的研究人员尼古劳斯·斯卡尔米亚斯和雅各布·斯特恩在过去 20 年中一直致力于解释这些相互矛盾的证据，他们得出的结论是"认知储备"。根据他们的理论，在人的一生中，大脑额外的神经元的发展和明显增多的轴突－树突连接会减缓认知能力的下降，可以对抗痴呆的影响，甚至延缓痴呆的发作。

大脑功能的丧失是极其复杂的。然而，许多研究表明，让大脑接触新的刺激是有益的，它有助于建立认知储备。参加休闲活动被证明是有好处的。复杂的刺激是有益的，特别是当它们带来了可以分析的新问题的时候。如果你会玩填字游戏，那就接着玩数独和藏头诗游戏吧。如果你喜欢歌剧，那就可以学习歌剧剧本。阅读那些你通常不会在书店阅读的书。试着学习一门外语，并与这种语言的母语使用者聊天。放弃乏味的电视节目，用经典的戏剧和诗歌取而代之。

一只学习能力增强的道奇老鼠通过了一项记忆测试

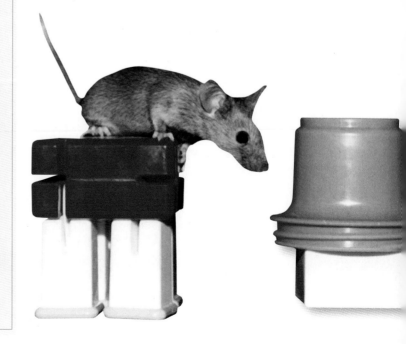

术语表

前颞叶皮质：颞叶皮质的这一区域储存面孔记忆，在面部识别中起着关键作用。

弓形束：连接布罗卡区和韦尼克区的一束神经纤维。

联想学习：将两种或两种以上的刺激联系起来学习的过程。

布罗卡区：大脑左额叶皮质产生语言运动的区域。

组块：把大量的信息分成较小的块以便进行记忆的技巧。

经典条件反射：在行为训练的过程中，通过将之前的中性刺激与可以引发特定反应的自然刺激重复配对呈现，使得中性刺激可以引发该特定反应。

虚构：指一个人无意识地编造事件来填补他记忆中的空白，并相信它们是准确的。

解离性漫游症：一种精神疾病，通常由压力引起。其特征是对自我和人格的遗忘。

计算障碍：其特征是严重的数学理解困难。

书写障碍：一种影响个人写作能力的障碍，它可能影响精细的手部控制动作和思想处理。

阅读障碍：一种和脑病变有关的学习障碍，会损伤语言处理能力，导致拼写、阅读和写作方面的障碍。

精细化：一种记忆技巧，将新的信息与以前学习过的材料联系起来，有助于长期记忆。

记忆痕迹：一个术语，指的是记忆的形成可能在参与的神经元上留下的物理痕迹。

情景记忆：一种陈述性记忆，由对个人经历的自传体记忆组成。

外显记忆：有意识地回忆过去经历的记忆过程。

超常记忆综合征：一个人拥有超常的自传体记忆的疾病。

内隐记忆：在身体活动时无意识回想起过去经历的记忆过程。

科尔萨科夫综合征：一种记忆障碍，通常由严重的酒精中毒引起。这种病的患者不能形成或存储新的记忆，患者通常会虚构记忆。

内侧颞叶：大脑中包括海马和杏仁核的区域。这个区域对记忆的形成、存储和组织至关重要。

非联想学习：重复接触单一模式的刺激而引起的反应变化。

操作性条件反射：一种行为训练方式，随意运动会通过奖赏被加强，或是通过惩罚被减弱。

帕佩兹回路：大脑区域相互连接形成的系统，包括海马、下丘脑与扣带回，这一系统参与短时记忆的形成和情绪的处理。

回忆：包括提取之前存储的信息的记忆过程。

再认：提取记忆的过程，包括对学习过的事物的识别。

语义记忆：对一般事实和数据等知识的记忆。

分离焦虑：与父母分离或接触陌生人时，在一些儿童身上产生的焦虑。

视觉空间记忆：一种陈述性记忆，对空间中物体位置的记忆。

韦尼克区：包括颞上回等区域，负责理解和产生可理解的语言的能力。

记忆的形成

编码、存储和提取

当我们经历一些事情时——执行一些任务，阅读一本书，在钢琴上演奏音乐，大脑的许多部分都会被激活。感觉记忆来自视觉信息、听觉信息以及其他感觉信息的输入，它们被快速发送给大脑的感觉区域。除非我们注意到它们，否则这些感觉只会持续很短的时间。然后它们被记录在有意识的大脑中，并转移到大脑皮质的短时记忆里。丘脑对将注意力集中在感觉刺激上的能力尤为重要。

大脑与记忆

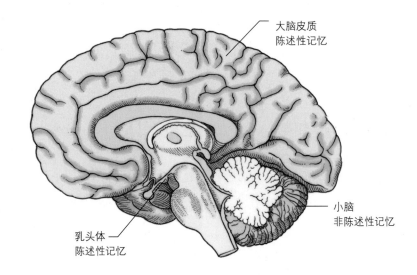

大脑皮质
陈述性记忆

小脑
非陈述性记忆

未展示出杏仁核和海马等区域

乳头体
陈述性记忆

记忆使我们能够存储和检索信息

编码记忆

通过专注于事件，大脑会产生短时记忆。而工作记忆存储于前额皮质中，处理不同的输入信息并在意识中起到重要作用。正是工作记忆让我们能够在较短时间内记住各种决定，并执行它们。比如，工作记忆让餐馆里的服务员记住一份足够长的菜单并把它写下来，还要记得询问客人是否要饮料和甜点。短时记忆是一个临时的存储区域，在这里信息最长可以保存 30 秒。

短时记忆中的信息是因为神经元之间的暂时性电化学连接而存在的。除非它会被传递到稳定的长时记忆神经元连接中，否则就会消失。稳定的神经元连接存在于颞叶内侧。这种传递过程可能需要 24

小时，而且睡眠被证明可以改善这种巩固过程。重要的长时记忆区域包括海马和杏仁核，同样也包括与特定的感觉信息（比如图像和声音）相关联的感觉通路。

交叉参考：见『解剖学信息』，第 028 页

> **知识速递** | "大脑指纹"检测识别过程中的电活动现象。

巩固

巩固短暂的记忆需要进行几项活动中的某一项。其中一项活动是重复，这种策略可以让孩子们学习到基础知识。另外一项活动是对信息进行分析，

使其具有意义并与长期存储的信息联系起来。这两种编码形式都涉及额叶的工作，并且似乎都涉及神经通路中一种蛋白质的合成，它可以将信息锁定到长时记忆中。

还有一种长时记忆编码方式存在于强烈的情绪反应里。在内隐地编码时，杏仁核对情绪波动的反应可以促进记忆编码，将记忆编码和情绪反应联系起来。最后，身体技巧通过重复，内隐地从短时记忆转移到长时记忆中。这就是为什么在你第一次骑自行车的时候，你必须集中注意力来保持平衡，但在反复练习骑自行车之后就轻松多了。保持平衡和

协调性的技能转移到了小脑和运动皮质中，熟练的自行车骑手不再需要考虑如何骑车了。同样地，一个温习过入门知识的人可以很快地将这些知识背诵出来，并不需要认真地思考它们。

化学促进

药物会在短期内增强记忆。在考试前临时抱佛脚的美国学生们有时会非法服用增加多巴胺的药物，来记住大量的信息。更安全的实验性药物已经被用来实验是否能够提高短时记忆。冷泉港实验室的神经学家蒂姆·塔利在 2002 年预测，研制出增强长时记忆的药物已经不是一个"能否"问题，而是一个时间问题。他的实验聚焦于两种分子，即环腺苷酸（cAMP）和 cAMP 反应元件结合蛋白（CREB）。前者将神经信号传递给细胞核，并激活 CREB，后者会引发一种化学反应，促进突触中蛋白质的产生。

药物也可以用来抑制 cAMP 和 CREB，以及其他参与记忆存储的分子的作用。这个情景并不难以想象：在创伤性事件发生之后，吞下一个药丸，这样就可以保证这个事件不会进入长时记忆，也不会产生长期的情绪问题。从短时记忆转移到长时记忆的时间长达 1 天，这意味着医生可以在创伤事件发生几小时后给患者服用这种药物，消除病人痛苦记忆。

+ 提高记忆力 +

美国国家心理健康研究所发现，志愿者吸入抗利尿激素后，他们的记忆力有所提高。抗利尿激素是下丘脑分泌的一种肽类激素。某些药物可影响神经递质，在大脑皮质上发挥作用。在 20 世纪 90 年代德国和瑞典的实验中，志愿者服用一种名为安帕金的药物后，在短时记忆测试中的得分是对照组的两倍[1]。

---

[1] 本书仅从研究和实验角度讨论激素或药物对记忆力的改善作用。——译者注

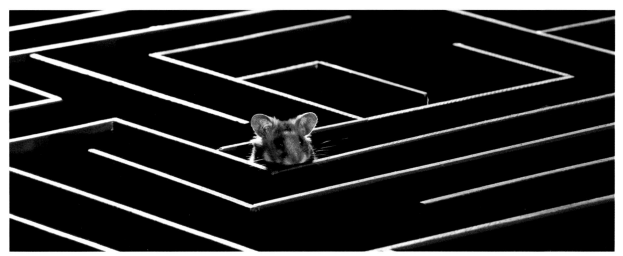

在德国，一只仓鼠在一个迷宫的死胡同中停了下来

细胞存储

存储一段记忆的生理过程极其复杂。它有很多步骤，通过形成某种使得特定突触更容易唤起的蛋白质，以化学方式存储信息。这会产生新的神经网络模式，并存储一段记忆。

突触前神经元膜上频繁的振动会刺激细胞膜，足够让它的电压持续提升一段时间。因为电压升高，NMDA 受体会在突触后膜改变位置，允许钙离子进入突触后神经元。这些离子改变了两个神经元膜上的蛋白质，这两个神经元分别是发送信号的神经元和接收信号的神经元。（发送信号的神经元的变化是通过向后移动的化学信使产生的，比如一氧化氮，这会提升突触对后续刺激的反应。）

钙离子激活 cAMP 分子，它会让突触后神经元细胞核的基因开始表达，在离子进入的突触中产生

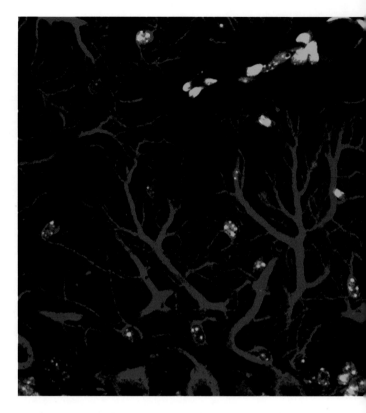

更多的蛋白质沉积。这种促进蛋白质产生和突触生长的基因信息是由 CREB 传递的。

这种化学复杂性的最终结果是突触位点的增加。这种增加使得神经元连接对神经递质的存在更加敏感，因此更容易发送信号。更多的信号意味着更强烈的刺激，因为同时发送信号的神经元会连接在一起。在刺激产生之后，接收信号的神经元产生的反应强度变化被称作长时程增强（LTP）。它在所有与记忆有关的大脑区域中出现。相关神经元网络中的长时程增强和记忆形成有关。

全部吸收

让我们举一个记忆被存储到大脑中的例子。试着看计算机屏幕上的新闻故事。大脑接收来自显示器上的所有信息。这个故事可能带有一张数码照片和彩色图表，这些是视觉信息。它当然会包括正文、文章标题、图片标题和其他故事的文字链接，这就是语言。它可能还包括一段视频或音频，提供了声

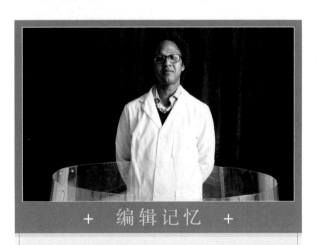

+ 编辑记忆 +

至少有 117 种分子在神经元建构记忆中起到作用。其中的一种记忆分子叫蛋白激酶 Mzeta，它出现在已经准备好与邻近细胞产生快速连接的神经元中，这种连接过程中传递效能增强的现象被称为长时程增强。纽约州立大学州南部医学中心的研究表明，使用一种可以阻断这种记忆分子反应的药物会防止实验室小鼠形成记忆。在一种叫作 zeta 抑制酶的药物干扰了这种记忆分子之后，小鼠几乎立刻就忘掉了它们所受的训练。

交叉参考：见『感知』，第110页

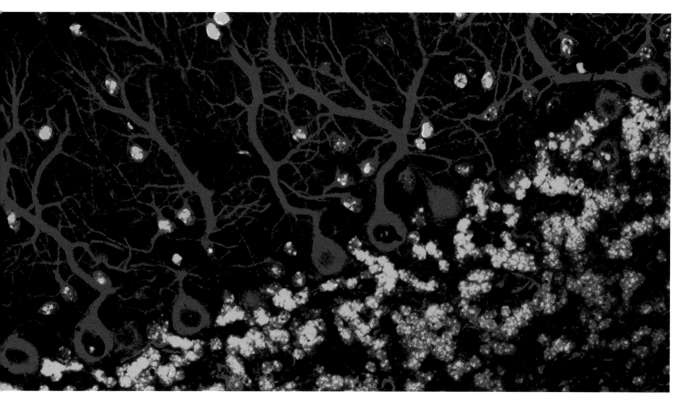

突触传递将浦肯野神经元（上图为荧光显微镜下的浦肯野神经元）中对酸敏感的离子通道与记忆联系起来

音信息。

感官收集到的信息通过神经通路，传递到海马。海马中的神经元就像其他位置的神经元一样，通过沿着轴突发送到突触的电信号，在网络中进行通信。这种电信号可能足以（或不足以）引发神经递质的释放。被释放的神经递质会穿过突触间隙，停靠在邻近神经元的受体位点上。

当记忆被存储起来时，发生在突触间隙的化学反应会稳定下来。当上万个甚至上百万个神经元增强了它们对刺激（比如计算机页面上的词语、图片和声音）的化学连接时，它们就在细胞层面上形成了记忆。

研究已经确定，由 cAMP 分子触发的分子级联反应对短时记忆和学习并不重要。但就像 1999 年的实验所证明的那样，它对长时记忆非常重要。在 1999 年的实验中，经历了基因改造的老鼠得到了加强的 NMDA 受体，发展出了更强大的学习能力与长时记忆能力。

关于老鼠、人类以及其他类型动物的研究表明，记忆存储在特定的位置。加拿大神经心理学家赫布的理论认为，是细胞集群和谐统一的运作使记忆得到存储和提取。第一个细胞集群可能存储计算机屏幕上的词语，第二个集群存储图片，第三个集群存储声音。细胞集群是由紧密排列或分散在全部脑区的神经元构成的，像是链条一样相互刺激，产生记忆的组成部分，这些部分会被整合为更加一致的整体。这一理论解释了为什么痴呆会夺走记忆的某些方面，而其他的方面却是完整无缺的。比如，记忆可以让你识别出数码照片中的人类面孔，但是你却忘记了他的名字，或是无法解码照片旁的文字。

知识速递　2004 年，麻省理工学院的研究小组发现了丝裂原活化蛋白激酶，它能够促进记忆蛋白的合成。

更好地记忆

大约 2 500 年之前，一位名为西蒙尼德斯的古希腊诗人参加了一位名叫斯科帕斯的贵族举行的宴会，他在那里被要求背诵一首长诗。正如古罗马演说家西塞罗所记录下来的，西蒙尼德斯离开了宴会厅一会儿。当他在外面的时候，屋顶塌了下来，杀死了所有的宾客。尸体被严重损坏，即使是宾客的家人也无法分辨出他们的身份来埋葬他们。但是西蒙尼德斯知道每个人所坐的位置。

西塞罗在他的《论雄辩家》中是这样解释的，西蒙尼德斯推断："想要训练这种记忆能力的人，必须选择一些地点，形成关于想要记住的事物的心理图像，并且将这些图像存储在地点之中。所以这些地点的顺序会保存着这些事物的顺序，而这些事物的图像表示的就是事物本身。我们将分别使用这些地点和图像，就像是蜡板和写在蜡板上的文字。"

西蒙尼德斯的技巧被称为罗马空间记忆法或位置记忆法。它的作用原则是为你想要记住的事物创造图像，并将这些图像放置在可以自然形成顺序的位置中。

现代应用

就像美国职业篮球联赛（NBA）名人堂成员杰里·卢卡斯所证明的那样，这项技巧依然有着极好的效果。他使用罗马空间记忆法来记忆各种杂志和书籍中的内容，包括整本《新约全书》。他花了 1 年的时间来记忆这本书。在电视节目中，他向大量的观众打招呼并且回忆出他们的名字，令观众们大吃一惊。他在与魔术师哈里·洛拉尼合著的《记忆之书》中解释了他的技巧，并在演讲中分享了背后的原理。

"所有的孩子都有非常活跃的思想，很容易感到无聊，想要做些什么。我也不例外。"卢卡斯说，"我在没事情做的时候，想出了各种形式的思想游戏，让我的大脑有事情做。"

他将记忆系统的关键概念描述为"自动学习"，并且将其与儿童对语言的掌握联系起来。父母通过指出并识别物体来教育孩子，点亮孩子们的理解之光。小学老师们常常通过粗暴的重复来教授课程，卢卡斯却把注意力放在一些无形的事物上，利用纸上的文字和大声说出的话语，将其具体地记录在脑海中。

记住词语

要记住单个词语，卢卡斯推荐使用一种替换系统。"当你听到或看到一个词或短语时，它可能对你来说是抽象的或是无形的。那就想象一样东西——任何东西，让它听起来像这个抽象物体，或者能够让你想起这个抽象物体，而且这个东西可以在你的脑海中被描绘出来。"例如，明尼苏达州（Minnesota）和密西西比州（Mississippi），可以

当数据被放入 7 个组块时，记忆的效果比较好

变成一小瓶汽水——迷你苏打水（mini-soda），以及吸溜吸溜喝这瓶汽水的已婚女士——西普女士（Mrs. Sip）。为了记住法语中的父亲（pere）这个单词，可以想象一个包着婴儿的黄色梨子（pear）。

人物、地点、事件

图像、词汇和空间朝向可以一起帮助你记忆一系列事件。尝试着想象你的起居室，在这个你如此熟悉的房间中，有你收集并且逐渐了解的东西。也许你在顺时针环顾这个房间的时候，会看到书架、壁炉、钢琴和沙发。现在，将你想要记住的信息的图像与散布在房间里的物体联系起来。

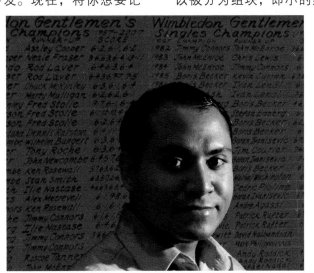

切斯特·桑托斯，2008年美国记忆锦标赛冠军，可以在5分钟内记住洗好的一副牌

如果你想按顺序记住美国总统的名字，你可以将他们的名字与有形的物体联系起来。比如，在林肯之前的3位总统——菲尔莫尔（Fillmore）、皮尔斯（Pierce）和布坎南（Buchanan），记住他们的名字可能会比较难，因为他们在美国历史上留下了相对较少的痕迹。给每一个名字分配一个鲜明的形象。菲尔莫尔可以是一个陶罐，正向一个书架上的玻璃杯中倒入5厘米深的啤酒（"fill more"——倒多点）。在它旁边的壁炉上，有一个钱包，钱包的侧边上扎了一根缝衣针["pierce"——扎着，同样也是与钱包（purse）密切相关的词语]。在壁炉旁的沙发扶手上，有一个小的魔鬼雕像，拉着一个老式火炮的拉火绳（"boo-cannon"——火炮开炮时嘣的一声）。这种技巧可以通过增添更多的细节，或是移动到其他的空间中分配其他的目标来得到扩展。如果你的空间都用光了，你可以移动到其他的房子里，或者给你的想象插上翅膀，用可能自然存在的物体填充这些空间，比如浴室里的水槽和浴缸，或者卧室中的床和梳妆台。

数字

即使是非常长的一串数字、大量物品或词语（如果你好奇的话，《新约全书》总共有大约18万字，不同的翻译版本的字数会有不同），它们也可以被分为组块，即小的组合，然后你可以按照顺序来提取这些组合从而进行记忆。这一原则是普林斯顿大学心理学家乔治·米勒在1956年发表的一篇名为《神奇的数字7±2》的文章中提出的。他测试了19世纪苏格兰哲学家威廉·汉密尔顿的观察结果，即如果你将一袋弹珠扔在地上，你的大脑很可能最多记住6或7个弹珠的位置。大脑每次能够记住的物体数量约为7个。然而，汉密尔顿说，一个更大的组合可以被分为更小的有意义的模式，以此来帮助记忆。

医学院的学生用组块和押韵的方式来记住12对颅神经的名字。在这个押韵的句子中，每个单词的首字母都代表了一对颅神经的首字母，这些部分就会很容易被记住："On old Olympus's towering tops, a Finn and German vied at hops."（在古老的奥林匹斯山顶上，一个芬兰人和一个德国人竞相跳下）。

知识速递　病人对言语记忆的虚构可能是由额叶的损伤所致。这种疾病首先在 1889 年被神经精神病学家谢尔盖·科尔萨科夫所描述，它会混淆事实与谎言。

回忆是如何工作的

当我们回忆时，我们调用了许多感知事件的神经通路。回忆几乎是对事件的重新创造，你从一个美妙的亲吻中得到的温暖、模糊的感觉，和你对一个美妙的亲吻的回忆就可以证明这一点。感觉和回忆相连，因为我们从感觉中得到信息，并用它来构建思想。《今日美国》的科学作家阿普里尔·霍拉迪说，理解存储的机制会使得提取更简单。构建新的记忆的海马，是存储记忆循环的起点和终点。她说，当我们想到一个美味的红苹果的时候，红色的图像部分存储在枕叶的视觉中枢，而咬果肉的清脆声音存储在颞叶的听觉中枢。这些是苹果首先被观察到的感觉信息。

"当我记住'好吃的苹果'这一新的事实时，新的记忆数据会汇聚在海马上，海马会将它们沿着同一路径重复发送几次，来强化连接。"她说。这些信息可以追溯到所谓的帕佩兹回路，从海马开始，然后会连接边缘系统中的所有情绪信息，比如 10 月份在苹果园度过的令人愉悦的一天，还会连接空间信息，比如果园中树木的排列情况。这一回路到达多个皮质区域，然后回到海马。重复地调用这段记忆会一次次地完成这一回路，使得神经连接足够稳定，不需要海马的干预就可以存在。关于苹果的个体属性的记忆是分开存储的，但是与一个整体的神经连接相连。被加强的通路成为长时记忆。

当调用记忆时，大脑通过激活连接颜色、声音、情绪、空间朝向和在记忆中存储的其他事实的神经网络，以及整合所有信息的整体神经网络来提取信息。

4 个类别

尽管一个敏锐的观察者无疑可以为一个美味的苹果创造出一个非常长的属性列表，但这些信息都能被归入 4 个记忆类别中：感觉、运动、视觉空间和语言。

感觉记忆包括 5 种感觉，而嗅觉是最有力的记忆触发因素。因为感觉创造了我们对于世界的理解，所以许多记忆可以根据感觉线索被回忆起来也就不足为奇了。比如，一首特定的歌曲会带来关于婚礼或家庭重聚的记忆。有着强大的记忆能力的人，通常在他们的想象中创造视觉线索来增强长时记忆。

运动记忆为练习过的动作提供精细的运动控

当洛杉矶的一名学校管理员吉尔·普赖斯描绘她的一天时——假设是 8 月 19 日，她会被 10 年前、20 年前或者 30 年前的 8 月 19 日那天的图像、味道、声音和气味所侵扰。

来自威斯康星州拉克罗斯的广播记者布拉德·威廉姆斯也有同样的自传体记忆能力。一个记者问他在 1962 年 12 月 26 日的早上吃了什么的时候，他毫不犹豫地回答："冻麦片。"

普赖斯和威廉姆斯是美国已知仅有的 4 位超常记忆综合征患者中的 2 位，患有这种疾病的人对自己的生活有着超常的记忆力。

威廉姆斯可以选择抑制哪些记忆，而普赖斯的思想却陷入了自动化的困境。她说，她通过一个分裂的感官屏幕来观看这个世界，过去和现在发生的事情不断地在争夺注意力。

制。它包含一切运动控制，从产生语音的精细控制，到在不失去平衡的情况下进行复杂行走的运动控制。运动记忆与技能的学习息息相关。影响一个区域的大脑损伤总是会影响另一个区域。最近的研究表明，运动记忆在学习新技能中的应用分为两个阶段。第一个阶段使用最能代表所需技巧的动作神经网络，比如弹奏钢琴时的眼睛、耳朵和手指的神经网络。第二个阶段发生在基本动作被掌握并被内隐地记住之后，这时大脑使用新的神经元让动作更加精细化。这就是业余的音乐家的合格表演与为交响乐团席位而练习的音乐家的合格表演之间的差别。

视觉空间记忆结合了视觉皮质的神经通路和颞叶中关于空间朝向的神经通路。左半球对感知细节非常重要，而右半球的任务是将细节整合为一个整体。它们协同工作，让你可以看到一棵树，也可以看到树后的森林。

语言记忆产生了将词汇与物体联系起来的能

一个苹果的特性（比如它的颜色、味道、名字）存储在不同的神经回路里

力，这也是沟通的关键基础。沟通的基础存在于大脑获得语言的先天连接中，而语言记忆障碍会对其产生严重影响。它们不仅仅会干扰沟通，还会扭曲某个人对现实的感知，他可能会无法分辨真实记忆中的叙述和幻想中的叙述，无法区分头脑中的错误与真实的事件，也可能很难理解真理的概念。

记忆是可靠的吗？

19 世纪英国才子和剧作家奥斯卡·王尔德将记忆称为"我们随身携带的日记本"。如果真的是这样的话，记忆的每一页都是被编辑过的。在回忆的过程中，大脑提取存储的信息，然后对它重新存储，并通过增添、删减和替换给记忆润色。随着时间的推移，记忆会发生流畅而剧烈的变化。一个事件发生后经历的时间越长，大脑越可能重新安排关于它的记忆。真实记忆的碎片可能在提取过程中与可用的信息片段相结合，产生了看起来像是真实经历的虚假记忆。

加利福尼亚大学欧文分校的心理学教授伊丽莎白·洛夫特斯甚至还半开玩笑地建议，法庭上给证

从 2000 年以来，加利福尼亚大学欧文分校的神经学家们一直在研究普赖斯，她是美国第一个有档案记录的超常记忆综合征案例。对她的大脑进行扫描，并与数千张"正常"大脑的图像进行比对之后，科学家们发现她大脑的一些区域比正常人的这些区域要大得多。

具体来说，她的负责形成习惯的尾状核，还有负责存储事实和数字的颞叶部分，都异常地大。科学家们相信这些区域可能会同时起作用，这也就解释了为什么普赖斯对细节的记忆和你对系鞋带的记忆一样都是自动的。

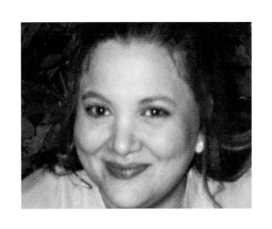

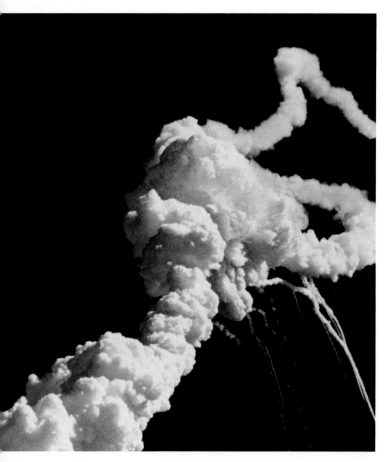

情绪,如"挑战者号"爆炸引发的震惊和悲伤,创造了"闪光灯"记忆

即使是"闪光灯"记忆——那种令人感觉不会改变的记忆,也会随着时间的推移而被重建。行为神经学家海克·施莫克通过让人们分享对演员兼橄榄球明星辛普森1995年谋杀案无罪判决的记忆,证明了这一点。在陪审团宣布判决后的第3天、第15个月和第32个月,施莫克询问志愿者记忆的细节。在15个月后,她发现一半的人的记忆与在第3天的记忆非常吻合,只有11%的人记忆中存在严重的偏差。但是在第32个月的采访中,大部分志愿者产生了记忆偏差,只有29%的人的记忆与原始描述一致,40%的人在不同的记忆版本中存在着严重偏差。

暗示可以强烈地影响记忆。在一个被称为记忆变形的过程中,市场营销人员在一个事件发生后使消费者确信他们体验了从未发生的事情。在对照实验中,心理学家能够让25%的人相信他们5岁的时候曾在商场中走失。在另一个案例中,16%的成年人在看过一个被篡改的迪士尼广告后,确信他们小时候在主题公园里遇到过兔八哥,尽管兔八哥是华纳兄弟影业公司的动画片角色。

营销人员使用"事后重塑"来暗示人们对一个产品和事件(比如消费者刚刚看过的好莱坞电影)产生积极反应。这种暗示可能会非常强烈,可能会让消费者忘掉最初的负面反应。电视、书籍、杂志以及报纸中的广告和信息,可以与提取的记忆结合起来,与原始的记忆存储在一起。

如果你想提升你对物体和事件的记忆力,可以使用缩写词或句子中单词的第一个字母来按顺序地记住单词,将一大组事件分为7个或更少的组块,重复需要存储的信息,或是把韵律和歌曲应用在记忆中。

韵律与歌曲将词汇与音乐以及其他语言形式联系起来,产生了一种容易理解而有趣的记忆困难信息的方式。罗得岛州布朗大学的21岁学生凯文·鲁

人的誓言应该被改变为:"你发誓要说出真相,全部的真相,还是你认为你可以记住的东西?"

在记忆中可能正确的部分是一个事件的核心内容,尤其是当它和情绪一起被编码的时候。年纪足够大、能够记住事情的美国人可能会很轻松地回想起1986年"挑战者号"航天飞机爆炸的事实。他们可能还会记得火箭在佛罗里达州发射的那天天气很冷,因为寒冷的气候导致了这场灾难,或者他们会回忆起在电视新闻中看到的发射塔上有冰的图片,但是对细节的记忆更可能会消失。哈佛大学记忆专家理查德·麦克纳利说,尽管人们普遍相信记忆是永恒的,但是在回忆起"挑战者号"事件或2001年"9·11"恐怖袭击事件时,人们"可能会忘记他们在哪里,在做什么"。

交叉参考··见『情绪』,第216页

斯在杰瑞·法威尔管理的保守的基督教自由大学做了一年"卧底"，并在 2009 年写了一本书来讲述他的经历。"在一个测试中，我们必须按顺序写出《新约全书》全部 27 卷的名字。"鲁斯告诉一位记者，"我整晚没睡，最后我去了我室友那里，跟他说：'兄弟，这太难了！'他说：'很简单的，你只要唱这首歌就行了。'他教给我一首他在主日学校学的歌。第二天，我听到周围其他所有的学生都在唱这首歌。"

记忆障碍

医生看到过许多有记忆障碍的患者。记忆障碍可能是脑震荡引起的短期记忆丧失，也可能是包括阿尔茨海默病在内的痴呆，痴呆会将一生的宝贵经历毁灭性地抹去。

头部损伤、脑炎（脑部感染）和脑畸形会影响记忆。脑震荡为短时记忆向长时记忆的转移提供了重要的研究线索。这一过程显然需要几分钟的时间，因为脑震荡不仅会抹去对随后发生的事件的记忆，还会抹去几分钟之前的记忆。

一些常见的生理原因可能会抑制新记忆的形成，比如抑郁或缺乏睡眠。抑郁会导致注意力不集中，这会削弱感觉记忆的力量，而感觉记忆是形成和存储记忆的第一步。治疗抑郁通常能够改善记忆力。失眠也会抑制短时记忆向长时记忆的转移。睡一个好觉能够帮助加强记忆。

> **知识速递** 广告如果把信息和微妙的情绪结合起来，则更有可能被记住。

遗忘

科尔萨科夫诊断出的精神疾病是一种奇怪但是并不少见的记忆障碍，它会消除大脑形成与存储新记忆的能力。这种疾病最常见的诱因是长期酗酒。这种疾病的名称来源于第一个诊断出这种疾病的医生——科尔萨科夫，它会影响记忆，并不影响智力和情绪反应，但它似乎会引发高水平的受暗示性。如果你见到了一位科尔萨科夫综合征的患者，和他聊几分钟，然后离开几分钟，这名患者不会在你回来的时候认出你。然而，如果你暗示他你们曾经见过，他会编出一个故事来描述你们的会面。科尔萨科夫综合征患者的大脑显示出，在丘脑中临近中线的位置缺失了大量的神经元。

吉米·G. 患上了科尔萨科夫综合征，在 1975 年被纽约医院收治。吉米·G. 永远活在二战的最后几天里，在问他今年是哪一年的时候，他会回答："1945 年啊，兄弟，你什么意思？我们赢得了战争，

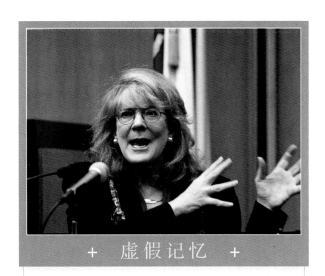

+ 虚假记忆 +

在 20 世纪 70 年代开始的实验中，研究人员伊丽莎白·洛夫特斯发现，在适当的引导下，大约 1/4 的成年人会断言他们有过实际上从未发生的童年经历。一位研究人员强迫他的志愿者回忆起虚构的事件。想象这些事件似乎会让他们对其产生熟悉感，他们更有可能将其从记忆中召唤出来。洛夫特斯有着自己的虚假记忆，是被她叔叔所暗示的关于母亲去世的记忆。一些虚假记忆本身是无伤大雅的，但是暗示的力量为虚假却显得真诚的法庭证词打开了大门。

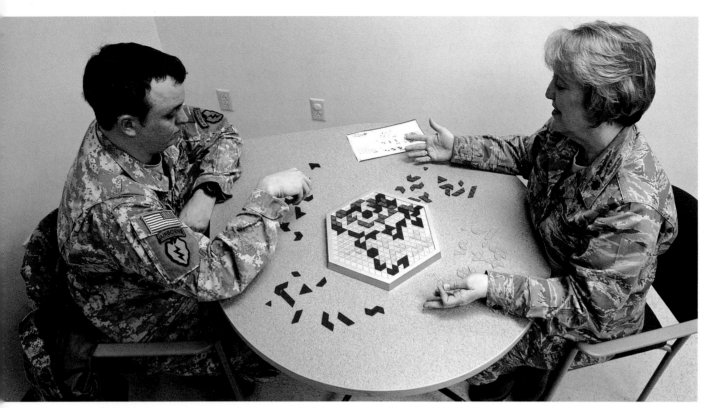

语言病理学家阿娃·克雷格少校和丹·达洛萨中士在阿拉斯加基地的脑损伤诊所玩游戏，来帮助达洛萨记忆

罗斯福死了,杜鲁门掌舵。伟大的日子在等着我们。"他发誓说,尽管他已经满头白发,但他只有 19 岁,马上要到 20 岁。吉米头脑敏捷,观察力强,很擅长解谜语。

当被问到该如何解决吉米的问题时,著名的心理学家亚历山大·卢里亚同情地回答说:"像这样的病例没有处方,他的记忆能力恢复的可能性很小,甚至没有。但是一个人并不仅仅是由记忆组成的。他有着感受、愿望、情绪和道德——神经心理学无法解释的各种东西。"在纽约医院的许多年里,吉米认识了一个和他分享童年和青年时光的兄弟,但是无法理解为什么自己看起来如此苍老。科尔萨科夫综合征夺走了吉米的记忆,也没有给他留下他失去东西的印象。失去了记忆,失去了对自己深刻的

出了什么问题？

在 2008 年的 20 天里,纽约的汉娜·厄普遭受了解离性漫游症的痛苦。这是一种遗忘的形式,非常罕见,以至于它最著名的案例涉及了一个虚构的特工。

杰森·伯恩(《谍影重重》的男主角)完全记得十几种语言,对肉搏战斗有一种难以解释的直觉,但是他却记不得自己的名字。不过,不管怎么说,他都是虚构的一个人。

解离性漫游症是一种精神疾病,其特征是压力引起的人格遗忘,可能会持续几小时或几天,但在 19 世纪的传教士安塞尔·伯恩的例子中,持续了数月或数年。安塞尔·伯恩的例子并不完全准确地启发了这个虚构的"杰森·伯恩"。

厄普在患病过程中,肌肉记忆得以保留:苹果商店的监控录像捕捉到厄普登录她的电子邮件账户,手指自

认知，会带走一个人大脑中识别自我的那一部分。吉米的遗忘消除了他意识到自己遗忘的能力。

遗忘也可能发生在出生、经历事故或者抽搐时大脑缺氧的时候，还可能由生理和情绪创伤事件引发，这会损伤大脑编码和存储记忆的区域。生理上的创伤可能会干扰情景记忆，而语义记忆却完好无损。根据伦敦儿童健康研究所1997年的研究，3名因缺氧而造成海马损伤的英国儿童失去了他们的情景记忆能力。他们无法告诉你刚刚看过的电视节目内容是什么，也无法告诉你怎么在附近转转，但是他们可以去学校学习如何阅读与写作。他们的"事实"记忆被保留了下来，但是他们的自传体记忆消失了。后一种类型的遗忘从19世纪开始被报道，会发生在大脑压制对创伤事件的有意识回忆时，但是情绪和感觉记忆却会得到保留。与创伤相关的负面情绪的诱因，可以引发一种被称为创伤后应激障碍的疾病。

大脑中负责语言的特定区域，对约97%的人来说都在左半球。其损伤可能会造成言语和识别词汇方面的障碍。

＋　遗　忘　的　种　类　＋

种类	描述
遗忘有很多种不同的形式，有着不同的病因和症状	
酒精昏迷引发的遗忘	发生在快速、大量地饮酒之后，对之后的事件产生的部分性或完全性遗忘
解离性漫游症	会引起对身份和日常事件的混淆。通常会伴随漫游现象。可能会持续几小时到几个月
科尔萨科夫综合征	通常发生在一些长期酗酒的人身上。会导致患者无法形成短时记忆。患者可能会捏造记忆
创伤后遗忘	在昏迷后产生。会导致定向障碍、激越，使患者无法记起在受伤前一段时间内发生的事情
压抑记忆（分离性遗忘）	对早期创伤的反应。记忆随后会恢复。各种不同的说法使研究人员产生了分歧

动地输入用户名和密码。

一种对解离性漫游状态的解释是，个体正在潜意识地寻求逃避。医生推断，朋友患有绝症的压力导致了40岁的杰弗里·英格拉姆长达1个月的解离性漫游状态。

英格拉姆（右图）在去拜访他的朋友的路上失踪了。在他离开家的第4天，他出现在科罗拉多州丹佛市，不知道自己是谁，并且花费了1个月的时间寻找自己的身份。他在电视上的镜头被他的家人看到，使他和家人以及自己的过去能够重逢。

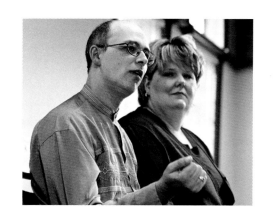

语言

人类的特殊沟通方式

阅读一页纸上的词语的行为——理解它们的含义以及将它们念出声来，涉及语言功能，但这种功能并不仅存在于大脑的一个部分中。语言功能涉及大脑前部和后部，以及其他众多脑区。大量颅内区域负责语言产生和理解，这说明了语言对人类生存的重要性。

任务与区域

默读书页上的字激活了大脑后部的初级视觉皮质，以让大脑感知字和词的形状。大脑还需要利用短时记忆，将这些词语放置在注意力的范围内并持续足够长的时间，以便让读者理解它们是如何组合成句子的。大脑还会利用分析功能将句子拆开来理解它的含义。

孩子听到大声说出来的词语时，会激活大脑中的听觉联合区。理解言语需要语言区域对语言进行编码和解码，该区域需要接收来自听觉联合区的信号。如果是看书上的文字，语言区域就需要来自视觉联合区的信号。在右撇子人群中，9/10 的人的初级语言区域在左半球，而在左撇子人群中，2/3 的人的初级语言区域在左半球。

父母大声朗读时的大脑回路和孩子们听他们朗读时的大脑回路并不相同。尽管在处理的过程中有着细微的差别，但是阅读通常是从视觉皮质的激活开始的，它将信号传递给韦尼克区——以德国神经学家卡尔·韦尼克的名字命名的脑区，他在 19 世纪描述了这个区域。韦尼克区有损伤的患者可以说话，但是发出的是一堆混乱的声音，这种情况有时

+ 家庭手势 +

在 1979 年桑地诺民族解放阵线掌权之前，尼加拉瓜的失聪儿童没有接受过正规教育。他们开发了"家庭手势"（一种个人手势系统）来进行交流。因此，当孩子们第一次上学的时候，他们使用的不是相同的语言。但在 1986 年，当美国语言学家朱迪·凯格尔参观失聪儿童所在的学校的时候，学生们已将这种混杂的家庭手势转化为一种复杂的语言，即尼加拉瓜手语。

重大突破

很长时间以来，科学家们一直在争论语言是先天的还是后天的。大多数观察者相信，新生儿是从他们的父母身上学习到语言的所有特性的。然而，1959 年，麻省理工学院语言学家诺姆·乔姆斯基（右图）提供了一些证据，证明儿童的大脑天生就可以获得语言。他推断，儿童的大脑有一种"通用语法"，在反复接触了当地的语言之后，会开始专攻这一语言。

乔姆斯基在对多种语言的结构进行检查和分类之后，提出了通用语法的概念。尽管各种语言的词汇有着明显不同，但是人们只有几种方法能够将词语组合成句子。比如，在英语中，形容词在名词之前，而在法语中，形容词在名词之后。乔姆斯基说，婴儿会察觉到这种结构上的区别，并适应当地的语法复杂性。

交叉参考：见『进化』，第 076 页

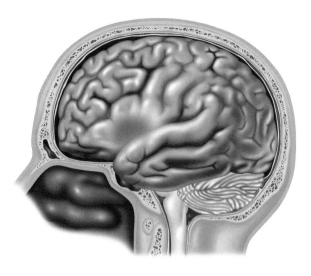
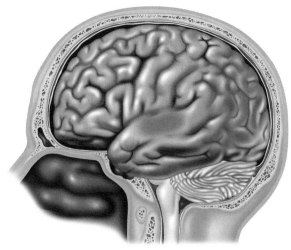

在上图中，橘黄色的区域是布罗卡区，粉色的区域是初级听觉区域

被称为"语词杂拌"，而且他们在理解语言方面也有困难。

说话会激活一个被称为布罗卡区的区域。法国科学家发现左半球中这个区域的损伤会干扰语言能力。言语活动需要韦尼克区和布罗卡区的合作。词语在韦尼克区的处理过程中被整合在一起，然后信号沿着一条叫作弓形束的神经纤维束，以及一个叫作角回的大脑区域传递到布罗卡区。从布罗卡区开始，言语活动的神经冲动会一直延伸到运动皮质，而运动皮质控制着嘴唇、舌头和脸部的运动。

布罗卡区、韦尼克区和基底神经节作为一个独立的单元，分析输入的声音以及处理传出的语言。大脑皮质中围绕着这些部位的区域，将语言的处理过程与产生思想和概念的皮质区域联系在一起。这使得我们在思考下一步要说什么的同时，能够说出一个智慧的、在语法上正确的句子。

聆听别人朗读的孩子们会在初级听觉区域处理这些词语。传递到韦尼克区的信号引发了对词语的

通用语法的概念一开始经受住了各种挑战。但在 2005 年，伊利诺伊州立大学语言学家丹尼尔·L.埃弗里特声称，在亚马孙雨林地区的毗拉哈语中存在着例外。其他的语言学家从那时起开始质疑埃弗里特的发现，这种质疑在科学领域很常见。

通用语法的新证据来源于创造人工语言的尝试。失聪儿童的教育者们有时候会发明语言。通常，在改变这种语言的规则并使其符合语言的通用标准之前，孩子们无法很好地学习这种语言。

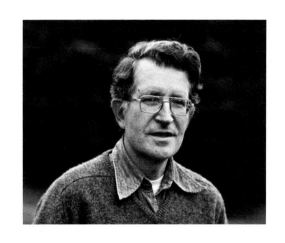

理解。如果儿童也跟着朗读，大脑会将词语的信号传递到布罗卡区，最终传递到运动复合体。

在非支配半球——对约97%的健康成年人来说是右半球，相应的大脑区域会解码非语言的交流元素。右半球也在识别口语的细微差异中起到重要作用。一个健康的大脑通常能够轻易地区分"暗的房间"（dark room）与"暗室"（darkroom）。而右侧大脑受损的人会很难做出这种区分。

语言的进化

一些科学家（比如行为神经学家安东尼奥·达马西奥）相信，没有语言，思维也可以存在。另一些科学家则认为是语言产生了思维。混合语言专家德里克·比克顿说："在没有语言的情况下，我不能说我们不会拥有心理体验，但我会说，我们的心理体验不会是非常连贯的。"

比克顿认为，皮钦语是语言创造的第一个步骤。

没有语言的一生

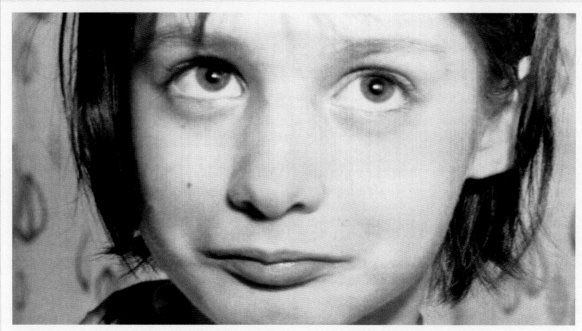

杰妮在1970年从一个虐待她的家庭中被救出，她患有严重的语言障碍

"语言必须从小习得。"语言学家和神经学家埃里克·伦内贝格在《语言的生物学基础》一书中这样写道。很多语言学家都是这样认为的，但是没有办法检验这一假说。

然后，在1970年，一名13岁的女孩从她在洛杉矶的家中被解救出来。从出生开始，杰妮就被关在一个单人房中，她如果吵闹就会被打。墙壁另一边传来的模糊声响给她带来了一些关于语言的暗示，但她从来没有学习正常的语言。

后来，4年的训练教给了杰妮基本的沟通技能，包括手语。她同样掌握了基本的词汇量，可以将词语与所指的对象配对。但是杰妮无法清楚地说出句子。她左半球的大脑皮质没有接收到正常言语发展所需的感觉刺激。因为缺乏刺激，杰妮的语言中枢遭受了不可恢复的损伤。经过几年训练的杰妮最终被许多寄养家庭放弃，而且她的语言能力也退化了。

当人们聚集在一起，无法通过一种相同的语言沟通时，皮钦语就会产生，比如从西非的各个部落被带到新大陆的奴隶所创造的语言。皮钦语将词语分配给所指的对象，但是因为缺乏语法，所以缺乏复杂性。"射箭……鹿"可能是一个帮助杀死鹿的命令，或者是一个猎人声称他刚刚这么做了的宣告。有趣的是，说皮钦语的儿童的大脑依然有着语言的可塑性，能够在皮钦语中加入语法，创造出克里奥尔语式的混合语言。

皮钦语会出现在很小的孩子身上，他们发展出的词汇量还很有限，无法形成精妙的句法。一个孩子可能会说"果汁……我"而不是"请你给我倒一些果汁"。比克顿认为，儿童大脑复杂性的提升，以及随之而来的对语言能力的掌握，可能反映了语言的进化历史。语言依然是人类和动物最主要的区别之一。

动物的交流

然而，动物已经发展出它们自己交流的复杂方式。听觉交流包括鸟类的叫声和鲸鱼的歌声。视觉交流涉及对光波的解码。化学交流涉及一只动物留给另一只动物的物质。而触觉交流涉及身体接触。每种动物选择交流的方式，取决于它们最强大的、最敏感的神经元受体。动物和人类一样，同样

知识速递 | 大猩猩可可通常会造出 3 到 6 个词语长度的手语句子。

麻省理工学院的艾琳·佩珀伯格和她研究的一只灰鹦鹉一起工作，来理解动物的交流与学习

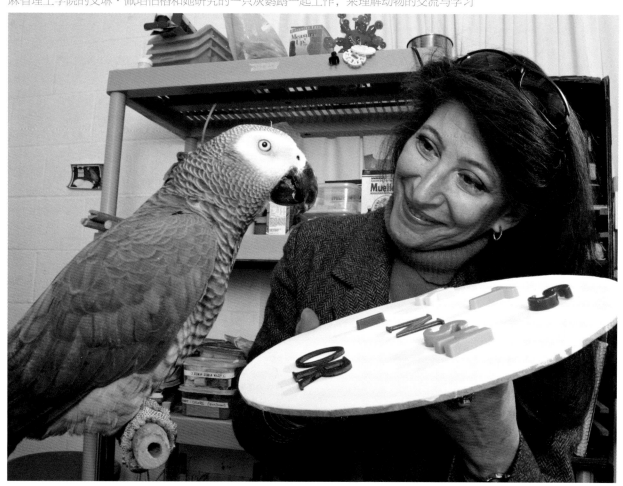

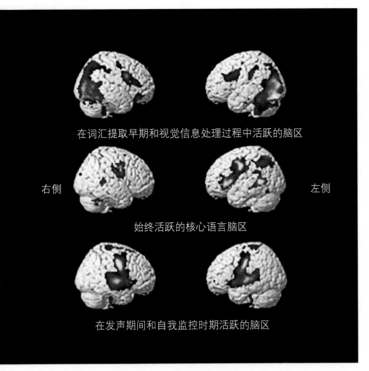

在词汇提取早期和视觉信息处理过程中活跃的脑区

右侧　　　　　　　　　　　　　　左侧

始终活跃的核心语言脑区

在发声期间和自我监控时期活跃的脑区

大脑扫描图记录了识别、标记以及命名物体时活跃的区域

可以将感觉刺激进行结合，来进行更加复杂的交流。黑猩猩和大猩猩可能是在进化进程中和人类很接近的物种，它们拥有一个结合了手势、姿态、表情和发声的交流系统。大猩猩基金会教会了一只出生于 1971 年、名叫可可的雌性西部低地大猩猩大约 1 000 个美国手语单词。以人类的智商标准来衡量，她的智商在 70 到 95 之间，而人类的平均智商

为 100。

大脑内部的语言

保罗·布罗卡依靠尸检来研究大脑损伤对语言和言语的影响。幸运的是，高科技脑部扫描技术的进步，比如 PET 和 fMRI，已经为人类交流方式的研究打开了一扇窗户。

在使用 PET 的实验中，研究人员首先要将氧的放射性同位素注入志愿者的血液。志愿者静静地休息，看着一块空白的屏幕，直到一个词语出现，然后他们大声地读出这个词语。在最后一个步骤中，他们要说出与其相关的一个词语，比如在屏幕上出现的词语是名词"蛋糕"时，他们可以说出动词"吃"。每一个步骤都会产生不同的扫描图像，放射性同位素也显示出大脑从血液中吸收氧气的各个区域。志愿者看到词语时会激活大脑后部的视觉皮质，大声说出词语时会激活运动神经网络，这些神经网络是说话时肌肉收缩所需的网络。志愿者自己想出相关词语时会点亮大脑中的许多区域，包括左半球的语

> **知识速递**｜声调语言是在左半球被处理的，而不是在与音乐相关的区域。

交叉参考：见『一个全新的大脑』，第 082 页

出了什么问题？

1984 年，英国医生 W. 普林格尔·摩根给出了第一个阅读障碍病例的诊断。摩根是这样形容一名患者的："珀西·F. 一直是一个聪明的男孩……无论过去还是现在，他最大的问题是无法学会阅读。"

从古希腊对"语言受损"的治疗开始，早期对阅读障碍的治疗注重于视觉处理方面。医生认为视觉损伤可以解释为什么阅读障碍患者通常在写作的时候会转置字母。事实上，阅读障碍患者的视力通常没什么问题——有些人的视力甚至比普通人更好。但他们通常难以从音素中解码出有意义的词语。一些阅读障碍患者还会难以在短时记忆中留住声音以组合成词语。一些患者可以解码音素，但是速度很慢。尽管如此，阅读障碍患者在智力测验中的得分和其他组的得分一样高。

言区域、运动复合体以及与压力相关的区域。

阅读与写作可能已经有 5 000 年的历史，而默读可能有着更悠久的历史。大声朗读所有书面材料可能在某个时期是普遍现象，以至于圣奥古斯丁在写下关于同时代的圣安布罗斯的事情时表现得很惊讶，因为圣安布罗斯在阅读的时候，"他的眼神在书页上滑过，他的心感受到了这种感觉，但是他不发出声音，舌头是静止的"。

今天的孩子们刚开始会读出书页上的词语，就像圣奥古斯丁那样，但是逐渐会学会默读，就像圣安布罗斯那样。这种转变似乎不是大脑的进化发展，但可以为现存的大脑区域增加新的功能。阅读和写作并不像言语那样受到基因编程的支持。

观察证据表明，阅读和写作用到了不同的神经网络。一些人可以认出并写下字母，但是无法阅读。

+ **阅读障碍** +

许多著名的人士（包括但不限于画家、政治家、科学家、音乐家和作家）都患有阅读障碍。如：达·芬奇、安德鲁·杰克逊、安徒生、托马斯·爱迪生、毕加索、阿加莎·克里斯蒂、安塞尔·亚当斯、约翰·列侬。

阅读者有着自己的"怪癖"，一些卒中患者除了形容词等特定类型的词外，能正常阅读其他所有的词。

与阅读相关的区域有很多，言语沟通能力极强的人的阅读功能常常位于颞上回，而存储物体名称的能力常常位于颞中回。

考虑到理解纸上文字的复杂性，儿童会选择不同的方式来学习阅读就不奇怪了。一些儿童在使用拼读法时表现最好，他们会把单词读出来。这种方法在处理很多英语单词时都是有效的，但是对无声字母和不发原本声音的字母组合来说并没有那么有效（比如 cough、colonel 和 cello）。拼读法强调字母组合的机制以及字母组合发声的规则。

另一些孩子在使用完整语言方法时表现得最好，这种方法教他们识别单词的形状，而这依赖视觉回路。美国的学校倾向于在阅读教学中使用完整语言方法，并且通过让孩子们对语境（比如故事）中单词的理解产生兴趣来教授阅读。

不过，这并不是一个非此即彼的命题。大多数人通过使用两种方法来学习阅读，这需要更加广泛的神经回路。相当多的人会很难掌握阅读技能。发展性阅读障碍，一种与阅读有关的、无法被智力或儿童学习环境中的问题所解释的障碍，会影响 5%~15% 的人群。

研究人员关注各种可能存在的病因。在左半球后部，角回的生理损伤已经引起了一些人的注意。角回会在阅读时被激活。另一些人则关注包括视觉系统在内的各种神经网络的并行处理。阅读障碍患者的 fMRI 数据显示出顶叶和后颞叶的活动水平降低。一些患者的丘脑出现了异常，而感觉信息会在丘脑中得到传递。

许多阅读障碍患者是画家和音乐家。研究表明，他们可能有着更强的低音听觉能力，并且周边视觉对颜色更敏感。

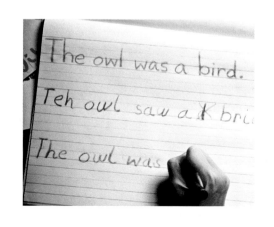

言语障碍

不久前，医生还认为口吃是一种紧张的、情绪化的状态。现在，这种影响了大约300万美国人的疾病完全落在神经学的领域之中。口吃通常在2到6岁出现，因为儿童在这时加快了他们对语言的学习。3/4的口吃儿童会自发地不再口吃。在成年人中，口吃影响的男性数量是女性数量的4倍。科学研究一直没有发现口吃的明确原因，但是人们相信有一

布罗卡的患者

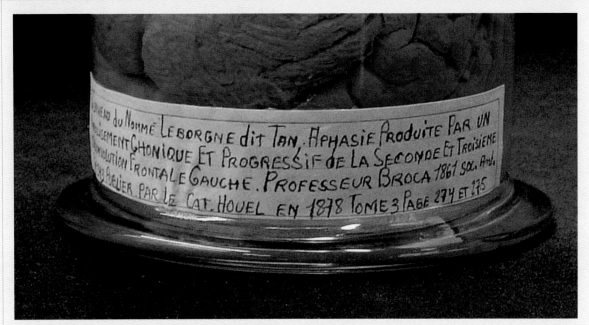

为了日后的研究，神经学家保罗·布罗卡将患者的大脑保存了下来

一位名叫勒博涅的男人走进了巴黎郊区的一家医院。勒博涅失去了说话的能力，这种情况被称为失语症。当他被问到一个问题时，他只能反复说着"tan"，并疯狂地打着手势。所以工作人员开始叫他谭。

谭的健康状况慢慢变差。他的右侧身体开始瘫痪，最后运动能力的缺失让他只能卧床不起。他依然说着"tan"，并且很明显的是，就算他不能理解所有对他说的话，也可以理解很大一部分。在住院超过20年后，谭在1861年死去。

外科医生和神经解剖学家保罗·布罗卡在尸检时检查了谭的大脑。硬脑膜变得很厚，而且左侧额叶变得异常柔软。左半球中一个鸡蛋大小的部位被损坏了，留下了一个充满液体的空间。布罗卡确信，谭语言能力的缺失源于这种异常现象。谭右侧身体的瘫痪同样源于这种损伤。

今天，神经学家确信左半球的损伤会带来语言功能受损的风险。在1861年，这种结论是令人震惊的。两个阵营一直在争论两个大脑半球是否共享语言功能，以及这种功能是否是局部性的。谭给了布罗卡解决争论的钥匙。尽管大脑各不相同，而且各区域之间也没有严格的边界，但巴黎这位失语症患者的大脑左侧颞叶外侧裂上方的位置，在今天被称为布罗卡区，而且谭的情况被称为布罗卡失语症。谭以及布罗卡的大脑都被保存下来用于科学研究。

定的基因因素。非口吃者的大脑扫描显示，言语处理最常发生在左半球。口吃者在右半球有着不正常的脑活动。这可能说明，协调两个半球的胼胝体出现了问题，并且研究人员表示过量的多巴胺可能是导致这种紊乱的原因。在药物试验之前，最常见的口吃治疗方式包括言语疗法，还有使用入耳式装置。这种入耳式装置以稍微不同的音调在片刻后将一个人的声音传递到耳道中。这种改变被认为可以带来所谓的"合唱效果"，可以在患者唱歌、与别人说话的时候抑制口吃的产生。

知识速递 ｜ 唇读激活了大脑的视觉复合体和听觉复合体。

学习障碍

　　学习障碍起源于大脑对信息的错误接收、处理与交流。儿科医生可以提供重要发展阶段的图表，让父母可以将他们的孩子的主要发展阶段与标准进行对比。

　　学习障碍有很多种。听觉处理障碍会让人很难分辨声音之间的区别。视觉处理障碍会对阅读、地图识别以及其他需要分析视觉信息的工作造成障碍。计算障碍会影响数学能力，并且会在患者使用金钱的时候造成问题。书写障碍是一种书写上的困难，可能包括手写、拼写以及组织想法方面的问题。阅读障碍是一种语言处理障碍。运用障碍，也称失用症，是一种感觉整合方面的疾病，会影响运动协调能力和言语能力。患有言语失用症（这个名字形容一种语言能力的减弱或缺失）的人可以理解别人对他说的话，但是却很难表达出他想说的话。这种疾病的根源不在嘴唇或舌头的肌肉，而在大脑。

　　成年人可能因为大脑损伤、卒中或肿瘤患上任

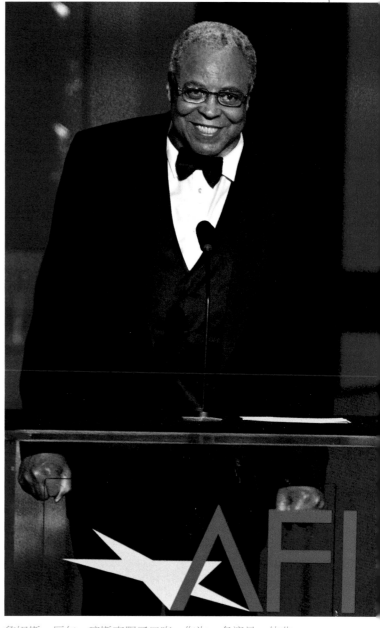

詹姆斯·厄尔·琼斯克服了口吃。作为一名演员，他非常容易识别的声音让他声名远扬

意一种学习障碍。一种叫作发育性语音失用症的疾病在患者出生时就存在。科学家们认为，这可能来源于整体语言发展中的问题，或者是由于大脑的语言中枢和产生言语的肌肉之间有着神经沟通方面的缺陷。患有发育性语音失用症的儿童更可能拥有患沟通障碍或学习障碍的家庭成员，这一事实指向了遗传因素。

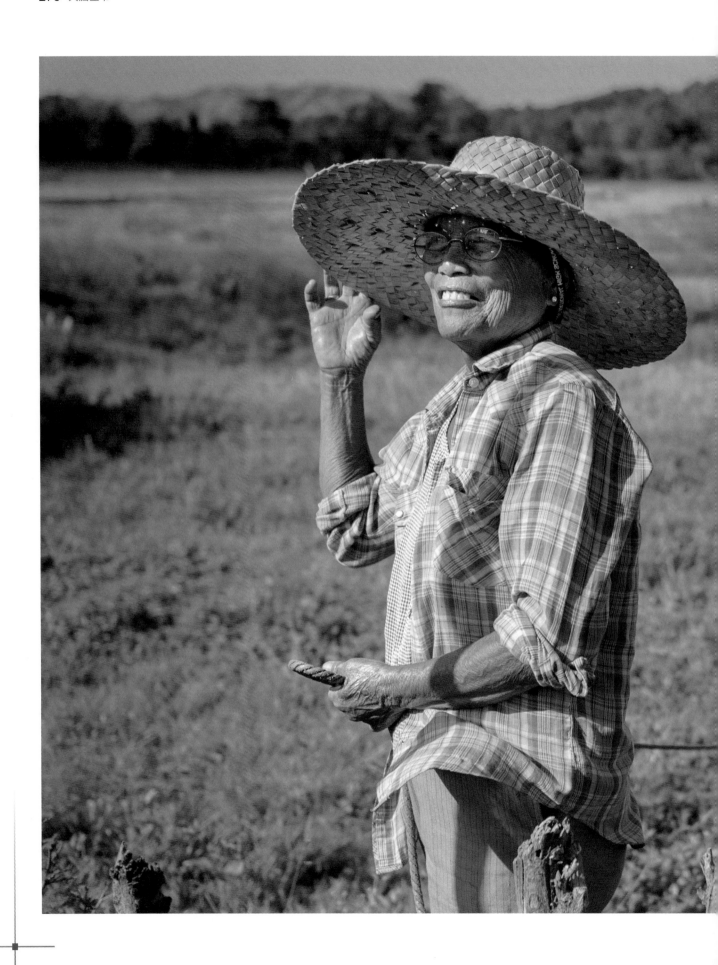

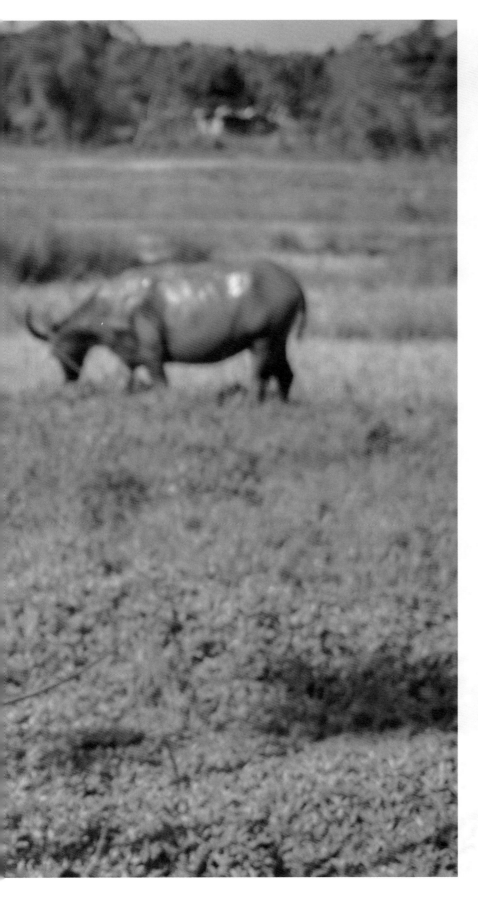

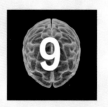

9

第九章
大脑的老化

　　大脑不会在一夜之间改变。除了突然患上卒中，大脑在老化的过程中，其感知、处理信息、创造和存储记忆以及学习的能力是逐渐变化的。它的变化可能很缓慢，这种变化也可能有着更大的目的。除了处理速度的降低，健康的成熟大脑在任何需要计划、分析以及组织信息的任务中的表现，都和年轻的大脑一样好。而且因为有着一生的智慧，老年人的大脑比年轻人的大脑更擅长判断。

左图：
阳光照耀着这位菲律宾的老年农民，她正在劳作

成熟的大脑

祝福与挑战

老年人的大脑在某些功能上失去了优势，但通常会保持活跃，甚至在其他功能上会有所提高。有些神经元会因为正常衰老、疾病和损伤而死亡。但多亏了可塑性，一个健康的老年大脑可以积极地重新设计自己，以应对神经递质的减少和一些神经元的缺失。神经元之间的连接会得到修剪，以留下那些最有用的神经元连接。唯一的代价就是会损失大脑快速提供信息的能力。

实际上，有些心智能力是随着年龄的增长而逐渐提高的。在没有疾病的情况下，老年人的大脑会拥有更大的词汇量和更强大的语言技能。但是，衰老的大脑在吸收和处理感觉信息时需要更多的注意力，这可能造成对重要刺激的关注和对次要刺激的忽视。

一系列的疾病，从听力丧失到痴呆，会影响衰老的大脑。在老年人中，抑郁和焦虑同样很常见，特别是当他们失去了一些记忆以及肌肉力量，还有他们的朋友与家庭成员去世的时候。自杀与酗酒并不少见。然而，精神上、身体上的锻炼以及药物治疗，可以保持一个健康的大脑，也可以延长一个人的寿命。幸运的是，大脑工作得越多，它的能力就越强。教育、感官挑战、认知谜语，以及可以改善血液循环、平衡感和肌肉质量的锻炼，都会帮助支持人体中最重要的器官。没有人可以保证，为了保持大脑健康所做的一切一定会保护它免受衰老的损害。然而，任由大脑在年老时停滞会带来麻烦。

> **知识速递** | 大脑从不会失去吸收新信息的能力。可塑性和经验意味着，一个健康的大脑永远有着创造的能力，尽管大脑的敏捷性会不可避免地下降。

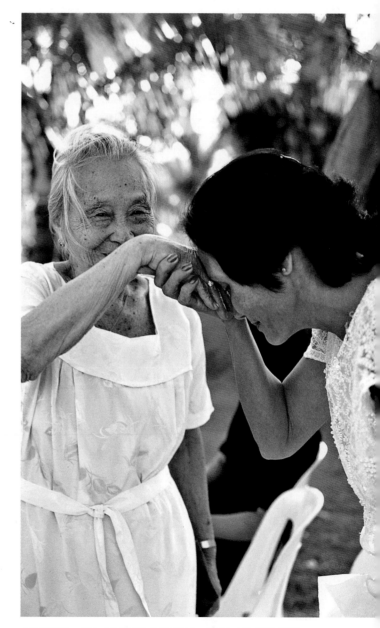

在菲律宾，老人在接受传统的问候。这是对他们的尊敬

老年人的智慧

长久以来，在年老的时候能够保持大脑的健康，被看作一种幸事。《旧约全书·利未记》要求人们尊敬老年人。中国有句老话："不听老人言，吃亏在眼前。"这在古代传统文化中很常见，那时人们的平均寿命比现在人们的平均寿命短得多，老年人会因为他们拥有的生存知识和技能而得到尊敬。他们也积累了一生的智慧，生活了足够长的时间，积累了比年轻人更多的个人经验。相反，一些西方的现代文化认为老年文化不属于主流文化而加以忽视。即使像精神分析学的创始人西格蒙德·弗洛伊德这样聪明的人，也认为老年人不值得他注意。他说："心理治疗对于 50 岁左右或者更老的人没有用处。心理过程中的弹性，即治疗方法所依赖的东西，通常是老年人所缺乏的。他们是不可教育的。另一方面，需要处理的大量材料会无限期地延长治疗的时间。"然而，古罗马演说家西塞罗敦促人们与衰老做斗争——不是因为衰老是需要被逃避的东西，而是因为它为思想和心灵打开了新的大门。"因为老年人也像是油灯，随着时间的逝去渐渐变得暗淡，除非我们可以给他们提供灯油……智力活动让头脑活跃起来。"

人们对衰老和死亡的科学观察可能是从亚里士多德开始的。他把身体和精神的衰退以及死亡看作某种生命的机制。他说，暴力死亡是通过外部手段发生的，而自然死亡"从一开始就涉及器官的构建，并不是由于外部事件的影响。在植物中，它的名字是枯萎。在动物中，它的名字是衰老"。但是，衰老和死亡是不可避免的并不意味着我们就要被动地接受它。衰老的大脑如果不受疾病的影响，可以给我们带来几十年的人生体验，去欣赏过去、现在以及未来的时光。

中枢神经系统的生理变化

随着年龄的增长，中枢神经系统经历了一系列

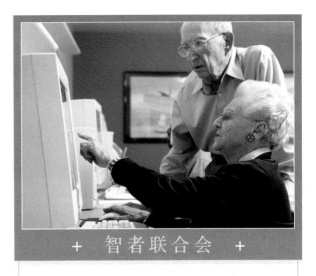

智者联合会

600 名来自"老年智者联合会"的老人通过 2001 年创建的非营利网站回答十几到三十几岁的人的问题。网站创始者道格·梅克尔森说，这一网站让老年人感到自己被重视，而且网站非常受欢迎，这让他意识到"许多人对年长者提出的意见很感兴趣"。

回答者的年龄在 60 到 105 岁之间。一些人在退休中心一起回答问题，另一些人则在家中给出意见。年长者会从自己几十年的人生经验出发，他们总结出的建议往往会强调无私行为和自我接纳的意义。

的自然变化。大脑和脊髓都会失去一些神经元，造成其数量的减少。这种数量上的减少从年轻时开始，并且可能在接下来的 60 年里保持稳定。总体来说，这种损失相对较小，而剩余神经元的可塑性非常强，以至于幸存的神经元可以在新的学习中重新连接，抵消了许多损失。尽管如此，衰老的大脑中剩余的神经元的电化学信号的传递速度还是会变慢。一种叫作脂褐素的黄褐色颗粒状色素物质会在神经组织中形成。脑组织中的废物会积聚，在阿尔茨海默病患者的身体中，这些废物会形成斑块和缠结。随着神经开始损失质量，并且其中的一部分神经开始发生故障，反射可能会减弱或者消失，刺激可能不会

轻易地被 5 种感官记录下来，从而导致人体在运动和环境交互方面出现困难。衰老同样会影响反应时间、感知的速度、决策的速度以及额叶的其他执行功能。

一些人会经历衰退带来的多种改变，而另一些人似乎可以完全不受影响。人们患痴呆（包括阿尔茨海默病的一组大脑疾病）的概率在 20 世纪 80 年代之前似乎一直在上升，但在 80 年代时，这种概率实际上开始下降了。而且，仅有斑块和缠结的存在不一定会导致痴呆。真正的痴呆患者可能只占 65 岁以上的人口的 5% 左右。其他的情况可能包括可逆性痴呆，这是由低血压、对处方药的反应、饮食习惯不良、抑郁、激素失调以及其他问题引起的精神障碍。在正确诊断的情况下，这种疾病可以得到

知识速递 | 心智衰退是由疾病、正常衰老和缺乏脑力锻炼引起的。

保持敏锐

伊利诺伊大学的研究人员在 2008 年证明，老年人玩电子游戏的时候会提升认知能力，并且会在数周之内保持这种能力的提升。更好的是，这种能力会转移到真实世界的任务中。

在这项研究中，有 20 名超过 60 岁的成年人玩一种游戏，而另外 20 名 60 岁以上的成年人是对照组。游戏玩家在警觉性、工作记忆以及切换任务的能力上的得分都超过了非游戏玩家。要点是什么呢？

√ 这项研究的设计者阿特·克莱默说，策略游戏可以作为老年人保持甚至提升一部分认知能力的方式，而这种认知能力会随着衰老而下降。

√ 电子游戏可以帮助老年人获得快乐，并且会创造或巩固社交网络。需要身体活动的电子游戏可以促进体育锻炼和手眼协调。

老年人正用手持电子游戏机考验他们大脑的能力

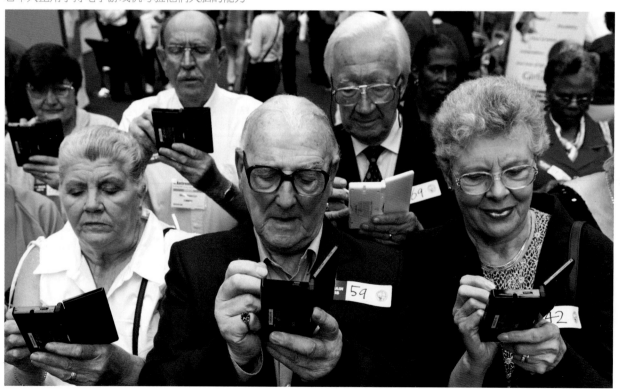

交叉参考：见『成熟』，第 102 页

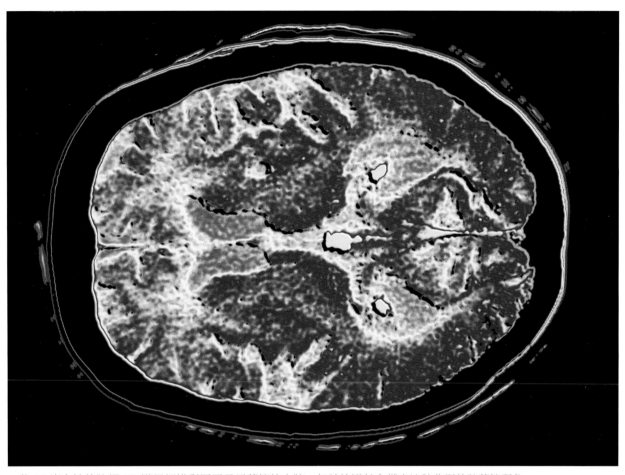

一位 90 岁女性的脑部 CT 增强扫描彩图显示了萎缩的大脑。年龄的增长会带来这种典型的脑萎缩现象

治疗。

在老年人的脊髓中，一些神经纤维的损失不仅会影响感觉信号的传输以及骨骼肌指令的传递，而且会影响不随意运动的信号，包括那些影响肌肉协调性的信号。脊髓中的某些神经纤维可以为大脑提供腿部和脚部的位置信息。与衰老相关的脊髓束功能障碍损害了保持平衡的动态运动能力。身体实际上在什么位置，以及大脑无意识地认为身体在什么位置，可能并不是一回事。这会影响肌肉协调性，可能导致肌肉抽搐和摔倒。

损失速度

在大脑中，不同区域的神经元以不同的速度消失。半个世纪前，研究表明大脑皮质在衰老的过程中会失去约 30% 的神经元，因此人们普遍认为大脑每天要失去 5 万到 6 万个神经元。这些研究给出了极为夸张的数字，实际上大脑皮质只会失去一小部分神经元。然而，一些皮质下区域的确随着衰老失去了大量的神经元。产生乙酰胆碱的基底核会失去一半的神经元，这也是老年人大脑的反应会变慢的主要原因。产生多巴胺的黑质会失去 35%~40% 的神经元。产生 5- 羟色胺的中缝核区域会失去 35%~40% 的神经元，5- 羟色胺这种神经递质对食欲和情绪至关重要。最后，在正常的衰老过程中，海马会失去 5% 的神经元。在健康的老年人中，神经元通过延长它们的树突来弥补临近神经元的损失。

皮质下区域包括扇形的神经元集合，这些神经元集合向上连接其他脑区。这些神经元被神经学家

痴呆

今天的科学家们知道痴呆并不是衰老过程中的正常现象，尽管许多老年人经历过智力的衰退。痴呆（dementia，来自拉丁文的"分裂"和"头脑"）描述了各种不同的症状，这些症状来自多达 50 种大脑疾病。这些疾病都涉及神经元的损坏。

诊断

医生会在这种情况下将病人诊断为痴呆：有两种或两种以上的功能，尤其是记忆和语言方面的功能，在患者没有失去意识的情况下严重受损。阿尔茨海默病是最主要的原因，其他原因包括亨廷顿病、克－雅病（其变种包括"疯牛病"）以及血管性痴呆。血管性痴呆患者大脑中的血液流动较慢。在患有退行性疾病路易体痴呆的人中，皮质和黑质中的神经元因为路易体蛋白质的累积而死亡。蛋白质累积也会影响帕金森病患者，但是在路易体痴呆患者中，它会影响更广泛的神经系统，造成记忆问题、判断能力的衰退以及和帕金森病相似的运动迟缓。感染、营养缺乏、对药物的反应、颅内肿瘤以及大脑氧气水平的急剧下降也会导致痴呆症状。

其他形式的痴呆可能会因为大脑的生理损伤

一位患有阿尔茨海默病的妇女坐在轮椅上，独自在走廊里等待

而发作得更快。1989 年，美国前总统罗纳德·里根在墨西哥从马上摔下来。医生认为他的脑震荡和硬脑膜下血肿可能加速了阿尔茨海默病的发作，他在 5 年后被诊断出患有这一疾病。

痴呆通常按照它影响的大脑区域、症状以及原因分类。皮质性痴呆影响与语言、记忆、认知和社会行为有关的皮质区域。皮质下痴呆会影响大脑的底部区域，影响情绪、运动以及记忆。进行性痴呆随着时间的推移会恶化。原发性痴呆是直接由一种疾病引起的，而继发性痴呆是由另一种生理原因（比如损伤）引起的。阿尔茨海默病是一种皮质性、进行性和原发性痴呆。其他因素，比如生理损伤，会加速它的发作。

症状与体征

痴呆有着很多的常见症状，但最常见的也许是记忆丧失。痴呆患者可能会一次又一次地提出一个问题，没有意识到他们已经听到并且遗忘了答案。他们可能会忘掉日常生活中的一部分事情，比如忘记端上来已经煮熟的菜。患者还可能建立一种把物体放错位置的模式。每个人都会把车钥匙放错地方，但是痴呆患者会把它放在烤箱或是冰箱中。

某些认知能力的衰退也许预示着痴呆。痴呆患者可能会忘记常见的词汇，而且会因为语言障

碍而难以进行交流。他们可能还会迷失方向，在熟悉的地方迷路，或者认为正处在不同的时刻或年份里。

个性的改变也可能是更严重的症状。如果一个人开始表现出非常差的判断力，比如在冬天和夏天无法正确地穿衣服，这种行为可能为诊断患者提供线索。观念上的巨大变化，比如从一个乐天派的人变成多疑或充满恐惧的人，同样也是一种症状。痴呆患者也可能表现出极度的消极状态，不想外出或做事情。

治疗方法

药物通常无法治愈痴呆，但是它会暂时缓解症状。也许10%的痴呆患者可以通过治疗好转，因为他们的病因是暂时性的反应。药物滥用和对处方药的负面反应，还有生化不平衡都会导致症状的产生，但是这些症状在触发因素消失之后也会消失。严重的抑郁同样可以产生类似痴呆的症状。

现在，有药物可用于治疗进行性痴呆，包括阿尔茨海默病。目前，药物只能缓解症状以及延缓病情恶化，无法终止病程或使病情好转。服药的目的是提高生活质量，而且也可能将病人进入疗养院的需要延后。常见的抗痴呆药物被称为胆碱酯酶抑制剂，其作用是减慢神经递质乙酰胆碱

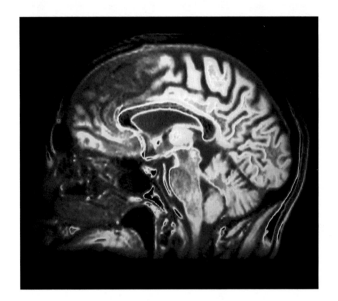
一位 50 岁痴呆病人的左侧额叶和颞叶中部出现了萎缩

的分解速度。这种神经递质和记忆的形成有关，特别是在海马和大脑皮质中。这些药物似乎也有助于患者保持日常工作的能力，避免在行为上产生根本性的改变。其他的药物旨在减轻癫痫、抑郁以及痴呆的其他影响。

预防策略

痴呆早期患者可以通过记忆设备以及记笔记来应对记忆衰退。奖惩体系也有助于纠正危险或不被接受的行为。

没有什么灵丹妙药可以预防痴呆，而且遗传因素被认为在痴呆中起到了一定作用。一些研究认为，参与各种智力刺激任务可能会降低患病风险。在所谓的认知储备理论中，这些活动会丰富神经元的连接。其他的研究专注于与降低患痴呆概率相关的生理特征，尤其是与阿尔茨海默病相关的特征。这些生理特征包括血液中低水平的同型半胱氨酸（它可以通过 B 族维生素来控制），较低的胆固醇水平和较低的血压水平。研究也关注促进血液流向大脑的体育锻炼的效果。在一些研究中，长期使用非甾体抗炎药（NSAID）也与降低阿尔茨海默病发病风险和延迟发病有关。研究人员尚不清楚原因，但正在研究炎症的减少情况，以及药物干扰淀粉样斑块形成的可能性。

保罗·科尔曼称为大脑的"果汁机"，会帮助产生大脑保持警觉所需的精神能量。在这些扇形神经元区域中，与衰老相关的功能失调可能会改变情绪、注意力和焦虑水平，以及觉醒的状态。例如，随着衰老，大脑皮质会失去一些保持工作记忆与处理信息的能力。当给年轻人展示一个小的图片碎片，并且要求其在大脑中保持4秒钟时，他们不仅仅会激活额叶区域，还会激活顶叶上的一个集中区域。当给老年人相同的任务时，他们的额叶激活水平更低，而且颞叶和顶叶的激活区域更加分散。与视觉识别相关的区域也更加均匀地分布在老年人大脑的两个半球。由于这些皮质区域的变化，随着年龄的增长，集中注意力变得更加困难。然而，人工引入一些能量刺激物，比如咖啡因，可以提供帮助。

卒中患者大脑的扫描图像。该患者失去了说话的能力，且右侧肢体不能随意运动

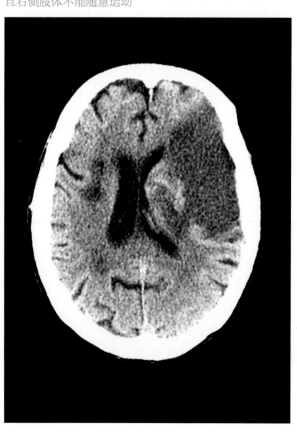

血液与骨骼

随着年龄的增长，关节和肌肉变得虚弱，身体运动的协调性下降。几乎所有的老年人都有不同程度的关节退化。关节作为骨骼之间的缓冲，使骨骼具有灵活性。关节变得越来越干，越来越薄，使得软骨和骨骼相互摩擦，产生疼痛感。在一些情况下，即使神经传导回路是完整的，肌肉和肌腱组织的损失也会使反射变慢。运动会变得缓慢，步幅会变得越来越小。整体的能量水平也会降低。

和脊柱一样，大脑也会随着衰老而收缩。在20到90岁之间，它的质量损失了5%~10%，体积减少了15%~20%。这种收缩是通过灰质的减少而产生的。随着它体积的减少，颅骨中起缓冲作用的液体增加，男性会增加30%，而女性只会增加1%。

> **知识速递**　卒中是美国人的第三大死亡原因，每年都有超过50万美国人死于卒中。

支撑结构

身体的变化也直接影响大脑。没有血液中的氧气，大脑会死亡。青少年时期开始的两个影响血液流动的过程，会在衰老的大脑中造成损害。首先是动脉粥样硬化，堆积的脂肪增厚了动脉血管壁。这种退化的过程会因吸烟、不运动和不良饮食习惯加速。它对年轻人几乎不会造成很严重的伤害，但当人到了中年或老年时期，堆积的脂肪会阻碍血液循环，导致心脏病或卒中的发作。

血压也随着年龄的增长而产生变化。一个新生儿的动脉血压通常是90/55毫米汞柱（1毫米汞柱=133.322帕），第一个数字表示的是心脏收缩时测量仪器汞柱的高度（单位为毫米），而第二个数字表示的是心脏舒张时测量仪器汞柱的高度。血压

通常会在童年时期上升。成年人的血压通常会达到120/80 毫米汞柱的水平。老年人的血压通常会升高到150/90 毫米汞柱的水平。高血压的定义是，第一个数字达到 140 或以上，第二个数字达到 90 或以上。根据《美国医学会杂志》的报道，在 80 岁以上的美国人中，超过 3/4 的人患有高血压，并且没有得到充分的控制。当血压急剧升高时，心脏病发作、心力衰竭以及卒中经常发生。高血压造成了70% 左右的卒中，其原因是大脑动脉血管变窄，脂肪斑块脱落并阻碍血液循环，或是血管壁的破裂。

她 的 卒 中 带 来 的 领 悟

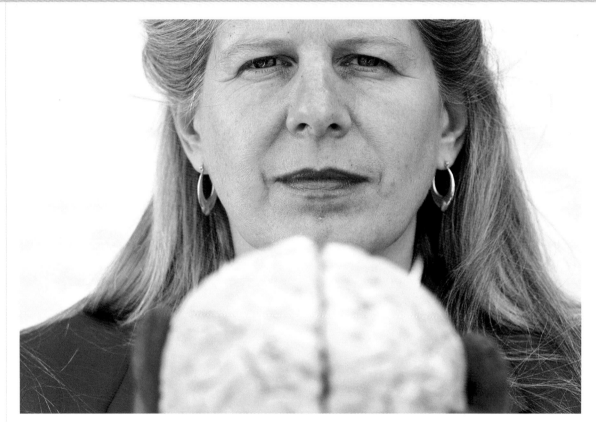

卒中幸存者吉尔·博尔特·泰勒捧着一个人脑。她在演讲中使用了这个大脑

1996 年 12 月 10 日，她醒过来，左眼后面产生剧痛。神经解剖学家吉尔·博尔特·泰勒成了她自己的研究对象。她感到自己的大脑和身体间的联系似乎受到了损伤，但是发现自己非常平静。

她说："当我左半球的语言中枢变得越来越沉默时，我的意识飞跃到了一个无所不知的状态，如果你愿意的话，可以把它称为一种与宇宙'合而为一'的状态。"

泰勒花了 8 年的时间恢复她的语言能力和她的职业生涯。从某种意义上说，她从未从右脑占主导地位的状态中恢复过来。她写了一本畅销书《卒中带来的领悟》，上了电视脱口秀节目，还进行了演讲。

她说，她的右半球让她拥有了"美丽的当下时光"，整合了生命的图景。她说，左半球的技能很重要，但是健康的大脑需要平衡。

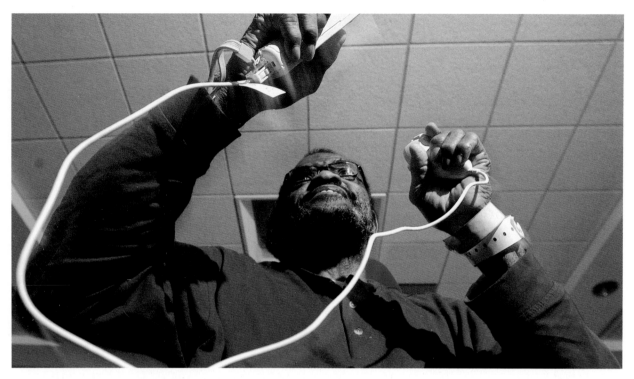

比利·佩里在玩任天堂游戏机，将其作为卒中康复治疗的一种方式

关于卒中的一切

与许多脑部疾病不同，卒中发生在一瞬间。古希腊医生希波克拉底将卒中描述为"plesso"，意思是"被雷击中"。当血栓或是破裂的血管阻止血液流向大脑时，卒中就会发生。没有了富含氧气的血液，脑细胞就会死亡，也会带走它们产生的认知与运动功能。卒中会对大脑产生直接影响，因为大脑需要消耗太多氧气——足足占身体供应的总氧气量的 1/5。

当向大脑供应血液的动脉因其内壁脂肪沉积而闭合时，血栓性卒中就会发生。当脂肪斑块出现在身体的其他位置（比如心脏内壁），然后它沿着开放的动脉流动，在大脑血管中累积，直到形成"一座大坝"，栓塞性卒中就会发生。这两者相加，造成 80% 的卒中案例。出血性卒中在大脑动脉破裂时发生，通常由高血压引起。

+ 卒 中 的 症 状 +	
当卒中发生时，神经科医生可以根据症状来确定损伤的位置	
受损的脑区	**症状**
大脑右半球	身体左侧的无力或瘫痪；左眼视力下降；思维混乱；方向感丧失；否认自己存在瘫痪的情况；判断或推理能力受损；情绪不稳定
大脑左半球	身体右侧的无力或瘫痪；右眼视力下降；思维障碍；吐字困难或难以理解他人；抑郁
小脑	平衡能力受损；恶心；呕吐；头晕；与小脑受损位置同侧的肢体极度无力
脑干	血压和脉搏不稳定导致昏迷；难以吞咽；发音困难；眩晕以及行动能力受损；两侧肢体的无力或瘫痪

术语表

阿尔茨海默病：痴呆最常见的形式，主要影响记忆、思维能力和推理能力。患者的几乎所有大脑功能都会受到影响。

动脉粥样硬化：一种血管疾病，其特征是脂肪堆积，导致动脉血管壁增厚。

β 淀粉样蛋白：积聚的蛋白质，可形成阿尔茨海默病患者大脑中特有的斑块。

白内障：由于蛋白质累积，眼睛晶状体变得浑浊。

胆碱酯酶抑制剂：一种常见的抗痴呆药物，会减缓神经递质乙酰胆碱的分解。

认知储备理论：一种假说，它认为通过精神刺激建立并加强的神经连接，可以缓解痴呆的症状。

皮质性痴呆：大脑皮质损伤引发的一种痴呆，会造成社交和行为技能、思维、记忆以及语言能力受损。

克－雅病：一种罕见且致命的脑部疾病，是一种进行性痴呆。

痴呆：由疾病、感染、创伤导致的一系列症状，会造成精神功能受损，影响日常生活。

栓塞性卒中：当脂肪斑块从身体其他部位的血管壁上脱落，停留在大脑中，切断血液供应时发生的卒中。

自由基：体内电场不稳定的原子、原子团和分子。它们从临近的分子中获取电子，使其不稳定，并且产生可能使细胞受损的连锁反应。

海弗利克极限：一个术语，用以形容细胞分裂发生的次数是有限的这一发现。分裂次数会影响有机体的寿命。

出血性卒中：脑动脉破裂时发生的卒中，通常是由高血压引起的。

青光眼：眼部疾病，病理性眼压增高是主要危险因素。它可能会损坏视觉神经元，引发视力受损或是失明。

路易体痴呆：退行性痴呆的第二种常见形式，以大脑某些区域的异常结构为特征。

脂褐素：一种自然产生的黄褐色颗粒状色素物质，随着年龄的增长在细胞中积累。

黄斑变性：一种眼部疾病，其特征是产生清晰中央视野的眼部组织的退化。

原发性痴呆：一类痴呆，包括阿尔茨海默病，这类痴呆并不是由其他疾病引起的。

进行性痴呆：随着时间的推移会恶化的痴呆。

中缝核：脑桥、髓质和中脑中的神经元集合，主要负责产生 5- 羟色胺。

可逆性痴呆：由不相关的、可被治疗的疾病引起的痴呆。

继发性痴呆：因受伤或其他疾病引起的痴呆。

干细胞：一种未分化的细胞，具有生长和发展成其他种类细胞与组织的能力。

皮质下痴呆：一种痴呆，会影响大脑的底部区域，导致运动、情绪和记忆方面的问题。

黑质：中脑底部的细胞团块，负责产生多巴胺。

τ 蛋白：一种蛋白质，帮助形成微管，这种微管有助于在神经元内运输营养物质。它在阿尔茨海默病患者体内变得异常。

血栓性卒中：向大脑供血的动脉因其内壁脂肪沉积而堵塞，从而切断血液供应，发生卒中。

威廉综合征：一种罕见的基因疾病，其特征是智力迟钝或学习困难，患者有过度友好的个性和很明显的面部特征。

大脑的变化
感觉、运动、情感和记忆

随着年龄的增长，由于感觉器官本身的变化以及大脑的变化，感觉变得没有那么敏锐。大脑在记录一种感觉时，所需刺激的最低量被称作阈值。随着衰老，阈值上升，大脑在记录到感觉之前需要更强烈的刺激。低于阈值的感觉刺激似乎根本不存在。另外，衰老的大脑工作记忆能力下降，更容易受到过度刺激并且分心。过强的光线和声音会让老年人的大脑难以承受，并且会对认知造成损伤。这就是为什么随着年龄的增长，驾驶，尤其是在交通拥挤的情况下驾驶，变得越来越困难。

眼睛和耳朵是收集世界信息的最主要器官，并遭受了衰老引起的最大损伤。它们一旦失去了敏锐性，就会影响大脑以最高效率工作的能力。

视力

在老年人中，许多眼部疾病都很常见。这些疾病包括青光眼、白内障和黄斑变性。但是日常的损耗也会对视力造成多种损伤。控制瞳孔散大和收缩的肌肉会随着衰老变得没那么高效，而且瞳孔会收缩得更厉害，进入的光线更少。成熟眼球的晶状体会开始变色，逐渐失去清晰度。当它们变得雾蒙蒙的时候，晶状体会散射光线，在夜晚产生能够被注意到的眩光。变色和收缩会大幅减少进入 70 岁以上老人的视网膜的光线。因为润滑眼睛的泪腺没有那么高效，老年人的眼睛也容易变得干涩，有受

到感染的风险。随着视力的下降，几乎所有 55 岁以上的人都需要在一些时间里戴上有矫正作用的眼镜。

老年人容易患白内障。发生折叠和变硬的蛋白质在晶状体中积聚，会降低视觉清晰度。一些白内障发生在婴儿出生时，但是更常见的病因是衰老、吸烟、长时间暴露在阳光下以及糖尿病。雾蒙蒙的晶状体使大脑丧失了视觉敏锐度，因此看不见清晰的图像。

当近距视力受损时，智力的衰退可能会加速。2005 年，得克萨斯大学加尔维斯顿分校的一项研

重大突破

克莱姆·克拉克在澳大利亚长大，想要减轻他父亲重度耳聋的痛苦，但是他知道重度耳聋几乎无法被治愈。

传统的助听器会放大声音，它们的振动会被耳蜗中的纤毛记录下来。然而，重度耳聋者的纤毛会受损或消失，所以少有甚至没有将振动转化为大脑能够解释的电信号的机制。

1967 年，作为墨尔本大学的研究教授，克拉克开始想象一种解决这个问题的方法：为什么不把刺激通过电极直接传递给听神经呢？克拉克说："也许全世界 99% 的科学家最初都认为这是不可行的。"

不过，克拉克的工作在 1978 年得到了回报，第一个通过手术植入的耳蜗装置诞生了，它有时也被称作"仿生耳"。美国食品和药物管理局于 1985 年批准了成人植入，于 1990 年批准了儿童植入。现在，在接受这种植

交叉参考：见『视觉与听觉』，第116页

究涉及了 2 000 名老年墨西哥裔美国人。那些近距视力较差的人，可能在未来 7 年内表现出精神功能的剧烈下降。其中的原因尚不清楚，但我们可以推理出，在阅读和练习手眼协调动作时，缺乏清晰的视力会限制大脑进行强化训练的能力。缺少视觉刺激可能也会抑制神经回路的工作。

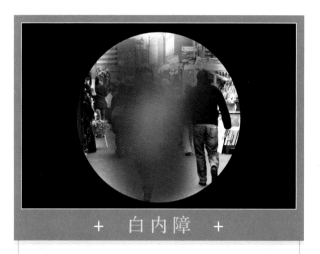

+ 白内障 +

　　白内障手术至少可以追溯到 2 500 年前的印度，在那时，带有白内障的晶状体会被推到眼球的后面。在古罗马，医生会使用针来刺破白内障，很像是现在的超声波手术。切除白内障手术可以追溯到 1748 年法国的一次手术。现在，我们会使用一项那时候无法使用的技术——将一个用塑料制成的人工晶状体植入眼中来提升视力。

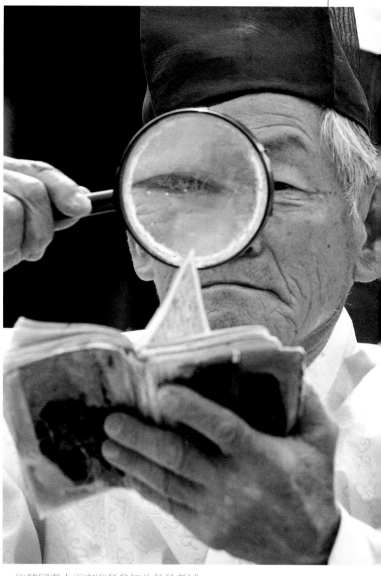

一位韩国老人再次准备参加公务员考试

入的人群中，增长最快的是 5 岁以下的儿童。

　　每个装置都有两个部分。外部系统收集声音并传递到内部系统中，内部系统将声音转化为电信号。这些信号直接刺激听神经，听神经将其传递到大脑的听觉复合体中，信号被解码成声音。因此，人工耳蜗以及相似的设备使人们可以接触到各种范围内的声音，帮助患者识别言语以及其他的听觉刺激。

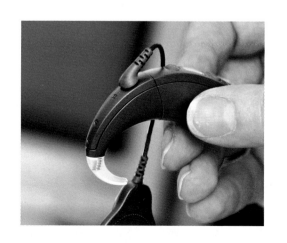

听力

　　耳朵同样会随着衰老而受损。很少有听力健康的人在童年或青少年时期遭受听力的损害。然而，在 60 岁左右时，听力衰退的现象总是会变得非常明显。螺旋器失去毛细胞的速度比这些毛细胞得到替换的速度要快。在一生中，药物、疾病以及巨大的噪声会毁掉螺旋器中约 4 万个毛细胞中的一部分。毛细胞通常会得到替换，但是速度较慢，无法恢复完整的听力功能。医生们估计，如果人类活到 140 岁，我们就会失去所有感受听觉的细胞。听到高音的能力是第一个消失的听觉功能。这曾经被认为是一种与衰老相关的疾病，现在，由于世界变得越来越嘈杂，高音听力损失已经出现在越来越年轻的患者身上。

　　由于内耳也有助于保持身体平衡，内耳结构的退化会导致不平衡现象。这也是老年人更容易摔倒的原因之一。

　　接受视力和听力测试的老年志愿者通常不会和年轻志愿者表现得一样好。在视觉空间技能方面，老年人的大脑在深度知觉能力、空间技能以及复杂几何体的快速识别能力方面显示出一定程度的下降。这种下降比较轻微，可能是来自视力的下降，甚至也可能是对测试缺乏兴趣所致。

> **知识速递**　随着大脑的老化，视力下降可能会导致识别和回忆方面的问题。

　　随着年龄的增长，大脑的变化会带来一些言语感知功能的退化。最大的变化是衰老的大脑普遍丧失了听到高频声音（比如一种微弱的高音）的能力。另一个改变与大脑处理信息的速度减慢有关，这会影响记忆。如果一个老年人患有由听力减弱引起的

交叉参考：见『嗅觉与味觉』，第 126 页

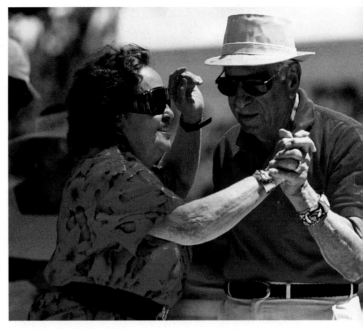

老化的肌肉会失去部分质量，但伊萨克和伊莎贝尔·奥尔蒂斯仍然喜欢在萨克拉门托跳舞

记忆与学习障碍，那么与通过演讲和讨论来学习相比，他的效率会在阅读信息时更高。识别口语时要付出的额外努力会干扰记忆的编码，而视觉刺激（遵循着一系列不同的大脑回路）可能不会造成干扰。

嗅觉与味觉

　　嗅觉和味觉密切相关，人们对食物的欣赏大部分都来源于它的香味。两种感觉都会随着衰老而衰退。从中年开始，味蕾逐渐减少，剩下的那部分会失去一些质量。唾液的分泌水平同样会下降，使得吞咽变得困难，影响我们识别食物的味道。70 岁之后，嗅觉的衰退最为明显，这可能是因为损失了鼻子中的神经末梢。根据杜克大学心理学家苏珊·希夫曼 1997 年的一项研究，在 80 岁以上的老年人中，超过 3/4 的人会报告在感知和识别气味方面有很大的困难。需要服药的老年人与同等情况的年轻人相比，需要强 2 到 15 倍的气味或味道，才能感受到药物的存在。

　　失去对食物的愉悦体验会导致饮食方面的改

变，有时候会带来显著的结果。受到影响的老年人可能面临着维生素缺乏、营养不良、意外中毒和对疾病的抵抗力降低的风险。无法感觉到食物中适宜的糖或盐含量，可能会给糖尿病患者和高血压患者带来灾难性的后果。

老年人负责嗅觉和味觉的神经出现衰退的原因目前还不清楚。一些研究表明，除了味蕾的损失之外，正常衰老对嗅觉和味觉的影响很小。这些改变可能是由疾病、吸烟以及环境刺激引起的。

触觉

同样，目前还不清楚和触觉相关的变化是只来

95 岁 的 田 径 明 星

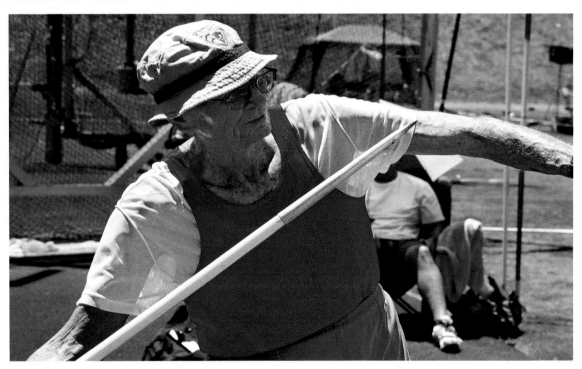

莱兰·麦克菲正在投掷标枪。自从重返赛场以来，他已经赢得了数百枚奖牌

　　莱兰·麦克菲记得在 1994 年曾看过一次田径竞赛，而且一位官方人员邀请他去参加 50 米短跑比赛。麦克菲参加并且获胜了。这对一个在 80 岁参加圣迭戈老年奥运会的人来说还不错。这次比赛重新点燃了麦克菲已经沉寂了约 60 年的竞争精神。

　　麦克菲 1914 年生于犹他州盐湖城，自学撑杆跳高，曾在 1929 年至 1933 年参加高中比赛。1935 年，他在圣贝纳迪诺谷学院创下了 3.9 米的撑杆跳高纪录。他在 1937 年参加圣迭戈州立大学的比赛，带领

队伍获得了冠军。自从回归比赛以来，他已经赢得了超过 200 枚金牌。在 2009 年 3 月的美国室内田径大师赛上，95 岁的他将一个约 15.8 千克的物体扔出6.7 米远。当圣迭戈的一家报纸问他什么时候会停下来时，麦克菲回答说："除非我必须停下来。"

　　在做了心脏直视手术之后，他放弃了竞争性短跑比赛，但是他依然参加 6 个项目的比赛。他将自己的长寿归因于健康的饮食以及脑力锻炼，还有"每天都还活着"的事实。

自衰老，还是来自老年人的常见疾病。比如，血流量的减少可能会对触觉感受器产生负面影响，而饮食中缺乏维生素 B_1 也可能产生这种影响。一个似乎与衰老过程直接相关的变化是，一些老年人的精细触觉敏感度似乎有轻微的提高。这可能来源于随着衰老而变薄的皮肤。

随着触觉刺激阈值的提高，许多老年人对温度的敏感度下降。他们可能很难说出温与热、凉爽与寒冷之间的区别。这让他们增加了发热或是体温过低的风险，还有局部冻伤或烧伤的风险。

运动

大脑和身体的运动方式也会随着年龄增长而改变。随意运动需要神经对骨骼肌进行有意识的动作指导。衰老会增加骨骼肌中结缔组织的数量，但是会减少肌纤维的数量。在 30 岁时，肌肉蛋白降解的速度会比其更新的速度更快。在 75 岁时，肌肉会失去一半左右的质量，这会导致体能和体重的下降。衰老的肌肉与神经元的连接数量同样会下降，这种连接被称为运动单位。因为释放乙酰胆碱的神经元减少，而乙酰胆碱是使肌肉收缩的物质，所以老年人的肌肉更容易无力。医生们之前认为，运动

单位的减少是衰老的自然过程。现在很多医生认为，这种减少是缺乏运动造成的。体力锻炼已被证明可以增加肌肉质量，从而提高耐力，降低摔倒的可能性，而摔倒会对脆弱的骨骼造成毁灭性的伤害。1994 年塔夫茨大学的一项研究发现，运动可以使肌肉质量增加 10%，体能升高 100% 以上。强调平衡能力的运动，比如太极拳，不仅会提升体力，还可以减少衰弱引起的摔倒，而这种摔倒的可能性因年龄增长带来的变化而提升，这些变化来自连接耳朵、脑干以及大脑皮质的神经通路。

在所有肌肉组织中，平滑肌组织，比如胃肠道，仍然没有衰老带来的明显问题。胃肠道问题真的发生时，通常是对外界刺激的反应。

衰老也会影响不随意运动。神经冲动在脊髓后部传导纤维上的传导过程没有那么高效了。当老年人将要摔倒的时候，大脑必须重新计算身体在空间中的位置，并向骨骼肌发出一系列指令，进行调整来避免摔倒。反应速度的减慢意味着这种计算可能会花费太长的时间，因此无法阻止摔倒。

> **知识速递** 在日落时，痴呆患者的思维通常变得更加混乱，其原因尚不明确。

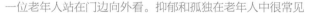
一位老年人站在门边向外看。抑郁和孤独在老年人中很常见

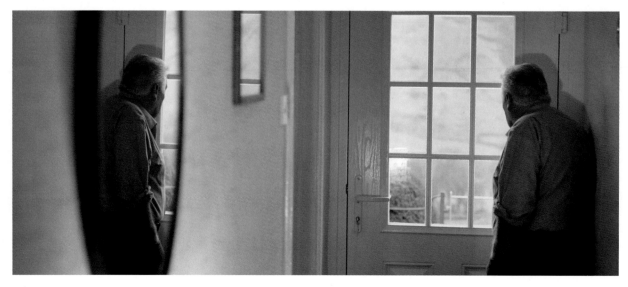

交叉参考：见『行动中的大脑』，第 146 页

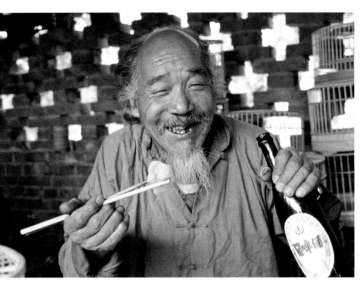

味觉和嗅觉随着年龄的增长而衰退，但是饮食依然是生活中令人愉悦的一部分

精神状态

睡眠模式的改变是衰老的一部分。随着大脑年龄的增长，每晚所需的睡眠时间可能不会有很大变化，但深度睡眠时间会有变化。在35岁时，深度睡眠时间占据总睡眠时间的20%~25%，在大多数70岁的人中，这一比例会下降到5%~10%，而且他们有时根本没有深度睡眠。20岁的人通常只需要8分钟就可以进入睡眠，而80岁的人通常需要18分钟。

睡眠障碍在老年人中很常见。这些睡眠障碍包括非常难以入睡、难以保持睡眠状态、呼吸问题和导致睡眠者醒来的腿部运动，还有一些睡眠功能障碍模式，比如会在半夜醒来。老年人睡眠时会遭遇这种情况：他们对外界刺激的反应通常更加激烈。这会使得他们醒来。但是即使在感觉剥夺室中，在没有任何光线或声音干扰的情况下，老年人也容易在半夜醒来。

烟草和过多的酒精会导致睡眠问题。酒精对老年人的大脑影响更大，因为他们的代谢率降低了。睡前小酌一杯可能会带来放松的感觉，但是过多的酒精会减少深度睡眠带来的好处，还会减少或消除

保持敏锐

如果你对年龄的增长有着正面的感受，那么这种感觉可能会持续很长一段时间。1998年，研究人员对人格特质和寿命进行了研究。他们发现，那些把年龄增长视为一种积极经历的人，会比那些情绪不佳的同龄人平均多活7.5年。这使得积极态度成为一种比定期锻炼更有效的长寿特质，而后者大约能够增加3年的寿命。

这项研究开始于1975年，调查对象是俄亥俄州牛津市660名年龄在50岁以上的人。研究人员详细询问了他们对于衰老的态度，包括他们是否同意"我现在和年轻时一样快乐"的陈述。23年之后，这项研究调查了哪些志愿者已经去世了，以及是何时去世的。这一结果让耶鲁大学的研究人员贝卡·利维感到惊讶，他是这一研究的主要调查人员之一。在控制了性别、种族、是否孤独、自我报告的健康状况和收入水平这些变量之后，志愿者对衰老的看法依然是长寿的有力预测因素。进一步的研究表明，生存意志、乐观态度、压力以及对环境的控制都与长寿有关。

但这并不意味着积极的心态会直接延缓死亡。也可能是一些其他的变量，比如基因，既会产生良好的心态，又可以延长寿命。所以，一个心态不好的人又该怎么做呢？一位写过几本与乐观有关的书的心理学家马丁·E.P.塞利格曼说，我们可以重新引导人们用更加乐观的态度拥抱生活，而且如果这种态度是基于现实因素的话，它就是有益健康的。在宾夕法尼亚大学，塞利格曼训练了一些新生来提升他们的乐观情绪，以此来减轻压力。他说，在整个大学期间，他们都比同龄人更少患病。

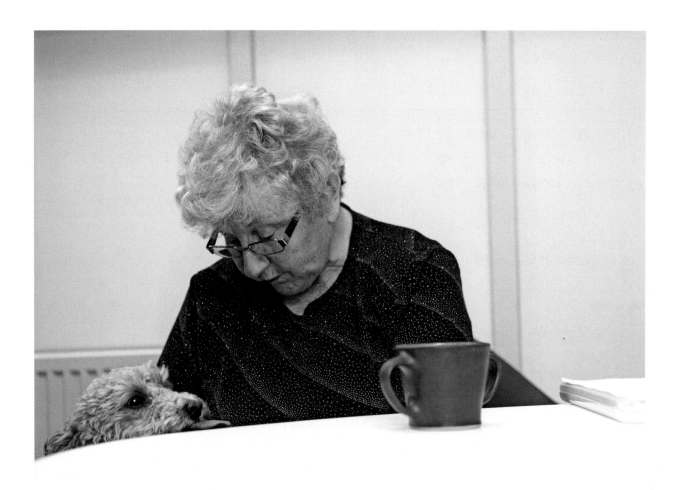

痴呆患者在打盹

交叉参考：见『休息中的大脑』，第196页

快速眼动睡眠，还有这个阶段中对我们有益的梦境。在最初断断续续的睡眠阶段之后，过多的酒精会导致频繁的苏醒，干扰睡眠。吸烟使人难以入睡和苏醒。在女性中，吸烟与白天的困倦感有一定联系；在男性中，它可能会导致不愉快的梦境。

为了改善睡眠体验，老年人应该遵循规律的睡觉与起床模式。千万不要强迫自己睡觉，因为集中注意力会导致清醒。在睡觉前应该避免进行精神和身体上的锻炼，并且尽量减少酒精、烟草和咖啡因的摄入。如果还是睡不着觉，可以起床读一读书，直到感到困倦。在睡不着的时候，盲目地躺在床上盯着天花板并没有什么帮助。

褪黑素是大脑自然分泌的一种物质，可以改善睡眠。老年人的大脑对褪黑素格外敏感，因为产生褪黑素的松果体随着年龄的增长，产生的褪黑素越来越少。一粒2毫克、控制释放的褪黑素胶囊可能增加睡眠的时间和提升质量。

睡眠障碍会产生深远的影响。缺少充足睡眠和记忆力下降、注意减弱与日间功能受损有关。困倦的老年人更可能会发生意外、摔倒或是感觉长期疲劳。

醒来之后，健康的老年人大脑很难完全地集中注意力，进入一种非常专注的状态，也就是在玩复杂的电子游戏或是开赛车时所需的状态。旧金山加利福尼亚大学神经科学成像中心的研究发现，老年

知识速递 太极拳已经被证明可以在各个年龄段中降低人们的紧张和抑郁水平。

人要花费更久的时间来完成简单的任务，因为他们很难过滤无关的信息。

衰老与情绪

衰老的大脑中神经递质的生成速度变慢，神经递质受体位点的数量减少。一些神经递质水平的降低可能会导致剩下的神经递质对情绪产生不利的影响。这会使老年人的大脑更容易受到抑郁和焦虑的影响，以至于神经学家理查德·雷斯塔克确信，大多数发生在老年时期的抑郁是来源于生化失衡，而不是对死亡、行动能力下降以及健康受损的生理恐惧。在 65 岁以上的老年人中，15%~25% 的人有严重抑郁。在所有的自杀事件中，将近 1/5 发生在这一年龄段。这一值得人们注意的高自杀率让老年人抑郁的早期发现和治疗得到了重视。不幸的是，正确的诊断常常会被延误，因为抑郁的症状会与生理疾病和损伤相混合并被掩盖。

随着衰老，有一些神经递质受体会变得稀少，特别是多巴胺受体。在额叶中，多巴胺停靠的突触位点会减少。多巴胺受体减少最终会导致额叶功能障碍，其中包括工作记忆能力的下降。随着科学家们对神经递质在维持大脑内环境平衡中作用的认识不断增加，研究人员开始研发能够代替大量减少的化学物质的药物，来逆转衰老带来的一些影响。行为和化学疗法可用于解决老年人容易遇到的许多问题，包括焦虑、失眠、抑郁、酗酒和性功能障碍。老年人往往也会在抑郁发作的时期出现食欲减退的现象，而且在正常活动中享受到的乐趣减少。

而大量饮酒会有负面效果，影响许多种认知能力。酗酒会影响 10% 在家中居住的老人和 40% 在养老院居住的老人。酗酒对老年人来说是特别沉重的负担，因为新陈代谢能力会随着衰老而下降——对中年人产生轻度损伤的一两瓶啤酒，可能对老年人产生更加严重的影响，尤其是在酒精与处方药互

相作用的时候。单独饮用酒精或同时摄入药物和酒精，都可能对判断、记忆以及思维产生干扰，在最坏的情形下，饮酒者会产生阿尔茨海默病患者有的一些症状。无论男女，老年时期的孤独感都可能造成饮酒问题。

能够维持友谊或是结交新朋友的老年人在避免孤独方面有着明显的优势。许多研究表明，与朋友一起打发时间的老年人精神状态更好，甚至比与家人在一起时更好。雷斯塔克怀疑，可能是和朋友在一起的时间能够让人从日常生活中解放出来，也让他们有机会吐露无法与家人沟通的担忧与恐惧。自我表露可能也是女性倾向于比男性长寿的原因之一，因为文化会鼓励女性，使她们更容易做出自我表露。

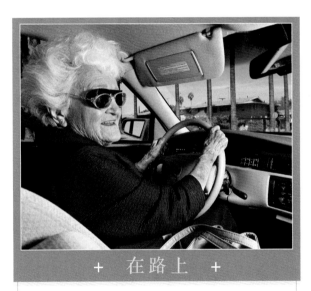

＋ 在 路 上 ＋

有些老年人开车技术还可以。然而，大多数老年人的驾驶能力会下降，尤其是在 70 岁之后。听觉和视觉往往变得更加迟钝，这会降低收集交通信息的能力。而且，随着神经元因为衰老而萎缩，具备执行功能的前额叶的处理速度和工作记忆会有一定程度上的损失。这使得接收和处理来自道路上的刺激变得更加困难，也使得做出决定（比如是踩制动器还是踩油门）的时间更长。

学习与决策

几个世纪以来，观察者们发现，随着年龄的增长，人们处理信息的速度变慢。但是速度变慢不意味着无法处理信息。衰老的大脑如果不受疾病的影响，会保持它处理信息的能力。老年人通常自己会意识到这一点。他们可能会说"我的答案就在嘴边了"，然后多花上几分钟来回忆。为了平衡处理速度的下降，老年人通常会更仔细地思考问题，然后给出一个更合理的反应。他们的大脑会发生改变，会更多地考虑应用他们回忆起来的信息，来弥补反应速度的减慢。

雷斯塔克说："老年人的经历使得他们能够将信息放入背景中，或是一个基于专业知识的框架中。"头脑敏锐的老年工人能够在失去了一些认知功能的情况下，保持与更年轻的中等水平同事相当的技术和智力水平。这些个例对强制性的退休年龄政策提出了反对意见。人们衰老的速度是不同的，保持或失去心智技能的速度也是不同的。

＋ 音乐疗法 ＋

当语言无法触及痴呆患者时，也许音乐疗法能够做到。熟悉的曲调，尤其是来自患者青春期或者青年时期的曲调，可以绕过受损的语言提取中心，建立情感连接。2009 年，《纽约时报》上的一位作家讲述了这样一个故事：一位患有阿尔茨海默病的二战老兵一个字都说不出来，但是可以听着 20 世纪 40 年代弗兰克·西纳特拉的歌，与妻子跳 0.5 小时的舞。欣赏音乐可以对抗痴呆带来的侵害，因为音乐的储存和处理范围比简单的语言要更加广泛。

记忆

记忆似乎是一个受到年龄具体影响的心理功能领域。"老年人是健忘的"这一刻板印象在日常生活中和大众传媒中很常见。但是许多人对老年人记忆障碍的看法可能都是夸大的。关于事实和自传体信息的回忆可能被焦虑、抑郁和其他负面状态所影响，与年轻人相比，这些状态在老年人中更加常见，而且它们都会干扰记忆。

然而，当控制可能影响记忆的实验变量时，我们可以清楚地看到，衰老会削弱记忆。记忆的正常衰退既出现在最近发生的事件中，也出现在几十年前发生的事件中。并且，老年人会失去一定程度上的工作记忆，即"心理桌面"。工作记忆使得人们可以在短时间内保持和操控信息。

老年人大脑的 PET 数据显示出他们的大脑与年轻人的大脑在执行记忆任务时的区别。年轻人的大脑和老年人的大脑中，两个半球内的海马区域都会得到激活，来进行记忆的编码。在一项测试中，他们被要求记住一组 32 张的面孔图片，并测试他们对这些图片的识别能力。在测试中，和年轻人的大脑相比，老年人大脑的激活水平较低。并不意外的是，老年志愿者在识别测试中的准确性也更低。研究人员认为，在海马中激活水平的降低表示编码记忆的难度增大。

老年人的大脑可能会调用额叶来帮助记忆，试图回忆起不确定的信息。但是 PET 显示，老年人的大脑更难以激活这些区域，尤其是左半球的脑叶。记忆方面的问题不需要过于担心，除非这些问题严重到干扰一个人的生活——这时就需要和医生讨论了。

阿尔茨海默病

阿尔茨海默病是一种缓慢侵袭整个大脑和影响其功能的疾病。记忆障碍似乎总是阿尔茨海默病的第一个症状。这一疾病是最常见的痴呆的形式，折磨着大多数痴呆患者。它会影响对记忆、思维和推理至关重要的大脑区域。随着这些区域的退化，患者最终会失去一生中学到的技能，并且越来越依赖他人的帮助。在最后的阶段，这种疾病会将大脑的认知区域变为一片废墟，让病人逐渐进入植物人状态，最终死亡。

关于阿尔茨海默病是如何，又是为什么要侵袭

69 岁的泉川美代子在东京一所免费的老年人计算机学校学习互联网股票交易，她的大脑依然很敏锐

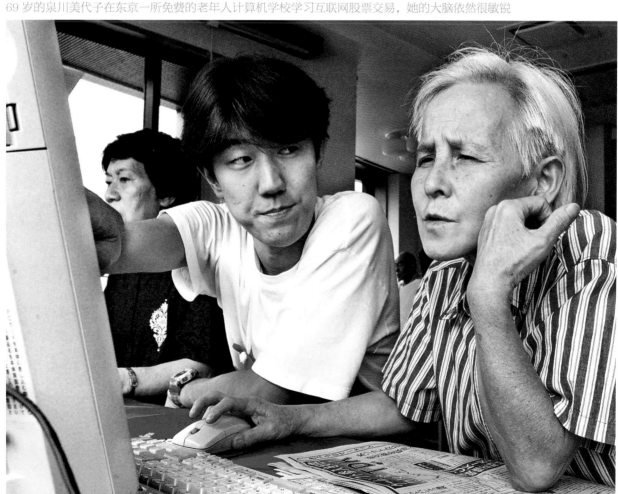

大脑的问题，仍旧是一个谜团。新的治疗方法正在研究中，但是进展缓慢。健康的生活方式可以降低患有这种疾病的风险，而且可以延缓它的发作。在德国精神病学家阿洛伊斯·阿尔茨海默发现并描述这种疾病一个多世纪之后，这种以他的名字命名的疾病依旧是病人及其家人所能得到的最恐怖的诊断结果之一。

> **知识速递** | 在痴呆患者中，阿尔茨海默病患者的比例为 55%~60%。在 21、19、14 和 1 号染色体上的基因与患有这一疾病的较高风险有着具体的联系。

阶段与症状

阿尔茨海默病的第一阶段可能很难诊断，因为其症状发展缓慢，第一眼看上去可能是在老年人中常见的普通精神迟缓的极端形式。在这一阶段，阿尔茨海默病患者会忘记一天中他们通常会记得的事情——比如他们午餐吃了什么，谁和他们一起吃的。在第二阶段，阿尔茨海默病患者很难说出话来。他们的抽象思维能力与想象力也会下降，并开始情绪低落，对人和事件失去兴趣。第三阶段是最后一个阶段，患者的智能全面减退，记忆会消失，人格被破坏，而且无法认出他们所爱的人。

阿尔茨海默病患者的大脑会显示出一些征兆。尽管大脑随着衰老而萎缩是正常的事情，但阿尔茨海默病患者的大脑会失去 10%~15% 的质量。和正常衰老的大脑相比，他们的大脑会失去更多的神经元，在某些皮质区域会失去高达 25% 的神经元。阿尔茨海默病患者的海马中神经元的损坏也会严重得多，而海马对记忆形成至关重要。

阿尔茨海默病的一个显著特征是斑块和缠结的堆积。在神经元中，由 τ 蛋白分子所形成的密集纤维束，会将神经元的有序连接转变为混乱的鸟巢状扭曲连接。在受影响的细胞外面有着脂肪球状的斑块。这种斑块和缠结的堆积会使神经元萎缩并消失。当这种损失达到一定程度的时候，认知能力就会受到损伤。科学家们曾经认为，阿尔茨海默病是产生这些斑块和缠结的元凶。现在他们认为，这些残渣的堆积导致了这种疾病。1984 年，随着斑块中 β 淀粉样蛋白的发现，研究明确指出了造成堆积的一种关键化学物质。β 淀粉样蛋白会在每个大脑中逐渐积累，但是会在阿尔茨海默病患者的大脑中加速积累。一些研究集中在减缓或逆转这种堆积，还有令 β 淀粉样蛋白过度产生的缺陷基因上面。

重大突破

"她坐在床上，看起来很无助。'你叫什么名字？''奥古斯特。''你的姓氏是什么？''奥古斯特。''你丈夫的名字是什么？''我想是奥古斯特。''你的丈夫呢？''啊，我的丈夫。'她看起来似乎不理解这个问题。"

90 年后，在德国的一个档案馆中，这份久违的档案的第一个条目就以这种方式展现出来。这份档案是关于一位名叫奥古斯特·D. 的女性的。采访发生在 1901 年 11 月 26 日。做笔记的医生是精神病学家阿洛伊斯·阿尔茨海默。阿尔茨海默把奥古斯特的症状描述为进行性认知障碍、幻觉、妄想以及心理社会功能不全。随着她心智能力的进一步下降，他持续关注着她的案例，而她在 1906 年去世。在那一年，阿尔茨海默描述了他在解剖奥古斯特的大脑时所发现的东西，包括神经纤维缠结、皮质萎缩以及神经元之间的斑块堆积（见右图）。

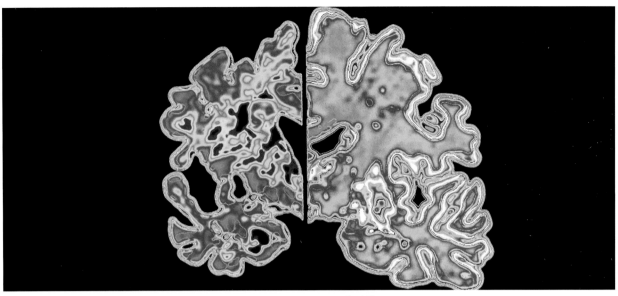

右侧是正常大脑的垂直切片，而左侧的阿尔茨海默病患者的大脑是萎缩的

预防策略

一项研究表明，像布洛芬这样的抗炎症药物，可能会减少发展出阿尔茨海默病的风险。因为黏性斑块会让神经胶质细胞产生炎症反应，这会加重斑块带来的影响。另一项研究专注于研究一种疫苗，它可以骗过身体的免疫系统，令人体将 β 淀粉样蛋白看作一种必须被摧毁的外来物质。

尽管还没有治愈方法，但美国食品和药物管理局已经批准了几种通过改善认知功能来缓解阿尔茨海默病症状的药物。其中的 4 种药物——加兰他敏、利斯的明、盐酸多奈哌齐和他克林，通过减缓其他

物质对乙酰胆碱的破坏而起到作用。（乙酰胆碱的水平在阿尔茨海默病患者的大脑中显著降低。）另一种药物是盐酸美金刚，它能保护脑细胞免受过量的神经递质谷氨酸的侵害，谷氨酸是维持正常大脑功能所必需的神经递质，但是大量的谷氨酸是有毒的。

2008 年，英国的药物实验显示出了希望。患有轻度和重度阿尔茨海默病的患者每天服用一粒"记忆"（Rember）胶囊，最后他们的病程减缓了81%。在 19 个月的临床实验中，患者并没有显示出明显的精神衰退。这种药物可以防止形成新的缠结，并且会松动已经形成的缠结。

这是对后来被称为阿尔茨海默病的一种痴呆形式的第一次描述。

阿尔茨海默对奥古斯特所患疾病的生理病因的描述，改变了科学界对老化大脑的看法。阿尔茨海默不再认为心理衰退是年龄增长的正常部分，而是将心理衰退与生理疾病联系在一起。这引发了一场完善疾病描述、减缓疾病进展甚至治愈这种疾病的竞赛。一个世纪之前，很少有人能够活到七八十岁。如今，人类寿命的延长使得阿尔茨海默病成为一个更大的问题。

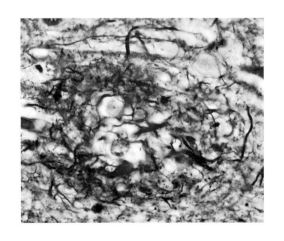

活得更久

更老的大脑，更好的大脑

　　身体中任何一个重要器官的衰竭都会不可避免地导致死亡，但是死亡本身的法律定义是大脑功能不可逆转的停止。心脏和肺部衰竭会导致死亡，这是因为大脑缺乏运转所需的氧气。

　　因此，大脑在人体的各个器官中占据特殊的位置：只要大脑还在工作，生命就会延续。大脑的情况是决定一个人可以活多久的最重要因素。当谈到寿命的时候，神经学家理查德·雷斯塔克说："大脑不仅仅是许多器官之一，也是决定我们能活多久的关键因素。"

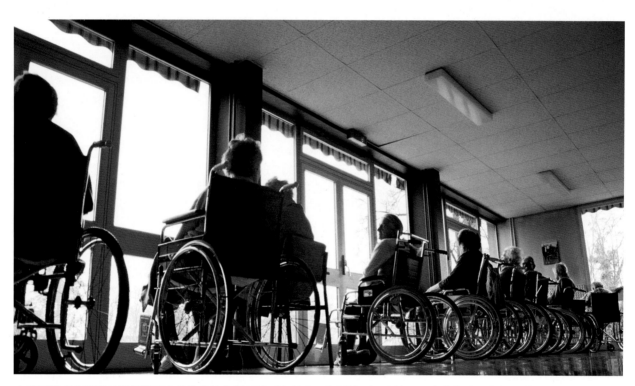

人类期望寿命的延长使得世界上的许多地方都开始了老龄化，包括法国，也就是图中老年人居住设施的所在地

> **知识速递** ｜ 在美国，大脑和神经系统疾病是造成残疾的主要因素。

寿命

　　假设一个健康的大脑能够持续工作，人类的寿命可以延长到什么程度？没有人能够确定。最长人类寿命的认证纪录是122岁，是由1997年去世的一位名叫珍妮·卡尔门特的法国妇女创造的。这是19世纪末出生的儿童的平均期望寿命的2倍多。20世纪初期以前，人们能够期待的寿命一般只有40多岁。更好的产前护理，能够获得的抗生素等药品，饮食改善还有包括锻炼、体重控制以及戒烟在内的生活习惯变化稳步提升了人类的平均寿命。根据美国国家卫生统计中心的数据，在2006年出生于美国的婴儿的平均寿命有望提高到77.7岁，创下历史新高。

思想流派

老龄化的理论主要分为两类。第一类是所谓的随机理论，其认为衰老是无法精确预测的随机事件的结果。精确预测的缺失解释了为什么通常来说戒烟是个好主意，因为吸烟会增加患癌症以及其他威胁生命的疾病的风险，但是其实所有人都知道，有些吸烟的人会很好地活到他们的老年时期。至于大脑和身体的细胞，随机理论表明，随着时间的推移，与环境的正常相互作用造成的损伤的积累，会使细胞的效率降低，最终导致细胞死亡。第二类理论认

曼 卡 托 的 修 女

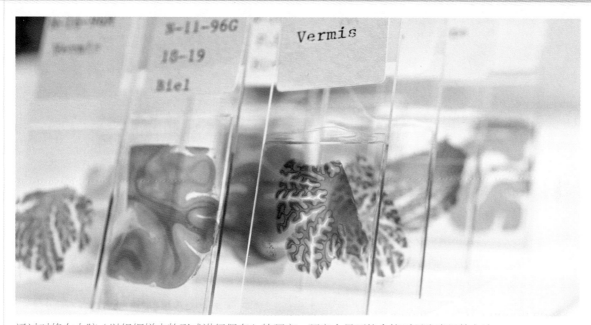

通过对修女大脑（以组织样本的形式进行保存）的研究，研究人员可能会找到预防痴呆的方法

93 岁的玛丽·路易丝·皮哈莉修女待在明尼苏达州曼卡托的圣母院修女学校时，很难记住一些修女同事的名字。但是她仍然很有活力，常常阅读并且非常乐观。1986 年开始的一项对修女的持续研究表明，乐观的态度不仅仅是长寿的关键，也是预防痴呆的关键。神经学教授戴维·斯诺登发现，许多修女都能活到 90 多岁甚至更久，于是他开始在全国范围内按照顺序研究修女以及其他人的情况。他意识到研究一个有着如此多共同点的群体的好处：修女们保留着详细的记录，她们有着共同的饮食、环境、未婚状况、医疗保障以及其他消除了许多变量的条件。在斯诺登退休之后，明尼苏达大学的凯文·利姆和卡伦·圣克鲁兹等人继续从事这项研究。大约有 50 名修女还在参与这项研究。

对 670 个大脑的研究发现，叶酸可能在预防阿尔茨海默病中起到重要作用。在 60 年前，修女们进行的复杂写作似乎也与预防阿尔茨海默病有关。这种研究同样也将精神刺激与长寿和清晰的头脑联系在一起。圣克鲁兹指出，在所谓的"修女研究数据集"中，有 10 到 15 个大脑带有疾病的迹象，但是这些修女在活着的时候并没有表现出症状。明尼苏达大学已经同意对每个大脑的组织样本进行数字化扫描，并将其在线提供给研究人员。

为，衰老产生于一系列与衰老有关的基因表达。在一个生命周期中，细胞的分解会带来某种程序化的衰老，这种衰老是建立在每一种生命结构之上的。

这两种观点似乎都是部分正确的。无论平均寿命有多长，有些人都会因为疾病以及其他无法预料到的事件而拥有短暂的寿命。无论一个人是多么健康，他迟早都会触及人类寿命的上限。

微生物学家伦纳德·海弗利克在 20 世纪 60 年代进行的一系列研究为每一个物种的生理限度提供了证据。他将一层人类胚胎细胞铺在无菌培养皿中的培养物上。当细胞分裂到足够覆盖培养物的程度，海弗利克会移出一些细胞，把它们放到另一个培养皿中新的培养物上。他重复这个过程，来观察细胞究竟会分裂多少次。经过 35 次迭代后，分裂的速度减慢了。在第 50 次分裂后，细胞已经完全停止了分裂。海弗利克发现，每一个物种都有其细胞分裂的最大值。对于老鼠来说，这个数值大约是 15 次。对于长寿的加拉帕戈斯龟来说，这个数值是 110 次或更多。海弗利克极限表明存在着一个"基因钟"，在细胞进行了一定次数的分裂之后，它就会在午夜敲响警钟。

并不是所有组织的分裂次数都是恒定的。骨髓和皮肤中的细胞会在一生之中不断更新，而味蕾中的细胞会被不断地替换掉。另一方面，大脑中几乎所有的细胞都不会分裂——你在童年时期拥有的细胞可能是你在老年时期拥有的细胞。因此，海弗利克极限所描述的现象很可能会强烈地影响其他关键器官的寿命，但是对大脑本身几乎没有直接影响。

然而，所有的细胞都会和一些每天都会遇到的、一类被称为自由基的物质产生化学反应。这些物质有着不稳定的电荷，因为它们含有至少一个未配对的电子。自由基想要达到电中性，所以从附近的分子那里窃取电子。在身体中，自由基通常会从神经细胞或其他细胞的细胞膜上获取电子，更重要的是，

从细胞的 DNA 和被称为线粒体的、产生能量的细胞器中获得电子。当一个自由基窃取到了电子，它会改变供体的电荷，而供体反过来又要纠正自身的不平衡。这会产生连锁反应，在细胞的整个生命周期中造成巨大的伤害。

20 世纪 50 年代，内布拉斯加大学医学院的老年生物学家登纳姆·哈曼提出，衰老是自由基损

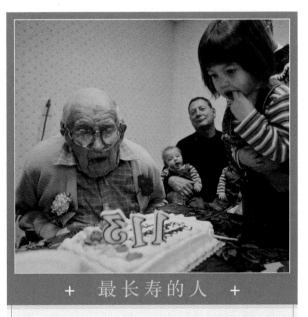

+ 最长寿的人 +

珍妮·卡尔门特是吉尼斯世界纪录认证的世界上寿命最长的人。1997 年 8 月 5 日，她在法国阿尔勒逝世，享年 122 岁。尽管她的记忆力和听力已经衰退，但她依然言语流利，风趣幽默。根据世界卫生组织的数据，日本女性的期望寿命最长，现在出生的女孩很可能会活到 86 岁。欧洲摩纳哥的男性有着最长的期望寿命——81 岁。美国女性的期望寿命是 81 岁，男性是 76 岁。年龄可以证实的最长寿的美国人是来自宾夕法尼亚州的莎拉·克瑙斯，她于 1999 年去世，享年 119 岁 97 天。

| 知识速递 | 疾病控制中心的报告称，养宠物有助于维持血压、胆固醇和甘油三酯的正常水平。 |

伤带来的自然结果。哈曼说："减缓线粒体对损伤性自由基反应的启动，可能会提升最长寿命以及功能寿命。"根据这一理论，维生素 C 和维生素 E 等能中和自由基的抗氧化剂，以及人体自身修复受损 DNA 的能力，可能会减缓衰老过程。

衰老与大脑

衰老以各种各样的形式影响大脑，从记忆衰退到思维迟缓，再到降低大脑处理高频声音的能力。除了衰老，疾病往往也会损伤人们的认知能力。

影响认知能力的另一个因素是对它的持续使用。精神健康受损会使心理功能下降，就像缺乏身体锻炼会让肌肉萎缩一样。

为了让大脑更具有活力，我们需要进行有规律的锻炼。大脑和身体器官都会随着年龄的增长而衰退。但是，大脑会随着使用而得到一些改善。一些科学家认为，精神刺激会提升神经元修复受损 DNA

的能力，而另一些科学家指出，神经回路在受到重复刺激时会得到加强。还有一些人赞成这样的解释：大脑的可塑性会帮助产生新的回路，重复使用新回路会有助于组成这些回路的神经元的存活。

无论是哪种解释，接受新刺激的神经元会保持健康，而那些过度休息的神经元会退化，导致不健康的衰老过程。

形成新的神经元

胎儿在母亲子宫里发育时，大脑中未分化的细胞长成上百种特定种类的神经元，每一种神经元都与其位置和功能相适应。那些未分化的、原始的细胞被称为干细胞，它们分布在成年人身体的一些部位中。在适当的刺激下，这些细胞几乎可以生长成任何一种细胞。

直到 1998 年，科学家都认为成年人的大脑不含有干细胞，而且大脑在幼儿时期之后也无法形成

维持良好的友谊和社会关系是保持大脑活力的简单方法

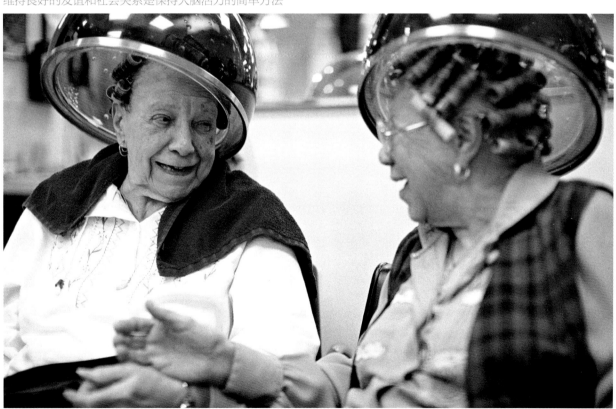

新的神经元。然而，这一年，科学家在海马中发现了干细胞，随后在嗅球和尾状核中也发现了干细胞，这引发了一场关于这些区域如何被诱导产生替代神经元的疯狂猜测。由疾病或损伤破坏的神经元的功能可以被移植到大脑中的、从干细胞生长而来的健康神经元接管，或者被大脑自身产生的新神经元接管。从理论上来说，医学研究可以找到让大脑自我修复的方法。

每天都有成千上万的新细胞在海马中生长。最近关于啮齿动物的研究表明，学习得越多，在海马中存活的神经元就越多。抗抑郁治疗似乎也可以促进新的神经元的生长与存活。同样，锻炼会促使下丘脑和垂体产生改善情绪的化学物质 β - 内啡肽，这被证明能够增加小鼠海马中新神经元的产生率与存活率。另一些因素会抑制神经发生。这些因素中最明显的是压力因素，它与患多种疾病的高风险相关。随着科学对影响新神经元形成的因素有了更多的了解，我们希望能够进行某种程度上的控制。

最初的挑战是让干细胞长成特定种类的神经元。加利福尼亚州拉霍亚市萨克研究所的神经退行

性疾病研究员弗雷德·盖奇说："你不能只把干细胞放在大脑中的某个位置，然后期望它们接管消失或损坏的细胞的功能。你必须发现干细胞转化为神经元所需的条件。"

盖奇的研究集中在寻找合适的化学刺激上，以将实验室培养的干细胞转化为成熟的、有电活性的神经细胞。在 2007 年，美国威斯康星州和日本的研究小组取得了突破性进展，他们通过插入重新编程的基因，将普通的人类皮肤细胞转化为干细胞。

盖奇设想从阿尔茨海默病患者身上提取皮肤细胞，并将其转化为神经元，这样就可以仔细观察它们是否有发展出这种疾病的迹象。盖奇的方法稍有不同，他并不是插入遗传物质，而是在活的皮肤细胞中调动不活跃的基因，来产生这种转化。

修复损伤

另一种研究方法的目标不是植入干细胞转化成的神经元，而是激活已经存在于大脑中的前体细胞，使其移动到受损区域，将其转化为必需的替代神经元并治愈损伤。这种被称为自我修复的疗法可以免去在实验室中控制生长的困难。然而，要使得干细胞按照需要进行迁移和改变，研究人员需要了解更多控制神经元发展的化学指令。

人们在老鼠身上已经取得了一些成功。波士顿

重
大
突
破

2003 年，微软联合创始人保罗·艾伦拿出 1 亿美元，对一只老鼠的大脑进行了完整的绘制。3 年之后，"艾伦大脑图谱"数据库与一个三维数据库联网，显示出在一个普通家鼠大脑中，2.1 万余个基因是在什么位置表达的。

西雅图艾伦脑科学研究所的研究小组捕获了 8 500 万幅染色鼠脑样本的图像。研究人员之所以选择老鼠，是因为超过 90% 的老鼠大脑基因和人类大脑基因库有着直接对应关系。从同一个基因库中获取大量的老鼠基因也很简单，这就简化了图谱绘制的过程。

为了开始绘制人类大脑基因表达和相互作用的图谱，研究小组绘制出大脑皮质从婴儿到成年人过程中的

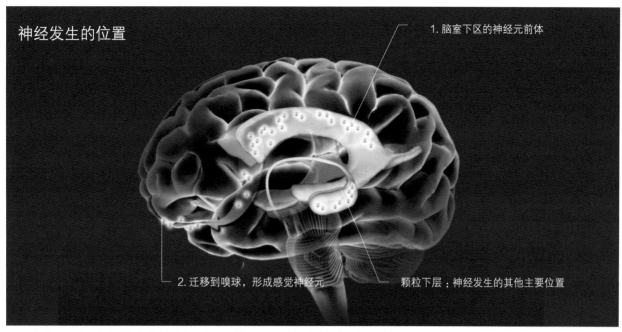

神经发生的位置

1. 脑室下区的神经元前体

2. 迁移到嗅球，形成感觉神经元

颗粒下层：神经发生的其他主要位置

神经发生的部位（图中棕色和浅蓝色区域）。神经元前体被发送到嗅球（紫色区域）

儿童医院的杰弗里·麦克利斯已经在成熟老鼠的大脑中，诱导出了神经元的产生。在大脑充满液体的脑室中的前体细胞，向着皮质受损的位置移动，并且发育成成熟的神经元，其行为与原来就存在的神经元一样。这些新的神经元发散出轴突和树突，像它们所取代的细胞一样连接与运作。如果这种自我修复能够在人类身上被诱导出来，那些损伤或破坏神经元的退行性疾病就可以被治疗：用健康的替代物来替换受损区域的细胞。这种治疗方法的适用范围可能是有限的，因为可以替换的神经元的数量和疾病的复杂性可能带来限制。比如，帕金森病是黑质致密部缺乏产生多巴胺的神经元导致的。和影响更广泛的回路、涉及不同种类神经元的疾病相比，帕金森病是神经发生疗法更可能治疗的疾病。而阿尔茨海默病等疾病影响更广泛的回路，因此无法提供一个明确的自我修复的目标。

尽管如此，寻找之前无法治疗的疾病的新疗法的前景，还是让全世界的神经学家感到兴奋。瑞典的乔纳斯·弗里森说："干细胞研究和再生医学正处于一个非常令人兴奋的阶段。我们获取知识的速度非常快，而且许多公司正在组建，并且开始在不同的领域开展临床试验。"

褶皱图。研究人员希望能够发现大脑疾病的早期特征，这些疾病包括威廉综合征（其特征是发育迟缓和过度友好的人格）、自闭症和精神分裂症等。许多疾病的根源在于基因突变，还有某些基因的表达错过了大脑的最佳发育时间——表达得太早或是太迟。比较健康大脑和异常大脑的基因表达可能会提供治疗或预防疾病的新方法。随着人类图谱的完成，世界各地的研究人员在增进对人类大脑的认识时，可以在同一个图谱上开展工作。

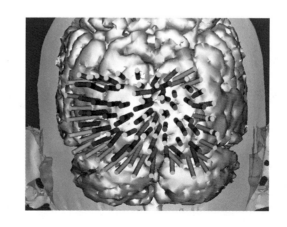

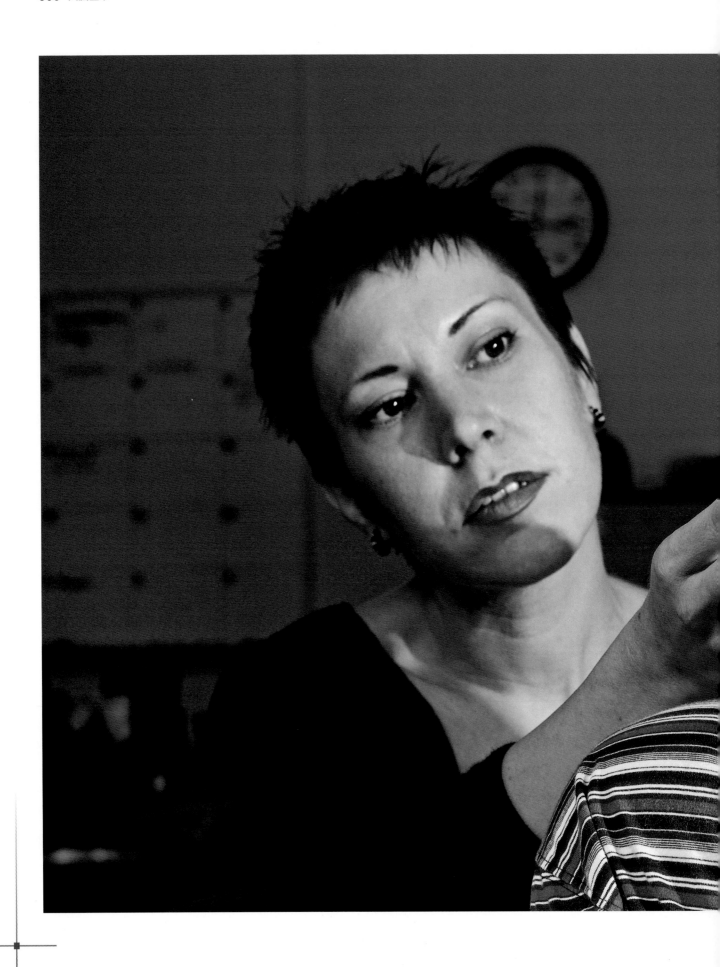

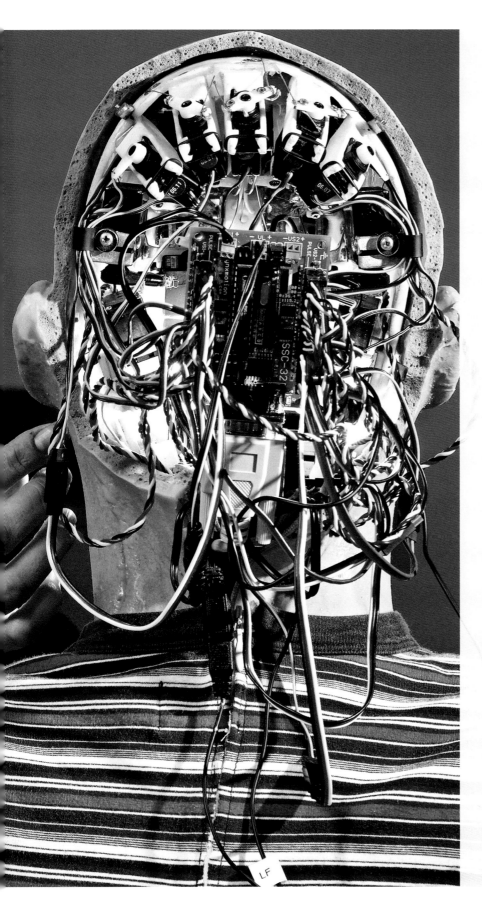

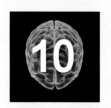

10

第十章
大脑的未来

对于大脑，这个最复杂的物体，人类并没有准备好揭示它的所有秘密。然而，人类心智力量的应用已经投向大脑本身，并开始解开它的层层奥秘。随着人类对大脑理解的加深，在创造人工智能和通过生物及机械手段（包括益智药、大脑植入物和虚拟现实）增强人类认知方面，新的可能出现了。

左图：
乔伊·查奥斯是汉森机器人技术公司开发的类人型机器人，正在接受脑中电线的调整

新的智能

在过去的几年中，在对瘫痪和阿尔茨海默病的治疗、记忆修改、脑机接口以及对受损的眼睛和耳朵进行假体替换方面，我们取得了惊人的进展。随着各种发现的速度加快，我们只能猜测在未来几十年中可能发生的改变。

不同的观点

用计算机重建大脑是一个充满争议的议题，因为关于未来人工智能研究的设想往往分离出两条路线，一条通向人间天堂，而另一条则通向人类自己创造的炼狱。前一种设想来源于一群科学家，他们设想在机器拥有自我意识，并可以利用它们智力的广度、深度和速度来处理地球上尚未解决的问题时，我们将拥有一个乌托邦式的未来。在这些预言家中，最突出的是雷蒙德·库兹韦尔，他是人工智能领域中一位先驱式的研究人员。在他 2005 年出版的《奇点临近：2045 年，当计算机智能超越人类》一书中，他预言在 2045 年，智能机器会到达它们发展的关键时刻，不仅会超越人类智能，并且会重新制订智能机器发展的计划，使其指数级增强。人们对"奇点"一词的使用，可以追溯到科幻作家、计算机科学家弗诺·文奇在 1993 年发表的一篇论文，他将 20 世纪末开始的技术变革不断加快的重要性，比作地球上人类生命的曙光。

库兹韦尔说，人工智能奇点的结果将会是不可预测的，但是他认为，智能机器会服务于人性而不是挑战人性。他说，生物智能和硅基智能的结合在某一天会成为可能，而有一天，人类大脑中的内容可以转移到一个金属大脑中，就像 CD 光盘可以将软件上载到计算机中一样。这种转移给功能性永生的可能性打开了一扇大门：一旦大脑（无论是人类大脑还是硅基大脑）以某种方式开始损耗，它的内容就可以被保存到另一个大脑中。

计算机行业和未来主义智囊团中的一些人还没有准备好在不朽的机器上付出第一笔投资。此外，微软的联合创始人比尔·盖茨认为今天活着的所有人都无法看到计算机复杂到超越人类的那一天。《连线》杂志的编辑凯文·凯利也呼吁人们要谨慎："预想一个非常乌托邦式未来的人，总是预想这种未来会在他们死前发生。"但是，凯利认为有一天——他不确定是哪一天，地球上的许多计算机可能通过无数的连接，产生某种智能发展的迹象。正是这个想法催生了《终结者》电影中的情节：一个军事程序通过它的计算机网络变得非常复杂，以至于拥有了自我意识，并且对人类开战。这是人类探索智能时所走向的第二条路的黑暗设想之一——在这个未来中，科学对人类造成的伤害比带来的好处要多。

✦ 计算机的诞生 ✦

艾奥瓦州立大学的一位物理学教授在绞尽脑汁地思考如何制造第一台电子数字计算机时，想要清空他的大脑，于是，他驾车来到了距离学校 224 千米的一家酒吧。在喝了一杯酒之后，约翰·阿塔纳索夫有了自己的设想：这个机器会采用二进制，会使用电容器，并且通过直接运作来进行运算。1939 年，阿塔纳索夫和研究生克利福德·贝里制作出了一个原型，并在 1942 年制作出了一个可以工作的模型，它有几百千克重。

人工智能的历史

人工智能的观点可以追溯到 19 世纪早期，在其诞生之时就包括了关于邪恶与善良的人工生命的两种设想。玛丽·雪莱在 1818 年创作的小说《弗兰肯斯坦》中描写了人工生命的创造。聪明的化学系学生维克多·弗兰肯斯坦被死亡从生命中分离的过程惊呆了，他从无生命的物质中创造出了一个活生生的人，但随后，他惊恐地逃离了自己的创造物。他的创造物寻求爱与接纳，在面对不断拒绝他的人的时候会变得暴力。玛丽·雪莱的书出版 3 年后，英国发明家、数学家和机械工程师查尔斯·巴比奇创造了第一台差分机，它是现代计算机的远古祖先，它依赖的是运动零件而不是电子线路。

从巴比奇的时代开始，计算机变得越来越复杂。制造计算机芯片的英特尔公司的联合创始人戈登·摩尔在 1975 年曾提出，集成电路上可容纳的晶体管数目约每两年翻一倍。"摩尔定律"已经成为现实，我们已经习惯于每一两年都见到新的先进计算机问世，而这些计算机会替代之前的那些设备。

1997 年出现了一个分水岭，当时，国际商业机器公司（IBM）的国际象棋专用计算机"深蓝"击败了国际象棋冠军加里·卡斯帕罗夫。它是一台

> **知识速递** | 人工智能研究员雨果·德加里斯将机器人科学称为 21 世纪的关键政治问题。

这是在一个艺术家眼中的功能性植入物。它是一个植入人类大脑的微芯片，与周围的神经元相互作用

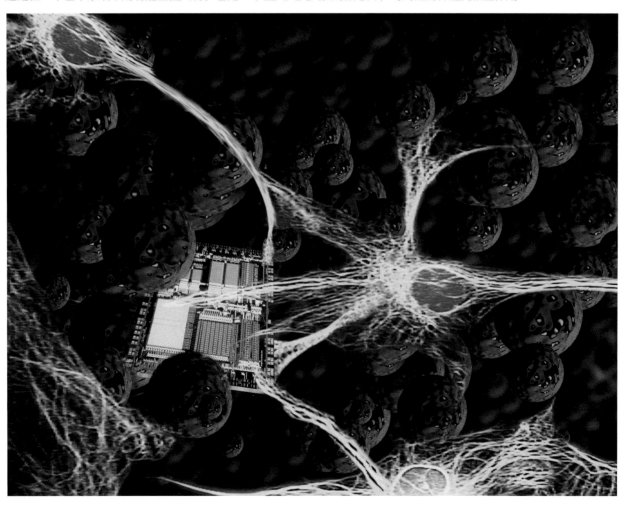

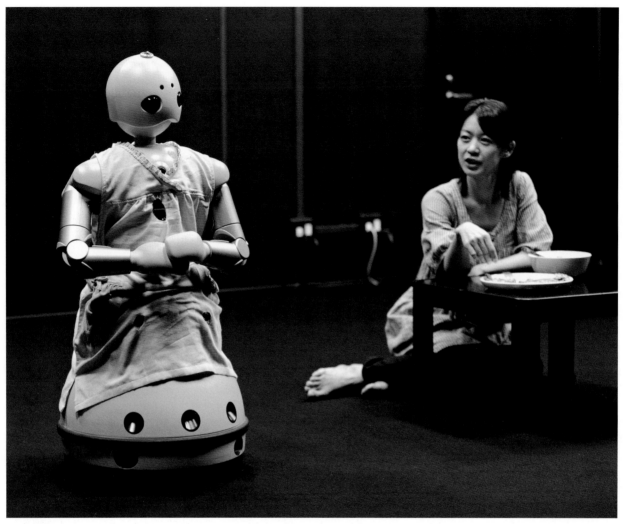

两位演员（一位是人类，另一位是三菱重工机器人）在日本大阪大学进行表演

高性能的机器，每秒的计算量多达 2 亿步。IBM 说，卡斯帕罗夫每秒钟只能计算 3 步。幸运的是，"深蓝"在击败世界上最厉害的人类对手时，并没有感到满足或喜悦——至少没有表达出来。

计算机与人类的混合？

但这可能发生吗？如今，从美国国家航空航天局到谷歌等机构都在研究人工智能的新应用。能够行走、说话、与人沟通的发明，正使得人工智能成为高科技行业中最热门的领域之一。

人类与机器的混合是迈向某种奇点曙光的中间步骤，而且这已经在进行之中。大学和私营公司正在开发视网膜下植入物，它可以在某种程度上恢复盲人的视力。肌电假肢能够接收截肢者剩余肢体皮肤上的微小电信号，使假肢能够以惊人的准确性运动。而且在最近的几年内，耳蜗植入物已经在全世界范围内被使用，提升在不久之前还几乎没有希望进行声音识别的患者的听力。

人机交互

计算机程序不仅帮助了患者，而且接管了越来越多的人际交往任务。可以跟踪面部表情特征的机器人正在开发之中，而这种面部表情特征可以显示出心理状态，机器人会根据这种状态调整它们的反应。最近，范德比尔特大学的一位机械工程学教授发明了一种机器人，它可以和自闭症儿童一起玩耍，并且从他们的心率、皮肤电反应和体温等信息中解码他们的精神状态。研究员尼兰詹·萨卡尔希望促进人类与机器人的互动，帮助自闭症儿童学习社会技能。

距离计算机全息图或者复杂的自动装置在商店、政府部门或企业与人类进行互动的未来还有多远呢？距离智能机器能够独立于医生的监督，从病人身上收集数据，给出诊断、处方和账单的一天又有多远呢？

也许那一天已经不远了。基础的机器人医生已经在一些医院中进行了几年的工作，这些医院包括巴尔的摩的约翰斯·霍普金斯医学中心和萨克拉门托的加利福尼亚大学戴维斯医学中心。加利福尼亚的亦达公司所开发的被称作"圆形机器人"的一组机器人，可以在医院病房探望患者。医生可以通过操纵杆远程将这些重约90.1千克、高1.5米的机器人送去查房。这些机器人有着平面显示屏，可以显示问询的医生的图像；还有摄像头和传声器来代替眼睛和耳朵。这些机器人不能替代人类医生，但是可以让医生轻松地远程收集信息。在约翰斯·霍普金斯大学所进行的调查中，有一半的患者表示，他们宁愿让自己的医生通过远程操纵圆形机器人来探视自己，也不愿意让他们不认识的真正的医生来进行探望。

在人类的命令下收集信息的机器人，与某天可以替代医生的人工智能机器相去甚远。机器可能逐渐发展，承担从医学到机器修理方面的任务，但是我们尚不清楚它们是否能够取代具有创造力的人类大脑。

到现在为止，机器人很擅长以极快的速度，针对单一的目标重复进行简单任务。人类大脑通常不擅长这种工作，因为人类的大脑会分散注意力或者感到疲倦。大脑也无法用机器的整体性和清晰性机制来编码和回忆信息。然而，大脑的高级功能并不是为了不断地将自己依次应用于单个任务而设计的。而且，当大脑记住或忘记它们所遇到的一切事物时，它们也无法很好地工作。

人类大脑的适应能力很强。它会思考、比较、学习、整合并带来新的联系与发现，而人类大脑所采取的方式是计算机刚刚开始采用的。当然，这可能只是部分正确的。在2004年的电影《机械公敌》中，主角是一位痛恨智能机器的警察，他面对的是一个特殊的机器人，电影讲述了他们在奇点来临时所产生的差异。这位警察冷笑着问机器人它是否能够编写出交响乐，又是否能够画出一幅美丽的杰作。机器人反问道："你能吗？"

知识速递

剧作家卡雷尔·恰佩克（1890—1938）创造了"robot"（机器人）这个词语，它源于捷克语的"robota"（苦力）一词。他的剧作《罗素姆万能机器人》于1921年在布拉格首次上演。

＋ 三大定律 ＋

20世纪，作家艾萨克·阿西莫夫设想，机器人受"机器人三大定律"控制。

第一定律：机器人不可以伤害人类，也不可以在人类将要受到伤害时不采取行动。

第二定律：除非违反第一定律，否则机器人必须服从人类。

第三定律：除非违反第一定律或第二定律，否则机器人一定要保护自己。

虽然许多人觉得这些"定律"很有趣，但它们已经没有讨论价值了——因为机器已经让一些人类失业了，这也是某种形式的伤害。

社交转变

改变交流方式，改变大脑

新的科技并不总是会带来更好的未来，尤其是对身体和大脑而言。手机、网络、虚拟现实和大量高科技设备的广泛使用正在改变我们的身体和大脑。2009年发表在《生物学家》（生物研究所期刊）上的英国研究，将一些重大健康问题与面对面的社交活动的减少联系起来。这些健康问题包括高血压、卒中、动脉狭窄、免疫功能下降和痴呆。该文章的作者阿里奇·西格曼说："英国公民的日常习惯中最显著的变化之一是，他们每天与其他人进行互动的时间变少了。"

他的发现包括：人们接触或拥抱的次数减少，会导致大脑中催产素这一神经肽的水平下降。催产素与保持心脏健康有关，缺乏催产素可能与心血管疾病的高发率有关。当社交体验减少时，心理功能同样会受到影响。研究发现，规律的社交互动会减少患有痴呆的风险，并且增强认知功能。西格曼说："很明显，这对所有的工业化国家来说，都是一个日益严重的公共健康问题。"

西格曼说，通过科技手段进行交流，而不是进行面对面的交流，已经是使社会中人们的身体日益疏远的主要因素。无论在家中还是在其他地方，人们都因为耳机、手机和计算机变得与社会"脱节"。

✦ 冬日奇迹 ✦

《冰雪世界》是为年幼的烧伤病人所设计的一款虚拟现实游戏，它能够缓解病人的痛苦。病人戴上一个高科技头盔，这可以使他们远离医院中令人恐惧的景象和声音。在他们的虚拟世界中，他们沿着结冰的峡谷前进，向长毛象、雪人和企鹅投掷雪球。一位6岁烧伤患者的母亲称这款游戏是"救命恩人"。她说："它无法让痛苦全部消失，但是我们知道，疼痛与我们的大脑有很大的关系。而且当你的大脑集中在其他事情上时，它就像麻醉药一样有效。"《冰雪世界》是由华盛顿大学的亨特·霍夫曼设计的。他选择虚拟现实技术的原因是，年幼的儿童无法服用许多成人药物，而且一个凉爽的冰雪世界会减轻烧伤患者在接受伤口治疗时所遭受的痛苦。

一个游戏玩家的头脑

电子游戏对幼儿心智发展的影响尚不明确。积极的影响可能包括对数学能力、语言能力、手眼协调和多个用户之间合作技能的加强。有害的影响可能包括重复性运动损伤、视疲劳和社会隔离。玩电子游戏可能会改变用户的大脑，让他们用不同的方式看待世界。玩家会对多个变量和重叠的事件进行反应，而不是线性地依次解决问题。他们在对复杂刺激的综合反应方面的发展可能会使其对因果关系有一个更全面的看法。在电子游戏玩家的头脑中培养出来的整体观，可能让他们倾向于去解决医疗、经济、政治中的复杂问题。

> **知识速递** 雅达利公司的《战争地带》（1980）被广泛认为是第一款虚拟现实游戏。

营销与推广

人际互动的减少为精明的市场营销人员在推销商品时提供了可以利用的营销策略。随着需要人们集中注意力的事物越来越多，对广告来说，更重要的是让人们产生强烈的印象，牢牢地印在人们的脑海中。最强大的工具之一就是"耳朵虫"，它可以追溯到《铃儿响叮当》这首歌产生的时代。研究人员知道，某些类型的歌曲会停留在听众的脑海中。辛辛那提大学工商管理学院教授詹姆斯·凯拉瑞斯将这些带有重复歌词的欢快旋律产生的效果描述为"认知瘙痒"或是"耳朵虫"。他说，多达 99% 的人容易"感染耳朵虫"。凯拉瑞斯的研究引起了广告商和流行音乐人的兴趣，他们寻找听众很难忘记的广告词和旋律，让听众更容易受到营销信息的影响。

营销人员也转向了神经营销，并使用大脑扫描技术来分析人们在面对大众传媒广告宣传时产生的潜意识感受、欲望和动机。马丁·林德斯特伦在他的《买》一书中，报告了一项进行了 3 年的研究。这一研究表明，购买决策是更感性的，而不是理性的。当通过扫描确定了积极的反应时，广告商们调整他们的宣传方式，利用大脑中的生化反应来销售他们的产品。你购买的下一件产品可能是被有意识地包装过的，它可以在潜意识水平吸引你的大脑。

在公关人员和顾问寻找更好的传达信息的方式时，图像处理是他们关注的另一个领域。在一项实验中，政治候选人的图像被进行了数字化处理，纳入了一些志愿者的面部特征，而这些志愿者会被问及对这些候选人产生了什么反应。在这些面孔图片中，那些 60% 的成分属于政客、40% 的成分属于志愿者的面孔得到了好评。与详细的人口数据库相结合之后，这一技术可以为商业活动和投票需求进行个性化定制，定制的变形图片预计将在广告中发挥更大的作用。

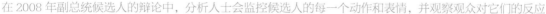
在 2008 年副总统候选人的辩论中，分析人士会监控候选人的每一个动作和表情，并观察观众对它们的反应

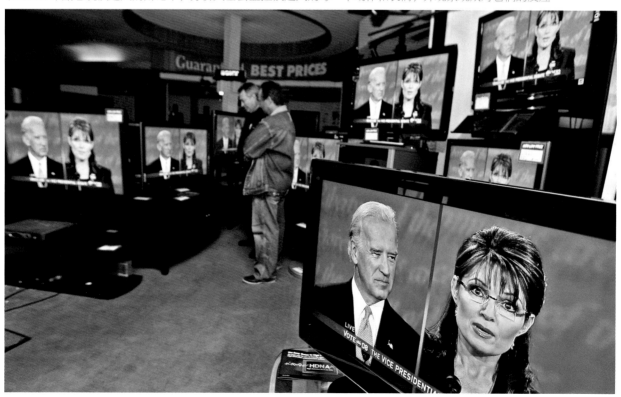

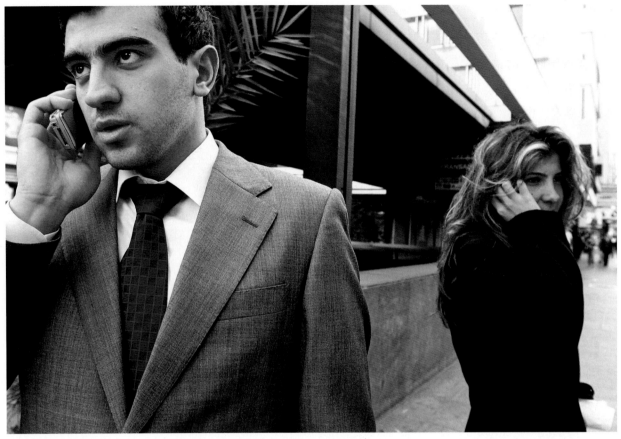

黎巴嫩的居民正在用手机聊天。许多新的科技都旨在增强通信能力

游戏与大脑

虚拟现实技术将继续扩大其在教育和娱乐中的作用。明尼苏达大学在美国国立卫生研究院的资助下，开始了一项为期 5 年的研究，旨在弄清大脑是如何通过玩电子游戏进行学习的。由心理学教授保罗·施拉特领导的研究小组发现，需要识别和射击目标的游戏可以提升特定的表现，比如提高射击精度和改善周边视觉。电子游戏通常能够提升感官处理刺激和做出反应的速度。快节奏的动作游戏会提升视觉技能，包括跟踪多个独立移动的物体、在视觉焦点之外的运动物体的能力，以及在拥挤场景中

对物体进行分辨的能力。施拉特警告说，改善不会在一夜之间发生。"获得这些技能的人每天至少需要玩 5 个小时，持续 1 年甚至更久的时间。获得这些技能是需要付出时间的。"

通过计算机界面进行学习的不只有游戏玩家。2008 年 12 月，美国陆军关于训练和全频谱作战的野战手册自 2001 年 9 月 11 日以来首次进行了修订，将电子游戏描述为复制"真实作战场景"的关键方式。利用计算机技术模拟战场，士兵可以在不参加实际战斗的情况下学习军事技能。潜在的新兵也可以通过免费下载的电子游戏学习战斗技能，比

如 2002 年发布的《美国陆军》。人们相信，西点军校有 1/3 的学员在进入西点军校之前玩过这款游戏。

美国国防部的程序员还开发了一款名为《达尔瓦伏击》的软件，这是一款多人游戏，显示了简易爆炸装置、埋伏以及其他与占领一些地区相关的危险。升级可以让训练人员逐步增加任务难度，并向玩家提供个性化的反馈。游戏中非暴力的部分会教给玩家一些语言和应对特定文化场景的技能。帮助开发这款游戏的凯西·沃丁斯基上校说，这款游戏所带来的东西超出了玩游戏所需的特定的能力。2007 年，罗切斯特大学的一项研究发现，在一个月中每天玩几个小时的玩家的认知能力普遍有所提高。随着具体结果的展现，美国陆军决定将虚拟现实游戏制度化，成为训练的一部分。

＋ 虚拟医生 ＋

夏威夷的蓝十字蓝盾公司从 2009 年开始为会员提供虚拟医院服务。注册在线医疗商店的患者可以随时登录，输入医疗请求，并看到可以进行虚拟访问的专家名单。医生可以通过电话、电子邮件或视频会议进行交流。这一系统允许响应的医生通过一个安全的网站立刻访问他们患者的医疗记录。

知识速递　2009 年，美国陆军开始在拥有数百万用户的虚拟游戏《第二人生》中运营岛屿。通过他们操纵的角色，到军队岛屿访问的游客可以在一个轻松的网络环境中了解士兵的生活。

社交网络

虚拟现实技术有可能将那些与社会生活隔绝的人重新联系起来。一段时间以来，研究人员已经发现，脸书等社交网站通过其交友和交流的便利性吸引了老年用户，但是他们现在正在调查这种虚拟的友谊能否像真实的关系一样提供持久的好处。

"作为老年人，事实上我们所面对的最大挑战或损失之一，并不是我们的健康，而是我们越来越脆弱的人际关系，因为我们的朋友会得病，我们的爱人和朋友会过世，我们也会搬家。"麻省理工学院老年实验室主任约瑟夫·F. 库格林这样告诉《纽约时报》的记者。新的科技会帮助老年人保持联系，因为"新的事实是，虚拟现实正逐渐成为社会发展趋势。它提供了一种建立新关系、认识新朋友、拥有新的目标感的方式"。互联网创造了一种赋权感，因为老年用户可以控制自己的社交生活，并不需要别人来推动他们或帮助他们。另外，在网站上发帖和与朋友在线交流等任务，也会挑战那些原本不会接收到这种刺激的大脑。

虚拟现实

老年人和残疾人可以从脑机接口的发展中受益，这会让他们获得更多的身体自由。欧洲正在开发的技术可以让人们通过思考动作来开灯、切换电视频道、开电动门。未来的"智能家庭"可以利用这项技术。用户必须戴上脑电帽来检测他们的脑电波，并使其识别与任务执行相关的特殊思考模式。思维控制的电动轮椅是这种技术的一个潜在分支，用户在使用真实的轮椅之前，要接受虚拟现实方面的训练。

更好的大脑

通过科技改善大脑

新的神经科学成果之一是我们对如何增强认知功能有了更深入的理解。使用药物来提高记忆力、智力或者其他心智能力已经不再是幻想。这种药物被称为益智药（nootropics），这个词是心理学家科尔内留·E. 久尼贾在 1964 年创造的，由希腊语单词"noos"（头脑）和"tropein"（转弯或弯曲）组合而成。此种药物改变了大脑中神经化学物质的可获得性，增加了神经元可获得的氧气量，并且促进了神经元连接的扩散。

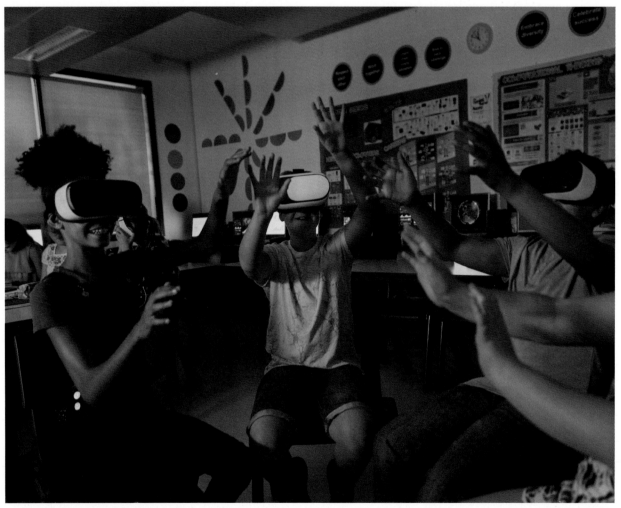

初中生在课堂上佩戴虚拟现实眼镜

研究益智药的制药公司特别针对 4 种心智能力：专注力、注意力、记忆力和心理承受能力。提高专注力和注意力可以让大脑专注于任务，减少干扰，充分发挥注意力的优势。改善记忆力的药物将增强记忆编码能力，并且有助于加强新信息与先前存在信息的联系，从而有效地扩展大脑的知识储存。

知识速递 2008 年，五角大楼为 IBM 提供了近 500 万美元，用于尝试模拟猫的大脑。

伦理问题

随着这些药物的不断发展，我们可以想象到，终有一天它们会像能够改善患者的精神状态、增强其体力的其他药物一样，提升正常人的心智表现。比如说，学生们在参加研究生入学考试之前，可以被允许服用这种药物吗？神经学家理查德·雷斯塔克说，他赞成在国家标准化考试等竞争性心智比赛中严格地控制益智药的使用，这样才能维护一个"公平的竞争环境"。他问："学生在参加这种考试之前，已经被要求提供身份证明，所以为什么不要求他们证明自己在考试中不会使用认知提升药物呢？"他说，某些药物可以被豁免，包括患有注意缺陷多动障碍学生的处方药，但是其他学生必须在考试的时候提交一份唾液样本。

在未来的几十年中，益智药也有可能在情绪控制和记忆领域被更广泛地使用。药物可以消除不想要的感觉，比如悲伤、内疚和羞耻。或者说，它们也可以增强人类想要的感觉，比如自信感。有一天，一种益智药可能真的会成为公共广播电台前主持人加里森·凯勒所追捧的"幻想中的饼干"：能够给予害羞的人"起床和做必须做的事情的力量"。

＋ 一杯咖啡 ＋

前沿研究每天都在开发新的药物，但咖啡这种老古董可能会成为阿尔茨海默病患者的下一个福音。2009 年 7 月，《阿尔茨海默病杂志》发表了佛罗里达阿尔茨海默病研究中心的研究成果。该研究发现，咖啡因显著降低了表现出症状的小鼠大脑和血液中与阿尔茨海默病相关的蛋白质水平。

阅读大脑扫描图谱

与通过益智药人为地刺激出特定精神状态的方式不同，大脑扫描技术，比如 fMRI，有一天可能会被用于检测特定工作所需的人格特质。对需要外向性格的工作（比如销售）来说，社会智力高的人可能有一些优势。在人格图谱的另一端，大脑扫描技术可以为军队中的战斗角色选择最佳的人格类型。

这种扫描已经成为可能。美国国家心理健康研究所对特种部队士兵的神经回路激活水平进行了检测。士兵认为他们的任务是试图分辨出照片中人的性别。事实上，fMRI 仪器测量了当他们看到充满愤怒和恐惧的面孔时，大脑中与负面情绪相关区域的激活水平。与对照组的志愿者相比，这些士兵杏仁核（与恐惧相关的部位）、额叶皮质下区域和前扣带回区域（都与情绪调节有关）的激活水平更高。与情绪和控制相关的区域共同表明，士兵们对图片产生了强烈的反应，但随后控制了自己的情绪，这有益于他们从战争的混乱与创伤中恢复过来。这对创建高效的团队来说意义重大：可以根据工作所需的情绪控制能力对特殊训练的申请者进行预先筛选。

选择记忆

士兵同样也是修改记忆疗法的优秀候选人。研究发现，当调用的记忆重新被长期储存时，它们会发生改变。这给人们带来了希望，因为那些在脑海中具有破坏性的记忆，比如那些与创伤后应激障碍有关的记忆，可以得到有效的治疗。根据科学家们在网络版《自然神经科学》上发表的文章，当一个人从记忆库中唤起痛苦的记忆时，他如果可以改变这些记忆，那么在日后再次调用这些记忆时，它们可能会失去情绪上的冲击力。这是一个艰难的任务，因为带有强烈情绪内容的记忆，比如那些和死亡与失去有关的记忆，是最强大的一类记忆。这篇文章也表达了类似的观点："正如成功治疗创伤后应激障碍后的高复发率所显示的那样，即使是对创伤后应激障碍最有效的治疗，也只是消除了恐惧反应，患者会保留原始的恐惧记忆。一旦建立了情绪联系，它似乎就会永远继续下去。"

β 受体阻滞剂被广泛用作抗焦虑药物，因为它能够干扰肾上腺素的作用，从而降低血压，它在消除记忆形成过程中的强烈情绪方面带来了希望。在 2002 年哈佛大学的一项试点研究中，由罗杰·皮特曼领导的一个小组给创伤后应激障碍患者使用了 β 受体阻滞剂普萘洛尔。与服用安慰剂的对照组相比，这些患者在 3 个月后表现出的创伤后应激障碍症状少了一些。事实可以像以前一样容易地从记忆中被挖掘出来，但它们并没有重新激活最初的情绪反应。这种疗法的应用是非常明确的：暴力受害者可以摆脱折磨他们的情感包袱，但在适当的治疗下，保留关于对刑事诉讼、其他诉讼或军事情报有用的基本事实细节的记忆。

伦敦大学圣乔治学院医学伦理学讲师丹尼尔·索科尔指出，消除不好的记忆"将改变我们的个人身份，因为我们是谁与我们的记忆息息相关。在某些情况下，这可能是有益的，但在消除记忆之前，我们必须考虑这将在个人、社会以及我们的人性层面引发的连锁反应"。

更好地回忆

美国东西海岸的大学都在进行关于提高记忆力的研究工作。南加利福尼亚大学的西奥多·伯杰和北卡罗来纳州维克森林大学的塞缪尔·戴德维勒领导了一项研究，致力于在实验老鼠体内植入人工海马。海马对新记忆的形成至关重要，但对于阿尔茨海默病患者来说，海马会遭到损害。研究者利用电子技术绕过海马，植入假体，有望恢复脑损伤患者制造新记忆的能力。如果这一项目成功了，它可能会提高患者的记忆力，并加深我们对高级认知功能机制的理解。

在他们的老鼠实验中，戴德维勒和伯杰用药物暂时麻醉了老鼠的海马。当老鼠按下一个杆子的时候，杆子会通过一个微芯片发出电信号，他们相信这个微芯片所发出的电信号和正常状态下的海马所发出的电信号是一样的。他们希望更多地了解回忆是如何形成的。人们对编码信息方式的进一步理解可能会使信息可以从机器下载到大脑里——如同科幻电影《全面回忆》和《黑客帝国》中提到的那种记忆升级。在前一部电影中，大脑中植入的错误记忆会给人一种曾经去过某地、做过某事的错觉，创造出一个虚拟的假期或是幻想中的世界。在后一部电影中，包含适当的存储和回忆组合的神经插件可以增强人们的身体技能。

一些研究人员认为，实现这些技术不仅需要对大脑有更深的了解，还需要运行更加复杂的计算机。瑞士洛桑联邦理工学院的神经学家亨利·马克拉姆领导着"蓝色大脑项目"，这是一个始于 2005 年的、基于超级计算机的大脑结构探索项目。这个项

✛ 三维患者 ✛

卡尔加里大学的科学家们创造了一个巨大的计算机"虚拟人"，来帮助医生将人体代谢药物的过程视觉化。在这所大学价值 150 万美元的房间中，访客们戴着特制的三维立体眼镜，可以观看阿司匹林被吞咽后，被血液吸收、开始工作、通过肾脏排出体外的过程。生物化学家克里斯托夫·赛嫩和他的同事们将这位"病人"叫作"穴居人"（CAVEman，英文全称为 Automated Virtual Environment，即自动化虚拟环境）。它通过高清全息摄影术模拟了 3 000 个人体部位。赛嫩设想了这样一种未来：医生们可以进入病人体内器官的计算机投影中，分析癌变肿瘤的三维图像。他说，或者，计算机可以详细模拟阿尔茨海默病或糖尿病的发展情况，帮助科学家找到治疗方法。

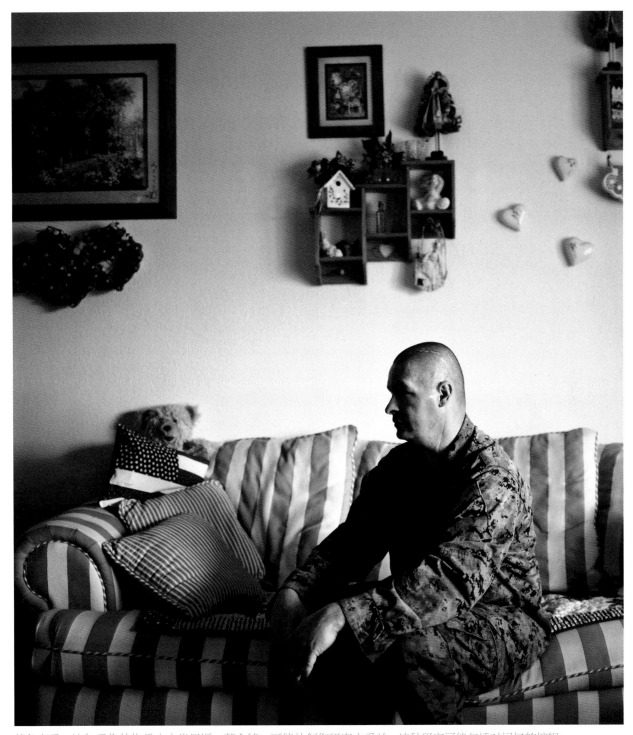

战争老兵，比如受伤的炮兵中士肯尼斯·萨金特，可能从创伤研究中受益。这种研究可能包括对记忆的编辑

目的目的是在个体细胞和分子层面对大脑进行逆向设计。它从老鼠的大脑开始，目标是应用到皮质化更强的人类身上。人们若要在计算机模型中找出由分子和细胞产生的神经功能，很可能要等到计算机的处理能力是目前存在的超级计算机最大处理能力的 1 000 倍之后。马克拉姆期待着奇迹的出现。他说："我认为会有一个概念上的突破，它将对我们如何看待现实产生重大影响。"

医疗手段
与大脑有关的技术

　　治疗精神疾病方面的进步将来自更准确的大脑扫描和理解。脑成像技术将梳理出神经回路放电过程中的每一个瞬间。突触和神经元之间的化学反应将得到更加充分的理解。现在，一些成像技术不仅扩展了人们对神经科学的理解，而且对未来提出了有趣的问题。

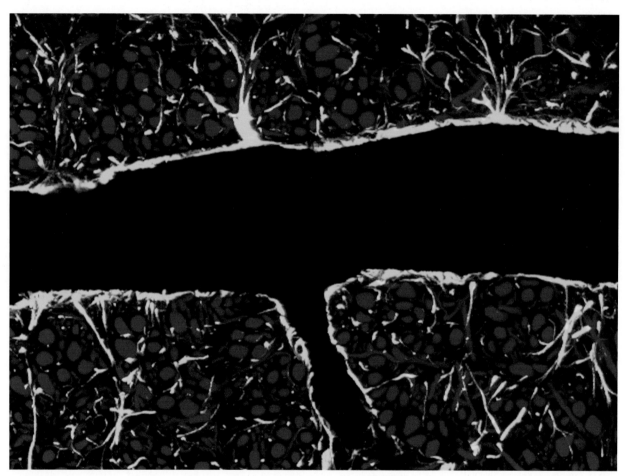

共焦显微照片描绘了血脑屏障。血脑屏障会屏蔽许多可以用来治疗肿瘤的药物

磁领域的未来

　　磁场提供了有趣的可能性。大脑会产生自己的小磁场，一种被称为经颅磁刺激（TMS）的新型非侵入性技术可以巧妙地影响大脑的电活动，无须借助于药物和手术。呈数字"8"形状的线圈被放置在需要被刺激的区域旁边。医生通过调节仪器，可以使线圈抑制或引发附近的突触活动。当仪器在 1

秒内发射 5 次以上的高频脉冲时，它们会引发大脑皮质的活动，并有望在避免电击或强效药物不良反应的情况下减轻抑郁、帕金森病和其他神经系统疾病的影响。抑郁患者左侧前额皮质的电化学活动往往会受到抑制，而在接受经颅磁刺激疗法时，左侧前额皮质的神经元放电会更加强烈。

　　美国国家心理健康研究所的科学家也发现，针

对大脑额叶过度活跃的磁体疗法可以减轻强迫症的症状。在较低的频率和较慢的脉冲下，经颅磁刺激仪器可以减慢而不是加速皮质的激活。因此，它可能会缓解某些疾病的症状，比如癫痫患者经历的电流"风暴"和精神分裂症患者产生的幻觉。

在应用于前额叶时，经颅磁刺激已经被证明能够提高认知处理的速度和敏捷性。经颅磁刺激仪器发出的磁信号就像一种局部的咖啡因刺激，但是没有人能够准确地知道磁场到底是如何起作用的。一些科学家怀疑，高频脉冲可能会提高脑细胞的放电频率，促使它们更快、更容易地形成解决问题或学习新技能所需的连接。也有可能磁场只是加快了血液的流动，从而为单个细胞提供了更多的氧气。

✦ 机器老鼠 ✦

2002 年，生理学家约翰·K. 蔡平创造了"机器老鼠"。老鼠携带着无线电天线、微处理器和摄像头。无线电信号刺激了老鼠大脑中对左右胡须变化敏感的区域，以及内侧前脑束的愉悦回路。控制人员通过模拟老鼠胡须接收的感觉信号来训练老鼠向左或向右转，然后对老鼠的愉悦回路进行奖励。

植入物

大脑中的机械植入物可能会提供一种新型替代手段，来增强脑力并且治疗疾病。就像计算机一样，微型植入物有望变得更小、更强大。无线供电的微芯片能够激活长期休眠的神经纤维，使瘫痪患者恢复运动能力。沉积在大脑和脊髓受损神经元附近的硅基模拟物可能会修复受损的神经元，或者帮助产生那些在受损区域无法产生的电信号。

耳蜗植入物已经能够帮助治疗内耳中敏感的毛细胞消失所造成的听力损失。现在，一些假体设备也开始在恢复视觉方面做着类似的工作。威廉·多贝尔在他位于纽约的多贝尔研究所创造了一个人工视觉系统，他将电极植入大脑的视觉区域。电极与安装在一副眼镜上的微型摄像头和一台便携式计算机进行通信。眼镜收集的光线可以直接转换为电刺激，在某种程度上可以被视觉皮质解读。贝多尔的病人金斯——一个因两次事故而失明的人，恢复了足够的视力，可以穿过房间，也可以在实验室的停车场引导一辆车绕过垃圾桶。多贝尔在 2004 年去世，他预见到一些改善措施可以让盲人司机驶入真正的车流之中。他说，他设计这个系统是为了提升患者的行动能力，但他期待这一系统的迅速发展能够"为病人提供上网和看电视的可能性"。

美国陆军向加利福尼亚大学欧文分校的科学家提供了 400 万美元的资金，用于探索大脑和机器之间的联系，从而建立"合成心电感应"系统，并且可以将其用于军事或医疗领域。该大学表示，这种交互方式将利用非侵入性成像技术，比如将思想翻译成信息的 EEG。例如，一个士兵可以思考特定的信息，计算机技术可以探测到形成这种想法时的脑电波，然后对其进行解码。然后，被解码过的思想会被传送到信息接收方。

这个系统需要进行广泛的培训才能生效。首先，它要求通信人员将注意力集中在系统被教授识别的简单信息上——"去""开火""帮忙"等。随着它的发展，这种技术可能能够处理更加复杂的通信模式。它可以用来帮助卒中和瘫痪的病人。当说话的

知识
速递

可能只有不到 35% 的阿尔茨海默病患者和其他痴呆患者在他们的医疗记录中有具体的诊断，这会对治疗工作产生消极影响。

运动技能受到损害时，一个可以将想法用语言表达出来的系统就可以恢复沟通能力，重新把患者和他们的世界联系起来。

将脑电波直接发送给计算机的简单通信已经开始了。威斯康星大学生物医学工程博士生亚当·威尔逊认为这是对他个人的挑战，因为他在广播中听到有人说，如果你仅仅通过思考就能在社交网站上发布信息，那该有多酷。2009 年春天，威尔逊在接受美国有线电视新闻网（CNN）采访时证明，他可以做到这一点。威尔逊戴着一顶装有电极的红色帽子，通过思想的力量在社交网站上发布了两条信息。第一条是"獾队加油"，他指的是威斯康星大学的校队。第二条是"我正在用我的大脑写字"。威尔逊完成了这一壮举，他每次只专注于思考一个字母，来"打出"他的信息，然后通过专注于他的计算机屏幕上的"发送"键将信息发送到互联网上。他只用了几天的时间就编写出这一软件，可以将现

有的读取脑电波的技术连接到社交网站界面上。威尔逊向他的导师、助理教授贾斯汀·威廉姆斯发送了用大脑创作的第一条信息。

通过集中注意力在社交网站上发布信息不仅仅是一个简单的技巧。它可以用来帮助瘫痪患者（比如那些患有闭锁综合征的人）进行交流。那些患有肌萎缩侧索硬化、脑干卒中或高位脊髓损伤的人将因此受益。

新的细胞

就像微小的机械植入物一样，基因工程细胞正在治疗各种各样的大脑疾病，毫无疑问，它在未来将会发挥更大的作用。这些细胞植入物的设计目的是生产加速或减缓大脑生化反应的物质，帮助大脑和身体进行自我愈合。在治疗癌症、眼部疾病、脊髓损伤、血液和肌肉疾病、帕金森病和肌萎缩侧索硬化方面，这种技术产生了令人激动的成果。其过程包括从病人身上提取细胞，改变它们的遗传密码，然后把细胞送回到它们的主人身上。一些治疗手段已经进入了人体试验阶段，并产生了可喜的结果。

阿尔茨海默病患者可能会受益于细胞移植。2007 年，哈佛医学院的研究人员在老鼠身上植入了一种人类基因，这种基因使得老鼠生长出了预示着阿尔茨海默病的斑块。老鼠被植入经过基因改造的细胞后，会产生一种叫作肾胰岛素残基溶酶的酶。这种酶会针对形成斑块的 β 淀粉样蛋白复合物，使得斑块溶解，老鼠的大脑变得清晰。目前还不清楚这种植入技术是否对人类有效。人类的大脑比老鼠的大脑要大得多，需要更高浓度的生产酶的细胞来覆盖更多区域。解决这个问题的方法之一是，将

＋ 视觉植入物 ＋

犹他大学的研究人员在眼科教授理查德·诺曼的带领下，正在改进和缩小大脑视觉皮质的植入物，用以恢复视网膜或视神经受损患者的视力。他们的目标是建立足够复杂的视觉网络，使患者可以阅读印刷品。他们相信，治疗深度失明的人类工程手段将比生物学手段更快地进入临床试验阶段。

知识速递 ｜ 古希腊人认为，磁性岩石具有药用价值。

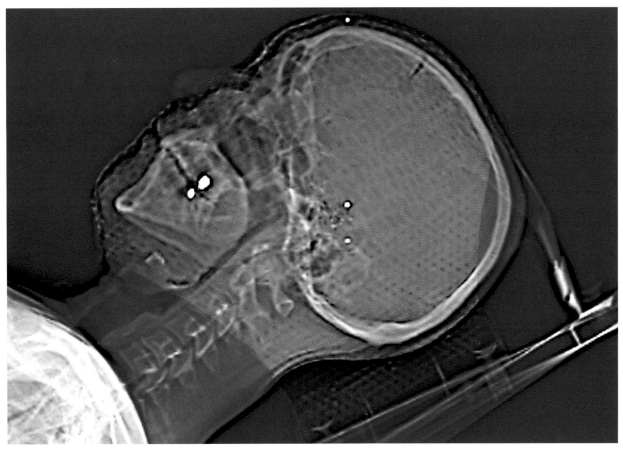

彩色 CT 图像揭示出放射治疗是如何用于治疗脑癌的

这些改造过的细胞，放置在能够把溶解 β 淀粉样蛋白的化学物质循环到脑脊液中的位置。

更好的诊断方式

诊断阿尔茨海默病的手段也即将有其他突破。很快，如果一个人想要知道他的患病风险，就可以进行简单的血液检测来寻找标记物，就像今天的胆固醇检查可以预测是否存在患心脏病的高风险一样。对患有阿尔茨海默病可能性的早期诊断，可能让患者尽早接受治疗，来减缓或停止与疾病有关的心智衰退。科学家也有可能研制出预防淀粉样斑块在大脑中聚集的疫苗。一种叫作 ACC-001 的实验疫苗可以刺激身体来产生抗体，攻击 β 淀粉样蛋白。如果人体将有害的斑块视为侵入性物质，它就可以通过激活自身免疫系统来清除这些斑块。其他疫苗的目的是直接清除大脑中的斑块。

2009 年 5 月，布兰切特·洛克菲勒神经科学研究所宣布，它有望在 12 到 18 个月内推出早期阿尔茨海默病检测的商业版本测试，3 年后可能会有家庭版测试。这项测试需要收集皮肤细胞，这些细胞会在玻璃培养皿中生长，并与一种酶结合，这种酶会发现阿尔茨海默病存在的迹象。尸检结果表明，这项测试的准确率高达 98%，因此它是诊断这种疾病的可靠方法。

未来的发展

跃入未知

未来学家雷蒙德·库兹韦尔预测，到2045年，人机交互将会出现一个奇点。他预计，微小的机械设备和软件程序将极大地改善人类大脑的功能。他以《黑客帝国》三部曲中创造的世界为出发点，设想了拥有感知能力的计算机程序、难以与现实世界区分的虚拟现实世界、直接将武术或驾驶直升机等技能下载到大脑里的能力。

库兹韦尔预计，所有这些发展都会在未来的三四十年内发生。他认为，计算能力的持续爆发式增长为此奠定了基础。在20年内，科学家将能够对大脑进行逆向设计，并在硅材料中进行大脑功能的复制。计算机将变得和人类一样智能，并几乎与它们的生物创造者没有区别。这种进步将继续下去。他说："到2050年，价值1 000美元的计算机的计算能力将相当于10亿个人脑的计算能力。"

直接输入

他希望计算机能够实现在《黑客帝国》中所展现的技巧，甚至可能比屏幕上所展现的还要好。在电影中，男主角通过在脑干中插入一根粗电缆来下载信息。库兹韦尔说，更有可能发生的是，数据可以通过无线连接进行下载，或通过纳米机器人进行下载。纳米机器人是一种微型机器，可以进入血液，在内部与大脑进行连接。

这种微技术还没有准备好，但是研究人员正在努力地研发，并且已经摸到了一些门路。美国国防部正在研究"智能尘埃"，这是一组直径为1毫米的机器人，可以从飞机上被扔下来对地面进行侦查。其目的是创造一种设备，它可以收集信息，彼此之间进行通信，并与控制者远程共享信息。可在血液中放置的类似设备也在开发中。如果这种纳米机器人可以被放置在大脑内部，具备扫描功能，以及与外部计算机进行通信，它们就可以提供大脑的精确细节扫描图，并在细胞层面上与大脑进行交互。

库兹韦尔不仅预言了植入的纳米机器人和外部机器之间的通信，还预言了纳米机器人与大脑本身的交流。神经元晶体管现在有一种简单的能力，能够检测神经元的放电，或者使神经元放电。更复杂的神经元晶体管可以占据大脑内部的位置，对感觉刺激进行阻断并用其他信号取代它们，创造出一种与外部世界一样"真实"的虚拟现实形式。当这种虚拟现实连接到计算机网络上时，它可以被共享。对某些人来说，感觉到自己生活在计算机游戏中可能不是一种幻想。库兹韦尔认为，纳米机器人能增强人的情绪体验，或者改变人对自己身体的感知。

+ 图灵测试 +

英国数学家和计算机科学家艾伦·图灵在1950年提出了一种对未来的"模仿游戏"，来确定机器会在何时获得智能。一个提问者向一台机器和一名人类提问。机器和人类都是隐藏起来的，他们会通过文本来进行回答。5分钟后提问者必须说出哪个回答者是人类。当提问者分不清的时候，机器就赢得了图灵测试。

与大脑沟通

最后，库兹韦尔设想了将知识从机器转移到大脑的能力，反之亦然。神经元和电子元件的混合思维可能会增加大脑中连接的数量，超越生物学极限。在这种情况下，想要学习法语的人只需要访问储存在数据库中的词汇和语法规则；人们可以下载第一部《黑客帝国》中拯救男主角的驾驶武装直升机的知识和技能。

预言

库兹韦尔设想的是几十年后的未来。除此之外还有什么？进化生物学家理查德·道金斯说，这是他被问得最多的问题，他的简要回答是：没有人能够对身体和大脑的未来做出明确的预测。基因改造、

生物机械植入物、人类对地球的影响以及人类进化中无法预见的变量，使得这种预测太过模糊，无法成为科学。

美国微软全国广播公司的科学编辑艾伦·博伊尔并没有感到气馁，他希望科学家根据可观察到的趋势来预测各种可能性。随着各种毒素在生物圈内的持续扩散，我们的身体会发生变化。农药和工业溶剂中发现的有毒物质加速了人体的生化反应，导致乳腺癌发病率上升，精子数量下降，并使人类更

> **知识速递** 美国电影协会将《2001：太空漫游》中的计算机哈尔评为电影中的第一大反派。

在一名艺术家描绘的未来手术中，纳米钻孔机器人清除了动脉中的血栓

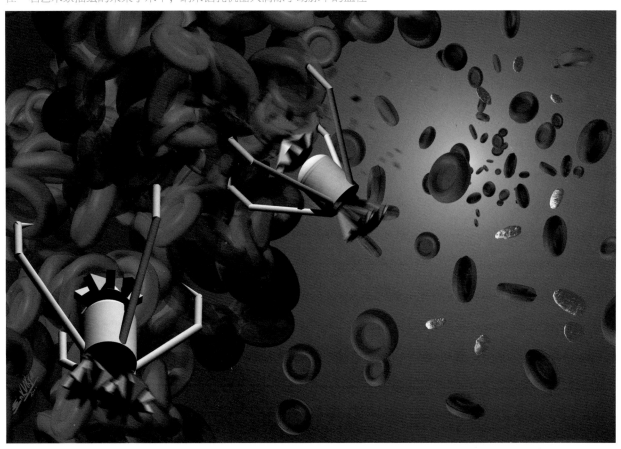

早进入青春期。人类也许会对这种类似激素和神经化学物质的毒素产生进化反应。

另一种可能性是为大脑和身体带来有益的强化。《激进进化》一书的作者乔尔·加罗说："如果你看看20世纪30年代和40年代的超级英雄，你会发现他们拥有的所有科技都存在于当今时代。"如果这种强化成为普遍现象，加罗预测人类可能会分裂成3个群体：那些负担得起并且选择使用这种强化的人，那些负担得起这种强化但却因为道德问题而避免使用它们的人，那些负担不起这种强化的人。这种情况会产生一个拥有能力的人和没有能力的人共存的世界，以及因此而来的所有政治、伦理和宗教混乱。一些强化方法可能是某种治疗手段，它们可以让劳动者的黄金年龄超过100岁——代价是无法为年轻的替代劳动者提供工作岗位。

后生物时代

另一些人认为，人类将会和机器人一起进化。如果机器人变得极其复杂，那么谁来同化谁的问题就会出现。人工智能机器人很有可能拥有复制和提升自己的技术。这可能会导致两个不同物种的进化，一个是人类，另一个是机器人。或者，机器人可能会以改善人类生活的方式与人类进行互动。

未来学家汉斯·莫拉韦克选择"后生物学"这个词来描述22世纪进化上的关键改变，那时，机器将进化成与人类一样复杂的生物，然后进入一种现有科学只能猜测的超验状态。他说，当这些机器人称呼自己为我们的后代时，人类应该感到自豪。

在1988年出版的《思想的后代：机器人和人类智能的未来》一书中，莫拉韦克写道："从生物进化的缓慢步伐中解放出来，我们思想的后代将能

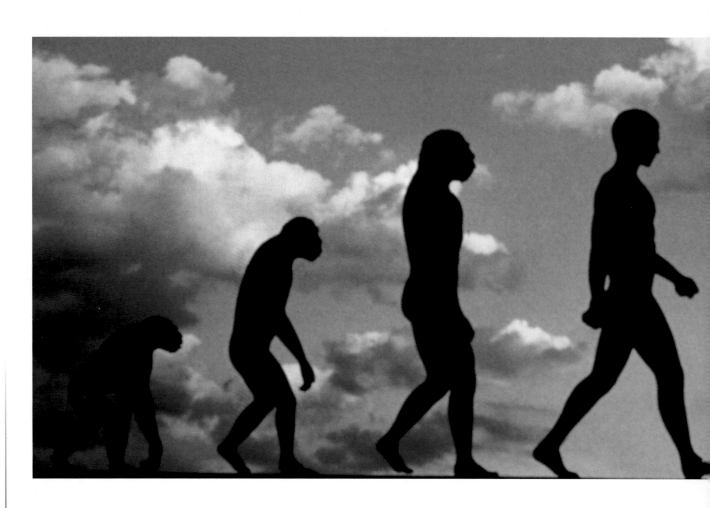

够自由成长，面对更大的宇宙中巨大而根本的挑战。我们人类将在一段时间内从它们的劳动中获益，但……就像自然的后代一样，它们会寻找自己的命

运，而我们，它们年迈的父母，则会悄然逝去。"

莫拉韦克似乎并不介意去创造有一天会取代人类的人工智能后代。选择不去培养这样的思想后代，无异于人类背叛了自己的潜力。他说："按照我的标准，我们将会是悲剧性的失败者。"如果给予适当的控制，人类可以对机器人的界限进行监督，所以它们的根本动力将会是服务人类。莫拉韦克说："就像孝顺的孩子照顾年迈的父母一样，这些机

可以为生物学意义上的人类提供漫长而奢侈的退休生活。很少有人会拒绝用稳定减少的劳动换取稳定提升的财富的想法。"

从这里看向未来

科学有改善大脑和身体的力量。我们的目标是帮助人们过上健康、有意义、长寿的生活。帮助人类接近这一目标的技术形态，以及这一技术形态对生命形态本身产生的影响，我们尚不清楚。但神经科学已经准备好探索并最终理解广阔未知的领域。在接下来的几十年里，随着科技的发展，大脑将经历巨大的改变。人类的挑战是，如何在尊重每个人独特思想的同时，驾驭改变的力量。虽然科学激发了我们对未来的美好期盼和恐怖想象，但它最终会把人类带到我们还无法想象的地方。

从过去到现在，再到一个不确定的未来的进化道路。人类思想的复杂机械后代也可能会走上进化之路

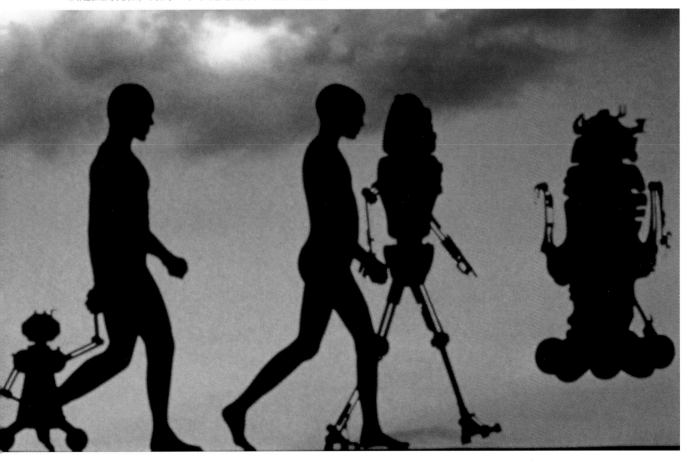

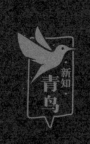